Stabile Seitenlage, Atemspende, Herz-Lungen-Wiederbelebung, wer weiß schon noch, wie das genau geht – gerade wenn der Erste-Hilfe-Kurs, wie bei den meisten Menschen, Jahre oder gar Jahrzehnte zurückliegt. Aber nichts ist unangenehmer als die Vorstellung, anderen Menschen in einer Notfallsituation nicht helfen zu können. Tagtäglich können wir damit konfrontiert werden, sei es auf der Straße bei einem Verkehrsunfall, im Haushalt, am Arbeitsplatz oder in der Freizeit. Der ›dtv-Atlas Erste Hilfe‹ gibt in bewährter Verbindung von Tafeln und Texten einen Überblick über den gesamten Bereich der Ersten Hilfe. Die Autoren erläutern grundlegende Mechanismen im menschlichen Körper im Zusammenhang mit wichtigen Vitalfunktionen – eine Voraussetzung für qualifizierte Maßnahmen. Sie beschreiben detailliert Notfallsituationen, Symptome und Erste-Hilfe-Maßnahmen und stellen ähnliche, leicht verwechselbare Krankheitsbilder einander vergleichend gegenüber. Für alle, die im Notfall gut vorbereitet sein wollen, bietet der Atlas fundierte Informationen und klare Anleitungen zur Ersten Hilfe.

Harald Karutz, geboren 1975, studiert Germanistik, Pädagogik und evangelische Theologie an der Universität Duisburg. Seit 1994 arbeitet er ehrenamtlich als Rettungssanitäter beim Deutschen Roten Kreuz in Mülheim an der Ruhr, seit 1999 leitet er dort den Arbeitskreis Ausbildung. Zudem unterrichtet er an der Katholischen Schule für Pflegeberufe in Essen und am Bildungsinstitut des Elisabeth-Krankenhauses in Essen.
Dr. med. Manfred von Buttlar, geboren 1955, ist Internist und Intensivmediziner. Er arbeitet als Oberarzt am Sankt-Marien-Hospital in Oberhausen-Osterfeld. Seit über zwanzig Jahren ist er ehrenamtlich beim Deutschen Roten Kreuz tätig. Als Kreisverbandsarzt in Mülheim an der Ruhr engagiert er sich hier vorwiegend in der Breitenausbildung der Bevölkerung.

Jörg Mair, geboren 1964, war ab 1985 als Layouter und Werbegrafiker tätig; seit 1992 illustriert er Lexika, Schulbücher sowie naturwissenschaftliche und medizinische Lehrwerke.
Für den dtv gestaltete er die Grafiken für ›Mein Gesundheitsbuch‹ von Marianne Koch.

In der Reihe ›dtv-Atlas‹ sind bisher erschienen:

Akupunktur, 3232
Anatomie, 3 Bände, 3017, 3018, 3019
Astronomie, 3006
Atomphysik, 3009
Baukunst, 2 Bände, 3020, 3021
Biologie, 3 Bände, 3221, 3222, 3223
Chemie, 2 Bände, 3217, 3218
Deutsche Literatur, 3219
Deutsche Sprache, 3025
Erste Hilfe, 3238
Informatik, 3230
Mathematik, 2 Bände, 3007, 3008
Musik, 2 Bände, 3022, 3023
Namenkunde, 3234
Ökologie, 3228
Pathophysiologie, 3236
Philosophie, 3229
Physik, 2 Bände, 3226, 3227
Physiologie, 3182
Psychologie, 2 Bände, 3224, 3225
Stadt, 3231
Weltgeschichte, 2 Bände, 3001, 3002

Weitere dtv-Atlanten sind in Vorbereitung

Harald Karutz
Manfred von Buttlar

dtv-Atlas Erste Hilfe

Mit 104 farbigen Abbildungsseiten

Grafische Gestaltung der Abbildungen
Jörg Mair

Deutscher Taschenbuch Verlag

Wichtiger Hinweis

Soweit in diesem Buch eine Dosierung oder Applikationsform für Medikamente angegeben wird, darf der Leser zwar darauf vertrauen, daß Autoren und Verlag große Sorgfalt darauf verwendet haben, daß diese Angabe dem Wissensstand bei Fertigstellung dieses Werkes entspricht:
Für Angaben zu Dosierung und Applikationsform kann jedoch weder von den Autoren noch vom Verlag eine Gewähr übernommen werden.
Auch für die hier genannten Ratschläge und Behandlungsmethoden kann keine Haftung übernommen werden.

Originalausgabe
Dezember 1999
© Deutscher Taschenbuch Verlag GmbH & Co. KG, München
Umschlagkonzept: Balk & Brumshagen
Umschlagbild: Jörg Mair
Gesetzt aus der Times 7/7,5 Pt (3B2)
Gesamtherstellung: Appl, Wemding
Printed in Germany · ISBN 3-423-03238-3

Vorwort

Verletzte und akut erkrankte Menschen sind in Notfallsituationen auf die Hilfe anderer angewiesen. Maßnahmen, die medizinische Laien noch vor dem Eintreffen des Rettungsdienstes durchführen, sind häufig lebensrettend oder tragen zumindest dazu bei, die Entstehung von Folgeschäden und weiteren Komplikationen zu vermeiden.

In diesem Buch versuchen wir, eine in Wort und Bild möglichst umfassende Darstellung der Ersten Hilfe zu geben, die es in dieser Form bislang nicht gegeben hat. Inhaltlich haben wir uns an den derzeit gültigen Richtlinien und Leitfäden orientiert, die auch von den Hilfsorganisationen in der Breitenausbildung umgesetzt werden. Bei der Darstellung einzelner Themen gehen wir z.T. jedoch weit über die Inhalte eines üblichen Erste-Hilfe-Lehrgangs hinaus. Wir haben Ergänzungen vorgenommen, die uns aufgrund eigener Unterrichtserfahrungen als sinnvoll, notwendig und angebracht erschienen. Unsere Ergänzungen stehen wohlgemerkt nicht im Widerspruch zu den allgemein üblichen Ausbildungsunterlagen.

Der Begriff »Erste Hilfe« ist als solcher ohnehin nicht geschützt und kann unterschiedlich definiert werden. Vor diesem Hintergrund haben wir uns darauf beschränkt, potentiellen Ersthelfern nur das zuzumuten, was grundsätzlich *jeder Mensch jederzeit und an jedem Ort* leisten kann – ohne z.B. auf die Anwendung technischer Hilfsmittel gleich welcher Art zwingend angewiesen zu sein. Unser Verständnis von Erster Hilfe stellt *die gezielte und aufmerksame sinnliche Wahrnehmung zur Diagnostik sowie das beherzte und begründete Handeln mit Verstand* in den Mittelpunkt. Als wesentliche Voraussetzungen der Hilfeleistung betrachten wir neben der nötigen Bereitschaft zum Helfen v.a. auch ein solides Grundlagenwissen: Wir möchten ausführlich informieren, ohne die Leser jedoch durch eine zu große Stoffmenge und -komplexität zu verwirren.

Das bewährte Prinzip der dtv-Atlanten schien uns für ein solches Vorhaben besonders geeignet. Abbildungen mit dem dazugehörigen Text sind stets auf einer Doppelseite zu finden, wodurch eine leserfreundliche und lernpsychologisch günstige Übersichtlichkeit erreicht wird. Text- und Tafelseiten ergänzen sich wechselseitig.

Zahlreiche Schaubilder, Zeichnungen, Tabellen und Diagramme sollen dem Personenkreis *ohne* Vorkenntnisse den Zugang zur Thematik erleichtern und auch komplizierte Sachverhalte allgemeinverständlich beschreiben. Darüber hinaus kann dieser Atlas für ausgebildete Ersthelfer sowie Mitarbeiter des Sanitäts- und Rettungsdienstes zugleich als Nachschlagewerk dienen. Erste-Hilfe-Ausbildern mag das Buch zudem Anregungen für die eigene Unterrichtsgestaltung geben.

Besondere Aufmerksamkeit haben wir einem Bereich gewidmet, der in den meisten Veröffentlichungen zur Ersten Hilfe unserer Ansicht nach bislang – wenn überhaupt – nur unzureichend berücksichtigt wurde, wenngleich er für eine qualifizierte Hilfeleistung von größter Bedeutung sein dürfte. Dabei geht es primär gerade nicht um medizinisch-technische Maßnahmen, sondern um die *psychische* Erste Hilfe, d.h. um die verbale und nonverbale Zuwendung zum Betroffenen: Verletzte und Erkrankte erleben Notfallsituationen als seelischen Ausnahmezustand, als große emotionale Belastung. Sie müssen dementsprechend betreut werden.

Dieser Atlas schließt mit einem Kapitel zur Vorbeugung. Wir haben versucht, hier Wege und Möglichkeiten aufzuzeigen, wie man – mit einem geschärften Sicherheits- und Gefahrenbewußtsein – viele Notfälle von vornherein vermeiden kann.

Zweifellos kann und soll dieser Atlas nicht die Teilnahme an einem Erste-Hilfe-Lehrgang ersetzen: Die sichere Beherrschung der einzelnen Maßnahmen erfordert praktische Übungen unter der Anleitung erfahrener Lehrkräfte. So würden wir uns freuen, wenn das vorliegende Buch nicht nur für die Nachbereitung eines Erste-Hilfe-Lehrgangs bzw. zur Vertiefung, Wiederholung und Auffrischung von Lerninhalten genutzt wird, sondern möglicherweise auch zur erneuten Teilnahme an entsprechenden Ausbildungsangeboten motiviert.

Unser Dank gilt dem Grafiker Jörg Mair für die gelungene Umsetzung unserer Entwürfe der Tafelseiten sowie Bettina Lemke vom Lektorat des Deutschen Taschenbuch Verlags für die vertrauensvolle und außerordentlich angenehme Zusammenarbeit.

Wichtige Hinweise zur methodisch-didaktischen Gestaltung der Grafiken hat uns Stephan Rinke gegeben, Jürgen Dahlmann und Frank Langer waren konstruktiv-kritisch an der Entstehung einzelner Abbildungen beteiligt. Für kompetenten Rat aus medizinpädagogischer Sicht sind wir Herbert Hockauf zu Dank verpflichtet, und bei der Textgestaltung des zweiten Kapitels stand uns Pfarrerin Claudia Geese beratend zur Seite.

Nicht unerwähnt bleiben sollen zahlreiche Anregungen, die uns Teilnehmer von Erste-Hilfe-Lehrgängen mit ihren Unterrichtsbeiträgen geliefert haben, und schließlich bedanken wir uns auch bei unseren Freunden und Familien, die die zeitaufwendige Arbeit für dieses Buch in den vergangenen drei Jahren wesentlich unterstützt haben.

Kritik und Verbesserungsvorschläge, auch Hinweise auf eventuelle Fehler, die wir trotz aller Sorgfalt nicht gänzlich ausschließen können, nehmen wir dankbar entgegen.

Mülheim, im Herbst 1999   Harald Karutz und Manfred von Buttlar

Inhalt

Vorwort 5

Hinweise für die Benutzer 9

Einführung
Grundsätzliches 10
Definition eines Notfalls 12
Hilfsbereitschaft und Hilfeleistung .. 14
Anforderungen an den Ersthelfer ... 16
Die Rettungskette 18
Rettungsmittel 20
Rechtliche Aspekte der Ersten
Hilfe 22
Eigenschutz des Helfers 24
Anfordern des Rettungsdienstes I ... 26
Anfordern des Rettungsdienstes II .. 28
Anfordern des Rettungsdienstes III . 30
Rettung aus einem Gefahrenbereich I 32
Rettung aus einem Gefahrenbereich II 34

Betreuung
Notwendigkeit von Hilfsmaßnahmen I 36
Notwendigkeit von Hilfsmaßnahmen II 38
Psychische Erste Hilfe. Kommunikation 40
Persönlichkeitsmodelle 42
Psychische Situation des Ersthelfers
und des Betroffenen 44
Kontaktaufnahme. Nonverbale Zuwendung 46
Verbale Zuwendung 48
Verhalten gegenüber Schaulustigen
und dem Rettungsdienst 50
Betreuung Angehöriger und des
Ersthelfers selbst 52
Wärmeerhaltung. Lagerung I 54
Lagerung II 56

Bewußtsein – Bewußtseinsstörungen
Anatomie und Funktion des Nervensystems 58
Bewußtseinsstörungen I 60
Bewußtseinsstörungen II: Erkennungsmerkmale und allgemeine
Maßnahmen 62
Motorradunfall 64
Schlaganfall 66
Krampfanfall 68
Notfälle durch Zuckerkrankheit 70
Psychiatrische Notfälle 72

Angstzustand und akuter Erregungszustand 74
Zustand der Reglosigkeit und Zustand der Verzweiflung 76
Verwirrtheitszustand und Rauschzustand 78

Atmung – Atemstörungen
Anatomie und Funktion der Atmungsorgane I 80
Anatomie und Funktion der Atmungsorgane II 82
Akute Atemnot (Dyspnoe) I 84
Akute Atemnot II: Erkennungsmerkmale und Maßnahmen 86
Asthma bronchiale und Lungenödem 88
Lungenentzündung und chronische
obstruktive Bronchitis 90
Hyperventilation und Insektenstich 92
Fremdkörper in den Atemwegen
(Bolusgeschehen) 94
Ertrinkungsunfall 96
Tauchunfall, Dekompressionsunfall
und Lungenembolie 98
Pseudokrupp und Epiglottitis 100
Atemstillstand. Atemspende I 102
Atemspende II 104

Kreislauf – Kreislaufstörungen
Anatomie und Funktion der am
Kreislauf beteiligten Organe 106
Kreislaufstörungen 108
Koronare Herzkrankheit, Angina
pectoris und Herzinfarkt 110
Schock I 112
Schock II 114
Schock III 116
Schock IV 118
Gefäßverschluß 120
Herz-Kreislauf-Stillstand. Herz-Lungen-Wiederbelebung I 122
Herz-Lungen-Wiederbelebung II ... 124
Herz-Lungen-Wiederbelebung III .. 126

Wunden und Blutungen
Anatomie und Funktion der Haut .. 128
Wunden I 130
Wunden II 132
Wundversorgung. Verbände I 134
Verbände II 136
Verbände III 138
Verbände IV 140

8 Inhalt

Verbände V 142
Starke Blutungen 144
Nasenbluten. Bißwunden. Amputationsverletzungen 146
Fremdkörper in Wunden, Nase, Ohr, Auge 148

Erkrankungen und Verletzungen der Bauchorgane
Anatomie und Funktion der Bauchorgane 150
Akute Erkrankungen im Bauchraum I: Leitsymptome 152
Akute Erkrankungen im Bauchraum II: Erkennungsmerkmale und Maßnahmen 154
Akute Bauchverletzungen 156
Gynäkologische Notfälle 158
Geburt 160

Verletzungen des Bewegungsapparats
Anatomie und Funktion des Bewegungsapparats 162
Knochenverletzungen I 164
Knochenverletzungen II 166
Knochenverletzungen III 168
Knochenverletzungen IV 170
Gelenk- und Muskelverletzungen ... 172

Hitze- und Kälteschäden
Temperaturregulation 174
Hitzschlag und Hitzeerschöpfung 176
Sonnenstich 178
Verbrennungen und Verbrühungen I 180
Verbrennungen und Verbrühungen II: Erkennungsmerkmale und Maßnahmen 182
Stromunfall 184
Unterkühlung (Hypothermie) 186
Erfrierungen 188

Vergiftungen und Verätzungen
Allgemeine Hinweise und Erkennungsmerkmale 190
Allgemeine Maßnahmen 192
Vergiftung durch Kohlendioxid und Kohlenmonoxid 194
Vergiftung durch Reizgas und Kontaktgift 196
Vergiftung durch schaumbildende Substanzen und Alkohol 198
Vergiftung durch Arzneimittel und Lebensmittel 200
Vergiftung durch Tiergifte, Pflanzen, Beeren und Pilze 202
Verätzungen durch Säuren und Laugen 204

Vorbeugung
Gesundheit 206
Vorbeugung im Haushalt 208
Großschadenereignis 210
Brandschutz 212
Vorbeugung am Arbeitsplatz 214
Vorbeugung beim Sport 216
Vorbeugung im Straßenverkehr 218

Anhang
Verbandkasten DIN 13 164 und Verbandkasten DIN 13 157 220
Impfplan für Säuglinge, Kinder und Jugendliche 221
Standorte der Rettungshubschrauber 222

Literaturverzeichnis 223

Abbildungsnachweis 227

Register 228

Hinweise für die Benutzer

Die beiden ersten Kapitel informieren über die elementaren Grundlagen einer qualifizierten Hilfeleistung: Allgemeine Hinweise zur Notwendigkeit, Zielsetzung und Bedeutung der Ersten Hilfe sowie zum Verhalten des Ersthelfers finden die Leser im ersten Kapitel, im zweiten werden Anregungen zur Betreuung von Betroffenen gegeben.
Die weiteren Kapitel sind folgendermaßen aufgebaut:
– Nach einer kurzen Erläuterung von **Aufbau und Funktion bestimmter Organe** des menschlichen Körpers folgt eine orientierende Übersicht über Ursachen und Gefahren von **Störungen der jeweiligen Organfunktion.**
– Es werden Erkennungsmerkmale und Maßnahmen genannt, die prinzipiell bei *allen* diesen Störungen auftreten bzw. angebracht sind.
– Die detaillierte Beschreibung *einzelner,* besonders häufig auftretender Notfallsituationen, Verletzungszustände und Krankheitsbilder mit *speziellen* Erkennungsmerkmalen und *zusätzlich* notwendigen Maßnahmen schließt das Kapitel ab.
In der Regel wird jede einzelne Notfallsituation dabei mit *drei* Abbildungen veranschaulicht:
1. Die obere bzw. linke Abbildung beinhaltet die jeweilige **Symptomatik**.
2. In der Mitte findet man ein Schaubild zu pathophysiologischen Vorgängen und den sich daraus ergebenden **Gefahren**.
3. Unten bzw. rechts sind die notwendigen **Maßnahmen** dargestellt.
Diese Reihenfolge entspricht dem in der Erste-Hilfe-Ausbildung üblichen »Taktikschema« *Erkennen – Überlegen – Handeln.* Nur in einigen Fällen schien es zum besseren Verständnis unbedingt notwendig, noch weitere Abbildungen aufzunehmen.
Um dem Betrachter eine rasche Orientierung zu ermöglichen, wurde der Ersthelfer auf allen Abbildungen *grün*, der Betroffene stets *rot* gekleidet dargestellt. Symptome sind immer auf *gelbem*, Maßnahmen immer auf *weißem* Untergrund zu finden. Für besonders häufig notwendige Maßnahmen, wie z. B. das Absetzen des Notrufs und die Kontrolle der Vitalfunktionen, wurden einheitlich wiederkehrende Symbole verwendet.
Auf ein eigenes Kapitel zu Krankheiten bzw. Kinderkrankheiten wurde bewußt verzichtet, weil ihre Diagnostik und Therapie nicht zum Aufgabenbereich eines Ersthelfers gehört. U. U. lebensbedrohliche Notfallsituationen, die durch akute Erkrankungen ausgelöst werden, sind jedoch bei Störungen derjenigen Vitalfunktion aufzufinden, die primär beeinträchtigt ist. So findet man z. B. Ausführungen zu einem Asthmaanfall bei Störungen der Atmung, Angina-pectoris-Anfall und Herzinfarkt wurden Kreislaufstörungen zugeordnet usw.
Das Auffinden gesuchter Textstellen erleichtert das Register.

10 Einführung

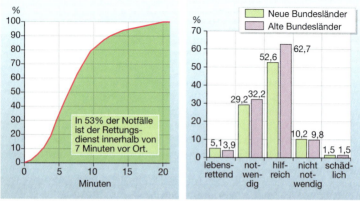

A Fahrzeit des Rettungsdienstes

B Bewertung der Ersthelfermaßnahmen

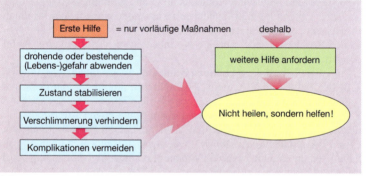

C Ziele der Ersten Hilfe

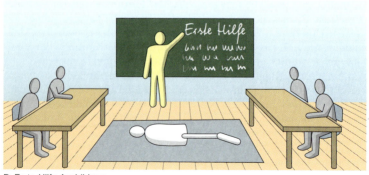

D Erste-Hilfe-Ausbildung

Grundsätzliches 11

Bedeutung der Ersten Hilfe
Täglich geraten viele Menschen plötzlich und unverhofft in eine Notsituation. Durch Unfälle im Straßenverkehr, am Arbeitsplatz, im Haushalt und in der Freizeit, durch akute Erkrankungen (Herzinfarkt, Asthmaanfall) und durch Vergiftungen kann das gesundheitliche Wohlergehen beeinträchtigt werden; vielfach besteht sogar Lebensgefahr. Menschen sind in diesen Situationen auf die Hilfe anderer angewiesen.

Rettungsdienste in der Bundesrepublik Deutschland und vielen anderen Staaten sind gut organisiert, professionell ausgebildet und mit moderner medizinischer Technik ausgerüstet. Auch die *notärztliche Versorgung* ist – zumindest im deutschsprachigen Raum – flächendeckend sichergestellt.

Die Hilfe des Rettungsdienstes *allein* ist allerdings unzureichend, denn wenn die Gesundheit eines Menschen bedroht ist, entscheiden oft nur wenige Minuten über Leben und Tod bzw. über Folgeschäden. So ist man auch in einem dichten Netz von Rettungswachen auf **Erste Hilfe** von Menschen angewiesen, die vielleicht nur zufällig am Notfallort sind – selbst wenn bis zum Eintreffen des Rettungsdienstes nur wenige Minuten vergehen (A). Ob ein Betroffener überlebt und ob bleibende Schäden auftreten, liegt deshalb nur selten in den Händen des Rettungsdienstes – entscheidend ist häufig, daß Ersthelfer die wesentlichen Maßnahmen einleiten.

Definition der Ersten Hilfe
Erste Hilfe bedeutet, daß den Maßnahmen eines Laienhelfers weitere folgen, die vom Personal des Rettungsdienstes am Einsatzort oder von Ärzten und Assistenzpersonal in Praxen und Krankenhäusern durchgeführt werden. Erste Hilfe beinhaltet also nur vorläufige – aber sehr wirkungsvolle – Maßnahmen, mit denen die Zeit bis zur endgültigen Versorgung sinnvoll genutzt und überbrückt werden soll. Sie kann die Behandlung Betroffener durch den Arzt oder Rettungsdienst nicht ersetzen: Am Notfallort soll *nicht geheilt*, sondern kompetent *geholfen* werden. Ersthelfer sollen eine drohende oder bestehende Gefahr für die Gesundheit des Betroffenen abwenden, seinen Zustand stabilisieren und somit einer Verschlimmerung der Situation entgegenwirken (C).

So wird die Gefahr weiterer Komplikationen reduziert und die Kostenentwicklung im Gesundheitswesen positiv beeinflußt, da die ersten Maßnahmen bei einem Notfall für Dauer, Art und Umfang der folgenden Behandlung mitentscheidend sind. Das Risiko, dem Betroffenen durch die Hilfeleistung zu *schaden*, ist minimal (B). Es ist in jedem Fall sinnvoller, *etwas zu tun* – als tatenlos herumzustehen und dadurch evtl. sogar die Hilfeleistung zu behindern (Schaulustige).

Erste-Hilfe-Ausbildung
Jeder kann Erste Hilfe leicht erlernen (D): Alle Hilfsorganisationen *(Arbeiter-Samariter-Bund, Deutsche Lebens-Rettungs-Gesellschaft, Deutsches Rotes Kreuz, Johanniter-Unfall-Hilfe* und *Malteser Hilfsdienst)* bieten Lehrgänge an. In der Regel finden sie an Wochenenden oder abends an Werktagen statt und umfassen jeweils acht Doppelstunden (16 Unterrichtseinheiten à 45 Minuten). Häufig wird eine Teilnahmegebühr erhoben. Sofern der Arbeitgeber mit der Teilnahme an einem Lehrgang einverstanden ist, übernimmt die Berufsgenossenschaft die Kosten.

Alle zwei Jahre sollte man den Erste-Hilfe-Lehrgang wiederholen: Zum einen, um in Vergessenheit geratenes Wissen aufzufrischen – und zum anderen, weil sich die Notfallmedizin ständig weiterentwickelt und Maßnahmen der Ersten Hilfe somit einem gewissen Wandel unterliegen.

In den Erste-Hilfe-Kursen unterrichten Ausbilder nach einem einheitlich vorgegebenen Themenkatalog, der von den Hilfsorganisationen in Abstimmung mit dem *Bundesgesundheitsministerium* und dem *Deutschen Beirat für Erste Hilfe und Wiederbelebung der Bundesärztekammer* erarbeitet wurde. Zu den Inhalten der Erste-Hilfe-Ausbildung gehört, Verunglückte aus einer Gefahrenzone zu retten, lebenswichtige Funktionen (Vitalfunktionen) des menschlichen Körpers aufrechtzuerhalten oder – soweit möglich – wiederherzustellen, Wunden und Knochenbrüche zu versorgen sowie Schmerzen zu lindern, z.B. durch eine besondere Lagerung des Betroffenen. Neben diesen medizinischen Maßnahmen sind auch das Absetzen des Notrufs und die einfühlsame Betreuung eines verletzten oder erkrankten Menschen wichtige Aufgaben des Ersthelfers.

12 Einführung

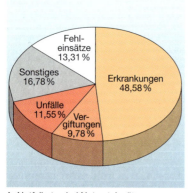

A Notfallarten bei Notarzteinsätzen

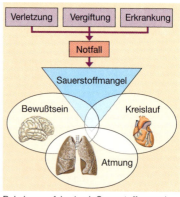

B Lebensgefahr durch Sauerstoffmangel

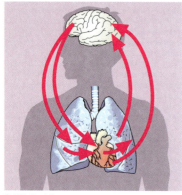

C Vitalfunktionen

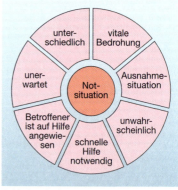

D Merkmale einer Notsituation

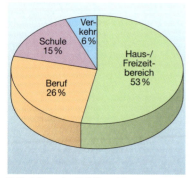

E Verteilung der Unfallbereiche

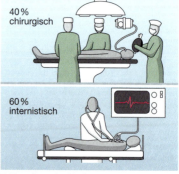

F Verteilung der Notfälle

Vitalfunktionen und Sauerstoffmangel

Unfälle, akute Erkrankungen oder Vergiftungen können zu einem **Notfall** führen (A). Dabei ist die Gesundheit eines Betroffenen akut bedroht. Wenn die lebenswichtigen *Vitalfunktionen* Bewußtsein, Atmung und Kreislauf durch Sauerstoffmangel beeinträchtigt sind, besteht u. U. Lebensgefahr (B). Auch Störungen *einzelner* Vitalfunktionen können diesen Sauerstoffmangel auslösen, denn Bewußtsein, Atmung und Kreislauf ergänzen sich wechselseitig und hängen voneinander ab (C).

Eine Störung des Bewußtseins wirkt sich auf Atmung und Kreislauf aus, akute Atemnot, etwa bei einem Asthmaanfall, kann zu Bewußtlosigkeit und Kreislaufstillstand führen. Wenn die Leistung des Herzens reduziert ist (z. B. durch einen Herzinfarkt), können Bewußtsein und Atmung ebenfalls beeinträchtigt werden.

Sind alle drei Vitalfunktionen durch Sauerstoffmangel ausgefallen, ist ein Mensch klinisch tot. Sauerstoff ist für den Menschen somit lebensnotwendig; ohne eine ausreichende Versorgung mit diesem Gas ist kein Leben möglich. Bei den Erste-Hilfe-Maßnahmen muß deshalb immer dafür gesorgt werden, daß die Sauerstoffversorgung des Betroffenen gesichert ist.

Merkmale einer Notsituation

Nicht nur die *gesundheitliche Beeinträchtigung* und die Gefahr der *vitalen Bedrohung*, der *schnell* entgegengewirkt werden muß, kennzeichnen eine Notsituation (D). Charakteristisch ist zudem, daß ein Mensch, der sich selbst nicht helfen kann, dringend Hilfe benötigt. Der Betroffene ist *auf andere angewiesen* und sogar *von ihnen abhängig*. Außerdem ist das Auftreten einer Notfallsituation relativ *unwahrscheinlich*; ein Mensch erlebt nur selten, daß sich jemand in Lebensgefahr befindet. Natürlich ist das Auftreten kleinerer Verletzungen häufiger – aber auch das sind im Alltag grundsätzlich *Ausnahmesituationen*. Zudem treten Notfälle *unerwartet* und *unvorhersehbar* auf. Selbst wenn man sich der generellen Möglichkeit eines Notfalls ständig bewußt ist, sind die konkreten Notfallsituationen zu *unterschiedlich*, um sie gedanklich erschöpfend durchzuspielen.

Notfälle kann man zu Übungszwecken daher auch nur bedingt praxisnah simulieren – im Gegensatz etwa zu Prüfungen oder einem Vorstellungsgespräch. Dort weiß man im wesentlichen, was auf einen zukommt; man überlegt sich passende Worte, sucht geeignete Kleidung aus und ist auf Fragen des Gesprächspartners gefaßt. Dies ist bei Notfallsituationen anders; es ist schwierig, sich ausreichend darauf vorzubereiten. Dennoch trägt die regelmäßige Teilnahme an Erste-Hilfe-Lehrgängen zweifellos *entscheidend* dazu bei, daß sich der Ersthelfer in Notfallsituationen korrekt verhalten und die jeweils notwendigen Maßnahmen durchführen kann. Eine fachlich und methodisch-didaktisch fundierte Ausbildung ist die vermutlich effektivste Möglichkeit, die Handlungskompetenz eines Ersthelfers zu steigern und v. a. die Zielstrebigkeit und Sicherheit, mit der die Hilfsmaßnahmen durchgeführt werden, zu erhöhen.

Notfallarten

Die Notfallereignisse, bei denen Erste Hilfe erforderlich wird, sind nur selten so spektakulär, wie man sie aus dem Fernsehen kennt. Die Wahrscheinlichkeit, bei einem Explosionsunglück, einem Großbrand oder einem schweren Verkehrsunfall Hilfe leisten zu müssen, ist viel geringer als bei Notfällen, die sich im direkten Umfeld des Helfers und im Alltag ereignen (E): Ein Arbeitskollege erleidet vielleicht einen Krampfanfall, beim Einkaufen im Supermarkt sinkt der Ehepartner bewußtlos zu Boden, ein Kind hat sich beim Spielen eine Wunde zugezogen, oder ein Freund verletzt sich während des gemeinsamen Sporttrainings in der Turnhalle: Die Menschen, denen geholfen werden muß, sind nur in wenigen Fällen Fremde – sondern meistens Bekannte oder Verwandte.

Man wird auch seltener mit Blutungen oder Knochenbrüchen konfrontiert als mit einem Herzinfarkt, einem Asthmaanfall oder plötzlicher Bewußtlosigkeit: Internistische Notfälle sind weitaus zahlreicher als chirurgische – zumindest dann, wenn man leichte Blessuren, wie sie beim Freizeitsport oder beim Spielen von Kindern häufig auftreten, außer acht läßt und sich auf *lebensbedrohliche* Situationen beschränkt (F). Im Erste-Hilfe-Lehrgang wird dies berücksichtigt: Man benötigt dort z. B. mehr Zeit zum Üben der Herz-Lungen-Wiederbelebung als für das Anlegen von Verbänden.

14 Einführung

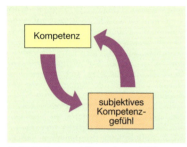

A Kompetenz und Kompetenzgefühl

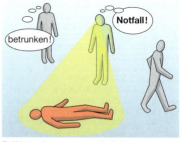

B Wahrnehmung eines Notfalls

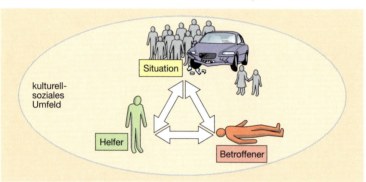

C Einflußfaktoren der Kosten-Nutzen-Analyse

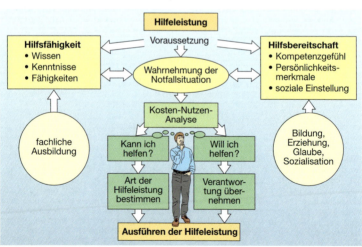

D Hilfsbereitschaft und Hilfeleistung

Einfluß des kulturell-sozialen Umfelds

Erste Hilfe zu leisten ist für jeden Menschen eine **ethische Pflicht**. Dies ergibt sich aus den Normen, Wertvorstellungen und moralisch-ethischen Prinzipien, die in unserer Kultur gelten und das Denken und Handeln eines Menschen beeinflussen. Die Gesundheit gilt demnach als besonders wertvolles Gut, und daher ist es zweifellos wünschenswert, sich für ihre Erhaltung einzusetzen. Erste Hilfe zu leisten heißt also, in sozialer Verantwortung tätig zu werden, weil man Teil einer Gemeinschaft ist, deren Regeln man akzeptiert und für die man eintritt.

Man spricht bezüglich der **sozialen Verpflichtung** zur Ersten Hilfe auch vom Grundsatz der Gegenseitigkeit, denn wer erwartet, daß andere ihm in einer Notlage helfen, der muß selbst bereit sein, diese Hilfe anderen zukommen zu lassen.

Zur **gesetzlichen Verpflichtung**, Hilfe zu leisten → Abschnitt »Rechtliche Aspekte der Ersten Hilfe« (Seite 23).

Neben den sozialen, ethischen und juristischen Motiven, die der potentielle Ersthelfer aus seinem **Umfeld** bezieht, wirken noch weitere Faktoren mit, die die Motivation zur Hilfeleistung jeweils steigern oder vermindern:

Merkmale des potentiellen Helfers

Von großer Bedeutung sind hier die tatsächliche Kompetenz und das subjektive Kompetenzgefühl (A). Die fachliche Fähigkeit zur Hilfeleistung kann durch eine gute Ausbildung sichergestellt werden; das Kompetenzgefühl wird zusätzlich beeinflußt durch Geschlecht, Alter, den Zeitpunkt, zu dem die Ausbildung erfolgt ist, durch bisherige Erfahrungen mit Notfallsituationen und die Persönlichkeitsstruktur des Ersthelfers. Auch die Erziehung sowie die religiöse und soziale Einstellung entscheiden mit, welche Bereitschaft jemand zeigt, anderen zu helfen.

Die Bedeutung der Wahrnehmung

Ein Notfall muß als solcher *erkannt* werden. Daß man auf ein bestimmtes Ereignis aufmerksam wird und das Wahrgenommene als Situation erkennt, die für die Gesundheit des Betroffenen bedrohlich werden kann, ist eine unbedingte Voraussetzung für die Erste Hilfe (B). Vor allem Menschen in Großstädten, die gestreßt sind, unter Zeitdruck stehen und hektisch von Termin zu Termin eilen, bemerken einen Notfall mitunter nicht. In ländlichen Regionen ist die Wahrscheinlichkeit, daß Hilfe geleistet wird, größer. Unterschiedlich ist hier nicht die Hilfsbereitschaft der in Städten oder auf dem Land lebenden Menschen, sondern die Qualität der Wahrnehmung ihrer Umgebung.

Merkmale des Betroffenen

Kindern wird eher geholfen als Erwachsenen, weil sie hilfsbedürftiger erscheinen. Wenn dem Betroffenen eine gewisse Schuld an seiner Situation zugeschrieben werden kann, senkt dies die Hilfsbereitschaft. Im unbewußten Glauben an eine »gerechte Welt« wird die Notfallsituation als Bestrafung für ein Fehlverhalten angesehen, die der Verletzte oder Erkrankte geradezu »verdient« hat. Von Bedeutung sind außerdem Geschlecht und Aussehen sowie die Beziehung des potentiellen Helfers zum Betroffenen.

Merkmale der Situation

In der Wohnung eines Freundes leistet man eher Hilfe als auf einer einsamen Landstraße; bei Unfällen am Arbeitsplatz wird eher geholfen als im Straßenverkehr. Wenn nur eine Person vom Notfallgeschehen betroffen ist, wird man sich die Hilfeleistung eher zutrauen als z.B. bei einem Unfall mit mehreren Beteiligten. Eine wesentliche Rolle spielt auch die Gegenwart anderer Menschen: Wenn außer dem potentiellen Helfer und dem Betroffenen niemand am Notfallort ist, ist die Wahrscheinlichkeit, daß geholfen wird, ähnlich gering wie bei Anwesenheit einer Menge von Schaulustigen, deren Blicken und Kommentaren sich der Ersthelfer aussetzen müßte. Günstig wirkt sich dagegen eine Gruppe von sieben oder acht Personen aus (positive Gruppendynamik). Zudem ist die Tageszeit mitentscheidend dafür, ob geholfen wird oder nicht.

Kosten-Nutzen-Analyse

Wenn eine Notfallsituation richtig erkannt wurde, fragt sich der potentielle Helfer unbewußt, ob er helfen kann und ob er helfen will. Dies geschieht im Rahmen einer Kosten-Nutzen-Analyse. Wie er sich dabei entscheidet, hängt von den genannten Einflüssen ab (C).

Eine *zusammenfassende Übersicht* zur Hilfsbereitschaft eines potentiellen Ersthelfers zeigt Abbildung D.

16 Einführung

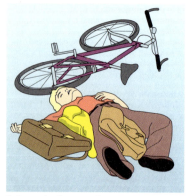

A Improvisationsvermögen –
z. B. Ruhigstellen von Knochenbrüchen

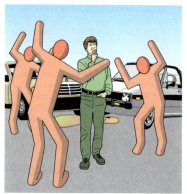

B Ruhe bewahren

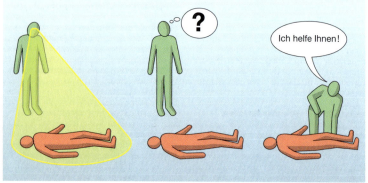

C Erkennen, überlegen, handeln

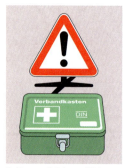

D Vorgeschriebene Sicherheitsausstattung im PKW

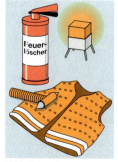

E Ergänzende Sicherheitsausstattung

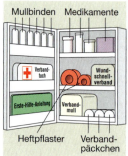

F Hausapotheke

Anforderungen an den Ersthelfer 17

Fachliche Qualifikation
In den Erste-Hilfe-Lehrgängen wird in der Regel anhand von Fallbeispielen erarbeitet, welche Maßnahmen jeweils erforderlich sind. Teilnehmer erhalten umfangreiche Hintergrundinformationen über Bau und Funktionsweise des menschlichen Körpers; viel Unterrichtszeit wird für praktische Übungen genutzt. Die Grundlage der fachlichen Qualifikation eines Ersthelfers ist damit sichergestellt.

Improvisationsvermögen
Unfälle, Erkrankungen oder Vergiftungen, mit denen man in der Realität konfrontiert ist, entsprechen häufig nicht den Beispielen aus einem Erste-Hilfe-Kurs: Notfälle sind sehr unterschiedlich, daher kann man nicht auf *alle* Situationen vorbereitet sein. Man geht in der Erste-Hilfe-Ausbildung deshalb davon aus, daß ein Lehrgangsteilnehmer ausgehend von seinem im Kurs erworbenen Wissen und den dort entwickelten Fähigkeiten auch in *ähnlichen* Notfällen helfen kann. Voraussetzung dafür ist ein gewisses Improvisationsvermögen (A) und die Fähigkeit, *allgemeine* Verhaltensregeln auf *konkrete* Situationen zu übertragen.
  Knochenbrüche (→ Seite 165–171) müssen z.B. ruhiggestellt werden. Womit dies geschieht, ist letztlich egal – man sollte auf das Material zurückgreifen, das einem gerade zur Verfügung steht.

Ruhe bewahren
Sinnvoll Erste Hilfe zu leisten heißt, besonnen und umsichtig das jeweils Richtige zu tun, und nicht hektisch in blinden Aktionismus zu verfallen (B).

Erkennen – Überlegen – Handeln (C)
Der Ersthelfer muß zunächst **erkennen**, was überhaupt geschehen ist: Handelt es sich um einen Verkehrsunfall oder eine akute Erkrankung? Wie viele Verletzte gibt es? Welche Verletzungen oder Erkrankungen liegen vor? Wichtig ist, sich in kurzer Zeit einen Überblick über die Situation zu verschaffen. Dann sollte man sich – zumindest einige Sekunden lang – die Zeit nehmen, um zu **überlegen**: Welche Gefahr droht dem oder den Betroffenen? Wer ist besonders schwer verletzt? Wem muß zuerst geholfen werden? Welche Maßnahmen sind sofort notwendig, welche erst später? Zu den ersten Überlegungen gehört auch, ob man sich möglicherweise selbst gefährden könnte. Treten an einer Unfallstelle giftige Substanzen aus? Besteht Explosionsgefahr? Wie kann man trotzdem helfen? Ist der Rettungsdienst schon benachrichtigt? Erst wenn solche Fragen beantwortet sind, sollte *unmittelbare* Hilfe geleistet werden. Jetzt heißt es **handeln**, und zwar so, wie es notwendig ist: Einerseits so, wie die Situation es verlangt, andererseits wie sie es zuläßt.

Hilfsmittel für die Erste Hilfe
Alle *lebensrettenden* Maßnahmen der Ersten Hilfe sind ohne Hilfsmittel durchführbar. Was der Ersthelfer jedoch benötigt, sind ein gesundes Selbstvertrauen und ein wenig Mut, um im entscheidenden Augenblick aktiv zu werden. Jeder Mensch kann an jedem Ort Hilfe leisten – sofern er geistig und körperlich dazu in der Lage ist. Ein zehnjähriges Kind wird z.B. noch keine effektive Herz-Lungen-Wiederbelebung durchführen können, weil es ganz einfach noch nicht kräftig genug ist.
  Bei einigen Maßnahmen ist es natürlich sinnvoll, auf Hilfsmittel zurückzugreifen: So muß in jedem Kraftfahrzeug ein genormter Verbandkasten nach DIN 13 164 (→ Seite 220) und ein Warndreieck zur Absicherung von Unfallstellen mitgeführt werden (D). Bei Lastkraftwagen ist zusätzlich eine tragbare gelbe Warnblinkleuchte vorgeschrieben.
  Neben dieser Mindestausstattung empfehlen sich folgende Dinge für die Sicherheitsausrüstung (E): Ein Feuerlöscher, ein sogenannter Nothammer, mit dem bei Bedarf Autoscheiben eingeschlagen werden können, um Fahrzeuginsassen zu befreien, und eine Sicherheits-Warnweste mit Reflexstreifen, die dafür sorgt, daß der Ersthelfer bei Unfällen im Straßenverkehr besser wahrgenommen wird. Selbstverständlich sollte auch in Schulen und Betrieben ausreichend Material für die Erste Hilfe vorhanden sein, den Inhalt eines speziellen Betriebsverbandkastens schreibt die DIN 13 157 vor (→ Seite 220). Im eigenen Haus oder der eigenen Wohnung sollte man Wert auf eine gut sortierte Hausapotheke legen (F). Wichtig ist in jedem Fall, alle Gegenstände, die für die Hilfeleistung benötigt werden, deutlich gekennzeichnet und gut zugänglich aufzubewahren.

18 Einführung

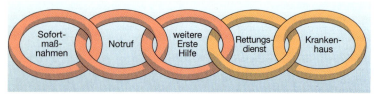

A Rettungskette

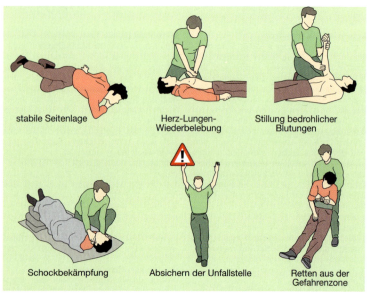

B Lebensrettende Sofortmaßnahmen

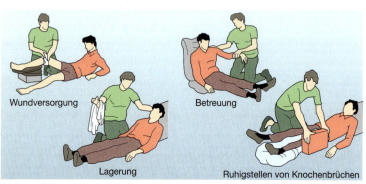

C Weitere Erste Hilfe

Die optimale Versorgung eines verletzten, erkrankten oder vergifteten Menschen läßt sich mit dem Schema der **Rettungskette** beschreiben, die aus fünf Gliedern besteht (A).
Die Rettungskette beginnt **mit lebensrettenden Sofortmaßnahmen** (B). Dazu gehört, *die Vitalfunktionen aufrechtzuerhalten*: Gemeint sind alle Maßnahmen, die ohne jede zeitliche Verzögerung notwendig sind, um den drohenden Tod eines Betroffenen zu verhindern.

Hierzu zählt man das Herstellen der stabilen Seitenlage, die Durchführung der Atemspende und der Herz-Lungen-Wiederbelebung, das Stillen bedrohlicher Blutungen sowie die Schockbekämpfung.

In einigen Notfallsituationen gehört aber auch das *Absichern des Gefahrenbereichs* zu den ersten Maßnahmen. Bei Verkehrsunfällen muß erst das Warndreieck aufgestellt werden, erst dann kann die Versorgung der Verletzten beginnen. Begibt sich der Ersthelfer sofort an die noch ungesicherte Unfallstelle, wird der nachfolgende Verkehr möglicherweise nicht rechtzeitig gewarnt. Unter Umständen kommt es dadurch zu einem weiteren Unfall, bei dem auch der Ersthelfer verletzt werden kann.

Das *Retten aus einem Gefahrenbereich* gehört ebenfalls zu den Sofortmaßnahmen. Wenn z. B. eine bewußtlose Person nicht schnellstmöglich aus einem brennenden Fahrzeug gezogen wird, erleidet sie schwere Verbrennungen und kann daran sterben, noch bevor der Rettungsdienst eintrifft.

Den Sofortmaßnahmen folgt in der Rettungskette das **Absetzen des Notrufs**. Dadurch wird das professionelle Hilfspersonal angefordert. In der Regel ist dies der Rettungsdienst, möglicherweise aber auch die Feuerwehr, wenn etwa Personen nach einem Verkehrsunfall im Fahrzeug eingeklemmt sind. Wird der Notruf nicht – oder nur unvollständig abgesetzt, reißt die Rettungskette an dieser Stelle ab, und eine optimale Versorgung des Betroffenen ist nicht mehr gewährleistet.

Bis zum Eintreffen des Rettungsdiensts wird **weitere Erste Hilfe** geleistet (C). Unter dieser Bezeichnung sind alle Maßnahmen zusammengefaßt, die sinnvoll, zweckmäßig und wichtig sind, aber keine Priorität gegenüber den bisher beschriebenen haben. Ein Mensch mit Herz-Kreislauf-Stillstand muß zunächst erfolgreich wiederbelebt werden, bevor man sich um das – nur evtl. notwendige – Anlegen von Verbänden kümmert.

Neben der Wundversorgung zählt man zur weiteren Ersten Hilfe besondere Lagerungsarten, das Ruhigstellen von Knochenbrüchen und die Betreuung Betroffener.

Der **Rettungsdienst** knüpft mit seinen Maßnahmen an die des Ersthelfers an und sorgt dafür, daß die *Transportfähigkeit* eines *Notfallpatienten* hergestellt wird. Rettungsfahrzeuge bleiben deshalb oft längere Zeit an der Einsatzstelle stehen. Bevor der Patient das Krankenhaus erreicht, werden mit moderner Medizintechnik eine Vielzahl diagnostischer und therapeutischer Maßnahmen der sogenannten *Präklinik* eingeleitet. Der Behandlung an Ort und Stelle folgt der Transport, der in der Regel nicht besonders schnell, sondern möglichst schonend durchgeführt wird, so daß sich der Gesundheitszustand des Patienten währenddessen nicht verschlechtert.

Das letzte Glied der Rettungskette ist schließlich das **Krankenhaus,** in dem einem Notfallpatienten die komplette ärztliche und pflegerische Versorgung zur Verfügung steht. Im Idealfall wird der Betroffene schon hier bis zur völligen Genesung behandelt – möglicherweise folgt dem Krankenhausaufenthalt aber noch eine weitere Therapie in Rehabilitationskliniken.

Schwachstellen der Rettungskette
Die Rettungskette ist nur so stark wie ihr schwächstes Glied. Schwachstellen treten häufiger bei den ersten drei Gliedern auf. Hier müssen Ersthelfer aktiv werden: Von ihnen hängt die Stabilität der Rettungskette ab.

Ein Beispiel zeigt, wie wichtig es ist, daß alle Kettenglieder funktionieren und ineinandergreifen: Wenn ein Mensch nicht mehr atmet, treten nach wenigen Minuten erste bleibende Hirnschäden auf, da Nervenzellen aufgrund des Sauerstoffmangels absterben. Der Rettungsdienst kann also häufig erst nach dieser Zeit am Notfallort eintreffen. Wurde bis dahin keine Atemspende durchgeführt, ist die beste Ausstattung und Ausbildung des Rettungsdienstes nutzlos. Die entstandenen Hirnschäden sind nicht mehr rückgängig zu machen, und die Überlebenschance des Betroffenen ist bereits erheblich gesunken.

20 Einführung

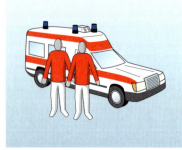

A Krankentransportwagen

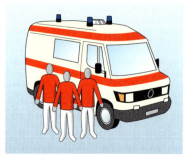

B Rettungswagen

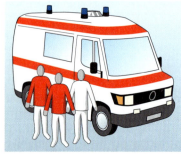

C Notarztwagen – Kompaktsystem

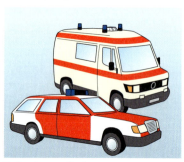

D Rendezvous-System

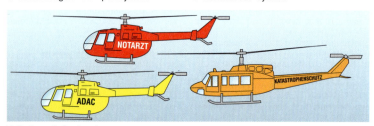

E Rettungshubschrauber

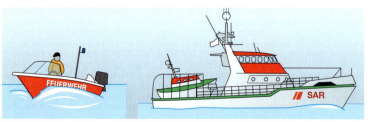

F Rettungsboote

Im alltäglichen Sprachgebrauch werden die Fahrzeugbezeichnungen des Rettungsdienstes häufig synonym verwendet. Dabei bestehen zwischen den einzelnen Rettungsmitteln große Unterschiede. In Gesetzen, Verordnungen und der Deutschen Industrienorm (DIN) ist exakt festgelegt, für welche Aufgabe ein bestimmtes Fahrzeug des Rettungsdienstes eingesetzt wird und welche Anforderungen es demnach erfüllen muß.

Krankentransportwagen (KTW) dienen zum Transport von *Nicht-Notfallpatienten*. So bezeichnet man Menschen, die krank, verletzt, gehunfähig oder aus anderen Gründen hilfsbedürftig sind. Der Rettungsdienst muß sie deshalb zur ärztlichen Behandlung bringen, es besteht aber keine akute Bedrohung für die Vitalfunktionen der Betroffenen.

Die Ausstattung beschränkt sich entsprechend dem Verwendungszweck auf das Notwendigste: Neben einem Transportstuhl und der Krankentrage werden ein Sauerstoffbehandlungsgerät, eine Sekretabsaugpumpe, Blutdruckmeßgeräte, Verbandstoffe, Schienen zur Ruhigstellung von Knochenbrüchen und Gelenkverletzungen, Krankenpflegematerial sowie ein Set für Erste Hilfe bei Geburten mitgeführt. Die gesetzlich vorgeschriebene Besatzung bildet in den meisten Ländern der BRD ein Rettungshelfer und ein Rettungssanitäter (A).

Rettungswagen (RTW) werden für die Behandlung und den Transport von *Notfallpatienten* eingesetzt, die sich entweder in Lebensgefahr befinden oder bei denen schwere gesundheitliche Schäden zu erwarten sind, wenn nicht sofort umfassende Hilfe geleistet wird. Die Ausrüstung eines Rettungswagens ist deshalb viel umfangreicher als die eines Krankentransportwagens: Zu der im KTW üblichen Ausstattung kommen noch verschiedene Notfallkoffer, ein Beatmungs- und ein EKG-Defibrillatorgerät hinzu, mit dem auch lebensbedrohliche Herzrhythmusstörungen behandelt werden können. Die Krankentrage ist auf einem speziellen Gestell gelagert, das z. B. Fahrbahnunebenheiten abfedert und dadurch einen besonders schonenden Transport des Patienten ermöglicht. Vorgeschrieben ist darüber hinaus ein im Fahrzeug eingebautes Waschbecken inklusive der dazugehörigen Behältnisse für Frisch- und Abwasser. Zur Besatzung eines RTW gehört in den meisten Ländern der BRD mindestens ein Rettungsassistent und ein Rettungssanitäter (B).

Ein **Notarztwagen (NAW)** ist ein Rettungswagen, der zusätzlich von einem Arzt begleitet wird. Die medizinische (vor allem medikamentöse) Ausrüstung ist gegenüber dem Rettungswagen häufig nochmals erweitert (C).

Bei **Notarzt-Einsatzfahrzeugen (NEF)** handelt es sich um PKW oder Kleinbusse, die als Zubringerfahrzeuge für den Notarzt und seine Geräte dienen. Weil mit ihnen kein Patient transportiert werden kann, entsendet die Leitstelle im sog. *Rendezvoussystem* parallel stets einen Rettungswagen, der an der Einsatzstelle mit dem NEF zusammentrifft (D). Beim sog. *Kompaktsystem* rückt dagegen i. d. R. nur der NAW aus.

Beide Notarztsysteme bringen in einsatztaktischer sowie ökonomischer Hinsicht Vor- und Nachteile mit sich.

Rettungshubschrauber (RTH) sind ähnlich wie ein NAW beladen. Sie werden eingesetzt, um den Notarzt besonders schnell zur Einsatzstelle zu bringen – oder um in kurzer Zeit einen schonenden Patiententransport in weiter entfernt liegende Spezialkliniken (z. B. für Verbrennungen) zu ermöglichen.

Zur Besatzung des RTH gehören der Pilot, ein Notarzt, ein Rettungsassistent und z. T. noch ein Bordwart (E).

Einsätze, bei denen der Rettungshubschrauber direkt zum Notfallort gerufen wird, bezeichnet man als *Primäreinsätze*; Verlegungsflüge von medizinisch bereits versorgten Patienten aus einem Krankenhaus in ein anderes werden *Sekundäreinsätze* genannt. Primäreinsätze fliegen der RTH normalerweise in einem Umkreis von 50 Kilometern um ihren Standort; Verlegungsflüge werden auch über größere Entfernungen durchgeführt.

Eine Übersicht über die Standorte und Betreiber von RTH findet sich im Anhang (→ Seite 222).

Rettungsboote (RTB) werden in sehr unterschiedlichen Ausführungen verwendet. Kleinere Bootstypen setzen v. a. Feuerwehren, die Wasserwacht des Deutschen Roten Kreuzes sowie die Deutsche Lebens-Rettungs-Gesellschaft (DLRG) auf Binnen- und Küstengewässern ein; größere Seenotkreuzer unterhält z. B. die Deutsche Gesellschaft zur Rettung Schiffbrüchiger (DGzRS) für Notfallsituationen in der Nord- und Ostsee (F).

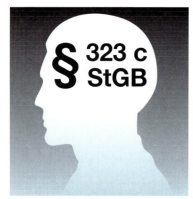
A Gesetzliche Verpflichtung

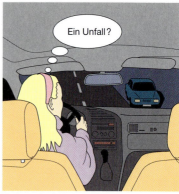
B Zumutbarkeit der Hilfeleistung

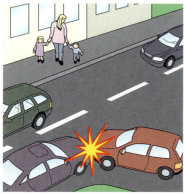
C Verletzung anderer wichtiger Pflichten

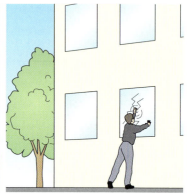
D Rechtfertigender Notstand

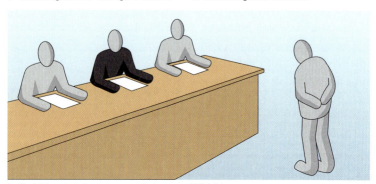
E Gerichtsverhandlung wegen unterlassener Hilfeleistung

Unterlassene Hilfeleistung

Nach Paragraph 323c (sogenannter »Jedermanns-Paragraph«) des Strafgesetzbuches (StGB) wird mit Freiheitsstrafe bis zu einem Jahr oder mit Geldstrafe bestraft, »wer bei Unglücksfällen oder gemeiner Gefahr oder Not nicht Hilfe leistet, obwohl dies erforderlich und ihm den Umständen nach zuzumuten, insbesondere ohne erhebliche eigene Gefahr und ohne Verletzung anderer wichtiger Pflichten möglich ist« (A, E).

Jeder Mensch ist also gesetzlich zur Hilfeleistung verpflichtet. Dies gilt jedoch nicht, wenn Hilfe bereits in ausreichender Form geleistet wird (beispielsweise durch einen am Unfallort anwesenden Arzt) und eigenes Eingreifen nicht mehr notwendig ist. Die gesetzliche Verpflichtung zur Ersten Hilfe wird überdies durch die *Zumutbarkeit der Hilfeleistung* eingeschränkt. Von einer Frau kann man beispielsweise nicht verlangen, daß sie nachts auf einer einsamen Straße aus ihrem Fahrzeug steigt, wenn sie den begründeten Verdacht hat, überfallen zu werden.

Das könnte z.B. der Fall sein, wenn eine Situation nicht eindeutig als Verkehrsunfall erkennbar ist (B).

Man ist ebenfalls nicht verpflichtet, *am Notfallort* zu helfen, wenn man sich dadurch in Gefahr begeben würde (Beispiele hierzu → S.25). Außerdem muß man keine *unmittelbare* Hilfe leisten, wenn dadurch andere wichtige Pflichten verletzt würden. So müßte eine Mutter, die mit ihrem Kind neben einer vielbefahrenen Straße zum Einkaufen geht, bei einem Unfall nicht uneingeschränkt helfen, wenn sie dabei ihr Kind nicht mehr ausreichend beaufsichtigen könnte (C).

Es ist jedoch jederzeit möglich und zumutbar, den Rettungsdienst zu benachrichtigen: Die eigene Gesundheit wird dadurch nicht gefährdet, und andere wichtige Pflichten werden nicht vernachlässigt. Das Absetzen des Notrufs kann im übrigen auch von Personen erwartet werden, die angeben, nicht helfen zu können, weil ihre Erste-Hilfe-Ausbildung schon zu lange zurückliegt. Jeder, der telefonieren kann, ist auch in der Lage, die Rettungsleitstelle anzurufen.

Rechtsansprüche gegen den Ersthelfer

Viele Menschen haben Angst, bei der Ersten Hilfe etwas falsch zu machen und dafür bestraft zu werden. Diese Sorge ist unbegründet: Sollten Erste-Hilfe-Maßnahmen zu Sachschäden (z.B. an der Kleidung) oder sogar gesundheitlichen Beeinträchtigungen des Betroffenen führen, kann der Ersthelfer nicht strafrechtlich belangt werden, sofern er nach bestem Wissen und mit größtmöglicher Sorgfalt gehandelt hat. Haftbar gemacht wird der Helfer nur, wenn Vorsatz, d.h. absichtliches Fehlverhalten oder grobe Fahrlässigkeit nachgewiesen werden können; i.d.R. ist dies aber auszuschließen. Abgesehen davon sind Schäden durch unterlassene Hilfeleistung viel wahrscheinlicher und schwerwiegender als durch eine nicht ganz korrekte Hilfeleistung.

Wenn ein Ersthelfer in guter Absicht den Rettungsdienst verständigt – sich später jedoch herausstellt, daß dies nicht notwendig war, muß er die entstandenen Kosten nicht tragen. Der Ersthelfer haftet wiederum nur dann, wenn er den Rettungsdienst vorsätzlich falsch alarmiert. Begeht der Ersthelfer bei seiner Hilfeleistung eine Ordnungswidrigkeit oder eine Straftat, ist dies möglicherweise gerechtfertigt (Juristen sprechen vom »rechtfertigenden Notstand«) und deshalb nicht strafbar. Gibt es keine andere Möglichkeit zu telefonieren, darf der Ersthelfer z.B. eine Fensterscheibe eines alleinstehenden Hauses einschlagen, um vom dortigen Telefon den Notruf abzusetzen (D). Die Tatsache, daß durch die Benachrichtigung des Rettungsdienstes möglicherweise ein Menschenleben gerettet wird, wiegt eindeutig schwerer als die geschilderten Straftaten Sachbeschädigung und Hausfriedensbruch.

Rechtsansprüche des Ersthelfers

Sollte bei der Ersten Hilfe Schaden am Eigentum des Helfers (z.B. an der Kleidung oder dem eigenen Fahrzeug) entstanden sein, haftet dafür entweder die Haftpflichtversicherung des Verletzten oder der gesetzliche Unfallversicherungsträger. Das Sozialgesetzbuch (SGB 7) regelt, daß jeder Ersthelfer beitragsfrei gegen alle Personen- und Sachschäden versichert ist, die ihm bei der Hilfeleistung möglicherweise widerfahren. Deshalb hat der Ersthelfer z.B. auch Anspruch auf kostenlose Heilbehandlung, Berufshilfe und spätere Verletztenrente, wenn er selbst bei der Hilfeleistung gesundheitlichen Schaden erleidet.

24 Einführung

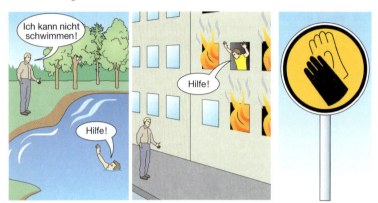

A Eigenschutz

B Schutzhandschuhe

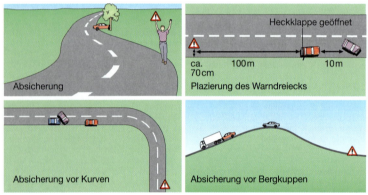

C Absicherung

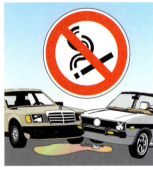

D Rauchverbot an Unfallstellen

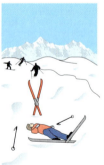

E Absicherung auf einer Skipiste

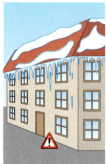

F Absicherung bei Eiszapfen

Sicherheit und Schutzverhalten

Paragraph 323c des Strafgesetzbuches legt nicht nur die Verpflichtung zur Hilfeleistung fest, sondern auch, daß man von keinem Ersthelfer verlangen kann, sich selbst in Gefahr zu begeben. Oberste Priorität hat stets das eigene Leben und damit die eigene Sicherheit. Dies hat Folgen für die Maßnahmen des Ersthelfers (A). Ein Nichtschwimmer muß z. b. nicht ins Wasser springen, wenn ein Ertrinkender gerettet werden muß. Niemand kann verlangen, daß man eine brennende Wohnung betritt, um einen Bewußtlosen zu retten.

In all diesen Fällen ist aufgrund der drohenden Gefahren nur eine jeweils eingeschränkte Hilfeleistung möglich. Der Notruf muß abgesetzt werden, und man sollte versuchen, andere davon abzuhalten, sich in Gefahr zu begeben. Da viele Menschen von riskanten Hilfeleistungen, wie sie in Fernsehen und Kino gezeigt werden, fasziniert sind, ist es unter Umständen nicht einfach, sie vor leichtsinnigem Fehlverhalten zu bewahren.

Man sollte aber bedenken, daß ein verletzter Helfer keine gute Hilfe mehr leisten kann.

Infektionsschutz bei der Ersten Hilfe

Bei der Versorgung blutender Wunden oder bei Kontakt mit anderen Körperflüssigkeiten des Betroffenen (Erbrochenem, Urin, Kot) sollte man sich grundsätzlich Infektionsschutzhandschuhe anziehen (B). Einem theoretisch denkbaren Infektionsrisiko durch die Atemspende kann man mit Beatmungshilfen (→ Seite 103) entgegenwirken, die in Apotheken und Sanitätshäusern verkauft werden. Der Umgang mit diesen Hilfsmitteln ist allerdings nicht ganz einfach und erfordert einige Übung.

Die Wahrscheinlichkeit, sich bei der Hilfeleistung zu infizieren, ist sehr gering. Statistisch gesehen sind die meisten Menschen – abgesehen von der akuten Notfallsituation – gesund und leiden somit nicht an einer Infektionskrankheit. Eine Infektion mit dem Human Immunodeficiency Virus (HIV) ist besonders unwahrscheinlich: Ein weit größerer Personenkreis ist z.B. an Grippe oder Hepatitis (Gelbsucht) erkrankt.

Voraussetzung für eine HIV-Infektion bei der Hilfeleistung ist darüber hinaus, daß der Ersthelfer mit einer offenen Wunde am eigenen Körper in Kontakt mit dem Blut des Betroffenen kommt. Genau dies wird ja durch das Tragen von Handschuhen verhindert.

Die Atemspende wird zudem in den meisten Fällen aufgrund eines internistischen Notfallgeschehens notwendig. Hierbei tritt keine Blutung im Gesichtsbereich oder dem Mund-Rachen-Raum auf, und allein durch Speichelflüssigkeit kann der Human Immunodeficiency Virus nicht übertragen werden. Eine Keimübertragung vom Helfer auf den Betroffenen ist insgesamt viel wahrscheinlicher als umgekehrt.

Absicherung einer Unfallstelle

Wird man auf einen Verkehrsunfall aufmerksam während man mit dem eigenen PKW unterwegs ist, sollte man sofort die Warnblinkanlage einschalten. Man reduziert die Geschwindigkeit und fährt langsam an die Unfallstelle heran; zwischen dem eigenen Fahrzeug und dem verunfallten Wagen bleibt ein Sicherheitsabstand. Man stellt seinen PKW so ab, daß die Scheinwerfer die Unfallstelle bei Dunkelheit beleuchten. Dann klappt man das Warndreieck auf, hält es mit ausgestrecktem Arm hoch und läuft dem nachfolgenden Verkehr entgegen (C). Damit andere Autofahrer es rechtzeitig wahrnehmen, sollte das Warndreieck mindestens 100 Meter vor der Unfallstelle und etwa 70 Zentimeter vom Straßenrand entfernt auf die Fahrbahn gestellt werden. Vor Kurven und Bergkuppen ist es in ausreichender Entfernung zu plazieren (C).

Da eventuell Kraftstoff ausläuft und Brandgefahr besteht, darf an Unfallstellen niemand rauchen (D). Aus dem gleichen Grund sollte auch die Zündung der verunfallten PKWs baldmöglichst ausgeschaltet werden.

Nicht immer sind es Unfälle im Straßenverkehr, die vor der weiteren Hilfeleistung abgesichert werden müssen. Bei einem Unfall auf der Skipiste ist es z.B. sinnvoll, zwei übereinander gekreuzte Skier in den Schnee zu stecken, damit auch andere Wintersportler die Situation erkennen (E).

Im Winter bilden sich an Dachrinnen häufig größere Eiszapfen, die abbrechen können. Auch hier müssen Fußgänger auf die drohende Gefahr aufmerksam gemacht werden (F).

Einführung

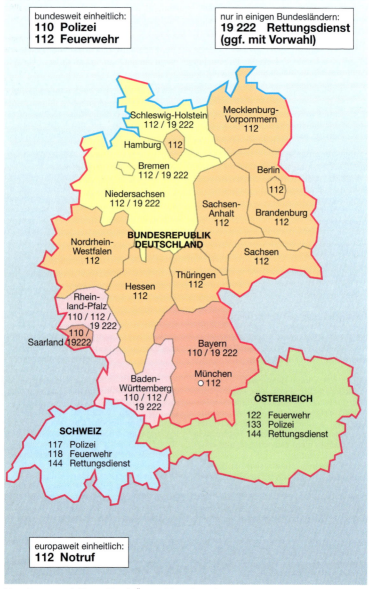

Notrufnummern in Deutschland, Österreich und der Schweiz

Notrufnummern in der BRD

Für die gesamte Bundesrepublik Deutschland gelten zwei gesetzlich festgelegte und einheitliche Notrufnummern: Unter der **Notrufnummer 110** erreicht man Einsatzzentralen der Polizei. Sie leiten Notfallmeldungen sofort an den Rettungsdienst weiter. Unter der **Notrufnummer 112** erreicht man die Feuerwehren. Sie sind häufig auch der gesetzliche Träger des Rettungsdienstes. Ist das nicht der Fall, übernehmen die Feuerwehr-Leitstellen dennoch die Alarmierung und Koordination des Rettungsdienstes.

Die Nummern 110 und 112 werden im Telefonnetz vorrangig geschaltet und sind auch bei einer Überlastung des Telefonnetzes frei. Man kann sie bei Stromausfällen weiterhin benutzen, da sie über eine eigene Energieversorgung verfügen. Außerdem muß bei den Nummern 110 und 112 keine Ortsnetzkennzahl (Vorwahl) gewählt werden: Man erreicht automatisch die nächstgelegene Leitstelle der Polizei bzw. Feuerwehr.

Grundsätzlich gilt dies auch für Mobiltelefone, mit denen man sogar ohne gültige Netzkarte Hilfe herbeirufen kann. Allerdings wird die 112 aus technischen Gründen teilweise zu Leitstellen der Polizei umgeleitet. Außerdem ist es – gerade in ländlichen Bereichen und großen Ballungsräumen – nicht vollkommen auszuschließen, daß der Notruf die Rettungsleitstelle einer benachbarten Stadt erreicht, die für den Notfallort gar nicht zuständig ist. Deshalb sollte man, um Mißverständnisse zu vermeiden, bei Notrufversuchen mit einem Handy sicherheitshalber immer die Gemeinde nennen, in der sich der Notfall ereignet hat.

Weitere wichtige Rufnummern

Nur in einigen Bundesländern gilt neben den Notrufnummern 110 und 112 *auch* die **Rufnummer 19 222** für die direkte Alarmierung des Rettungsdienstes. Sie ist fernmeldetechnisch betrachtet **keine Notrufnummer**: Sie wird im Telefonnetz weder vorrangig geschaltet, noch verfügt sie über eine eigene Stromversorgung. Ein weiterer Nachteil: Befindet man sich außerhalb des Ortsnetzes, in dem die Rettungsleitstelle ist, muß man z. T. erst noch die entsprechende Vorwahl wählen.

In einigen Kreisen und Städten kann man den Rettungsdienst darüber hinaus über *weitere* Rufnummern erreichen; sie sind aber jeweils auf *einen* Kreis oder *eine* Stadt beschränkt. Die Rufnummern von Polizei, Feuerwehr und Rettungsdienst, die im eigenen Wohnort und am Arbeitsplatz gelten, sind immer auf den ersten Seiten, mitunter sogar auf dem Umschlag bzw. Titelblatt der **amtlichen Telefonbücher** des jeweiligen Ortes vermerkt. Um sich in Notfallsituationen umständliches und zeitaufwendiges Suchen zu ersparen, sollte neben jedem Telefon immer eine Liste bereitliegen, auf der die örtlich geltenden Rufnummern vermerkt sind.

Die Telefonnummern des **kassenärztlichen Notfall-** bzw. **Bereitschaftsdienstes** und der **Zentralen für Krankentransporte** variieren bundesweit so sehr, daß sie hier nicht aufgelistet werden können. Diese Rufnummern sind den örtlichen Telefonbüchern zu entnehmen.

Die **Rufnummern der Vergiftungszentralen** sind im Kapitel zu Vergiftungen und Verätzungen (→ Seite 192) aufgeführt.

Notrufnummern in Österreich

In Österreich gibt es landesweit drei Notrufnummern: **122** für die Feuerwehr, **133** für die Polizei und **144** für den Rettungsdienst.

Notrufnummern in der Schweiz

Während die **144** für den Rettungsdienst ebenso in der Schweiz gilt, ist die Feuerwehr dort unter der Nummer **118** und die Polizei unter der Nummer **117** zu erreichen.

Europaweit einheitliche Notrufnummer

Seit vielen Jahren sind Rettungsdienste und Politiker bemüht, nicht nur in den einzelnen Ländern, sondern auch über Landesgrenzen hinweg *eine* einheitliche Notrufnummer zu schaffen. Diese Bemühungen haben aus verschiedenen Gründen bislang zu keinem befriedigenden Ergebnis geführt. Allerdings kann die Rufnummer **112** seit 1996 europaweit gewählt werden, und zwar für Meldungen an Polizei, Feuerwehr *und* Rettungsdienst. Bei diesem »Euro-Notruf« müssen die verschiedenen Leitstellen Meldungen aneinander weiterleiten: Während die Nummer 112 in Deutschland den Feuerwehren zugeordnet ist, wird sie z. B. in der Schweiz durch die Polizei bedient.

28 Einführung

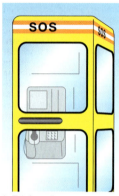
A Telefonzelle

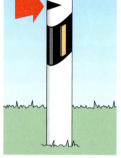
B Leitpfosten

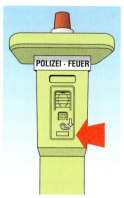
C Notrufsäule

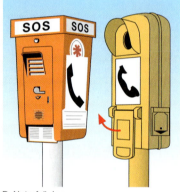
D Notrufsäulen

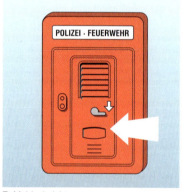
E Meldeeinrichtung

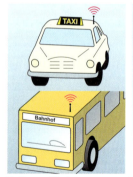
F Bus und Taxi

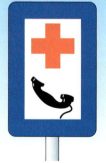
G Hinweisschild

H 5-W-Schema

Anfordern des Rettungsdienstes II

Meldemittel
Bei der Benutzung von Meldemitteln oder Meldeeinrichtungen für den Notruf sollte man grundsätzlich die Bedienungshinweise beachten. Sie sind deutlich formuliert und leicht verständlich. So kann man auch bei situationsbedingter Aufregung kaum etwas falsch machen.

Von öffentlichen **Telefonzellen** aus ist der Notruf stets gebührenfrei möglich. Man kann die Nummer wählen, ohne Geld einzuwerfen oder eine Telefonkarte zu benutzen.

In den älteren Telefonzellen, die mit einem orangefarbenen Signalstreifen und der Aufschrift »SOS« an der Dachkante gekennzeichnet sind (A), befindet sich noch eine besondere Vorrichtung zum Absetzen des Notrufs: Nach dem Abnehmen des Hörers muß man lediglich den Hebel eines Zusatzgerätes betätigen, um die Verbindung zur Feuerwehr oder Polizei herzustellen. Ein Vorteil dieses Systems ist, daß man noch nicht einmal eine Rufnummer wählen muß. Allerdings kann es bis zu 20 Sekunden dauern, bis die Leitung steht und man aufgefordert wird zu sprechen.

An Autobahnen und vielen Schnellstraßen stehen – im Abstand von zwei bis vier Kilometern – orangefarbene **Notrufsäulen** (D). Hier muß in der Regel eine gekennzeichnete Klappe angehoben werden – automatisch wird so eine Verbindung zur Rettungsleitstelle hergestellt. Damit die Beschreibung des Unfallorts keine Schwierigkeiten bereitet, ist der genaue Standort der Notrufsäule (Straße, Fahrtrichtung, Kilometer) auf der Innenseite dieser Klappe vermerkt, so daß man ihn leicht ablesen kann.

Auf den weißen **Leitpfosten** (B) am Straßenrand befinden sich kleine schwarze Pfeile, die in Richtung der nächsten Notrufsäule zeigen.

Bei einigen weiteren **Meldeeinrichtungen** (C, E), z.B. in Betrieben, Bahnhöfen oder anderen öffentlichen Gebäuden, ist meist ein kleiner Hebel zu betätigen, um die Sprechverbindung zur Leitstelle herzustellen. Diese Meldeeinrichtungen sind i.d.R. wie die Notrufsäulen orange, manchmal aber auch rot oder grün lakkiert.

Ein **Verkehrsschild,** das auf die nächste Möglichkeit hinweist, einen Notruf abzusetzen, zeigt Abbildung G. Viele Menschen besitzen heute ein **Mobil- oder Autotelefon**, mit dem ebenfalls Hilfe herbeigerufen werden kann. Darüber hinaus ist es möglich, von jedem **Bus** und **Taxi** aus, einen Notruf über Funk abzusetzen (F).

Meldemittel für den Notruf, vor allem öffentliche Telefonzellen, werden leider manchmal mutwillig beschädigt oder zerstört. Deshalb sollte jeder darauf achten, daß diese Einrichtungen funktionsfähig sind. Werden Störungen und Defekte festgestellt, sollten sie baldmöglichst an die zuständigen Stellen gemeldet werden.

Notrufangaben
Damit der Rettungsdienst schnellstmöglich zum Einsatzort fahren kann, sollte der Notruf nach einem einheitlich festgelegten Schema abgesetzt werden. Ganz wichtig ist zunächst allerdings, am Telefon Ruhe zu bewahren, langsam, laut und deutlich zu sprechen und klare Angaben zu machen. Eine Hilfe bietet das **5-W-Schema** (H), bei dem die Ws für den Beginn von Fragen stehen, die beantwortet werden müssen:

1. Wo ist es passiert? Auf eine möglichst exakte Ortsangabe kommt es an: Straße, Hausnummer, Etage und der Name, bei dem der Rettungsdienst klingeln muß.

2. Was ist passiert? Handelt es sich zum Beispiel um eine Erkrankung, eine Schlägerei, ein Feuer, eine Explosion oder einen Verkehrsunfall? Sind Verletzte in Fahrzeugen eingeklemmt?

3. Wieviele Verletzte/Erkrankte gibt es? Diese Angabe ist wichtig, damit die Rettungsleitstelle entscheiden kann, wieviele Fahrzeuge und Einsatzkräfte ausrücken müssen.

4. Welche Verletzungen/Erkrankungen liegen vor? Anhand der Schilderung wird entschieden, welches Rettungsmittel zum Einsatz kommt: Ist jemand bewußtlos? Sind Atmung oder Kreislauf gestört? Blutet jemand stark?

5. Warten auf Rückfragen! Es könnte sein, daß der Leitstellendisponent nicht alle Angaben des Notrufs (Ortsangabe!) einwandfrei verstehen konnte. In einem solchen Fall fragt er nach, um unnötige Verzögerungen bis zum Eintreffen des Rettungsdienstes zu vermeiden.

30 Einführung

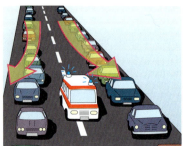

A Rettungsgasse bei 2 Fahrbahnen

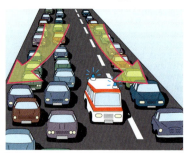

B Rettungsgasse bei 3 Fahrbahnen

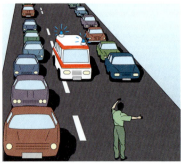

C Einweisung

D Gefahrguttransport

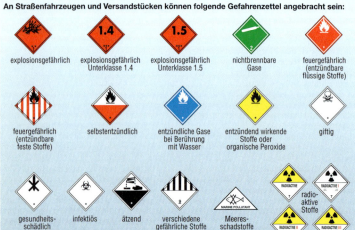

E Gefahrenzettel

Rettungsdienst einweisen

Eine weitere Voraussetzung dafür, daß der Rettungsdienst den Einsatzort schnell findet, ist eine große, gut lesbare und nachts **beleuchtete Hausnummer** sowie ein deutlich beschriftetes **Klingelschild**. Viel Zeit geht verloren, wenn Hausnummern z. b. von Sträuchern verdeckt werden oder im Eingangsbereich kein Name von Anwohnern zu finden ist. Günstig ist es in jedem Fall, wenn ein Ersthelfer den Rettungsdienst einweist (C). Dies gilt besonders für große oder unübersichtliche Grundstücke und Wohngebäude.

Rettungsdienst im Straßenverkehr

Auch als Verkehrsteilnehmer kann man einiges dafür tun, daß professionelle Hilfe schnell an den Einsatzort gelangt. Wenn man durch Blaulicht und Martinshorn auf herannahende Einsatzfahrzeuge aufmerksam wird, sollte man sofort an den rechten Fahrbahnrand fahren und dort ggf. anhalten.
Bei Straßen mit zwei Fahrbahnen je Fahrtrichtung sollten die PKWs auf der rechten Spur nach rechts, die auf der linken Spur nach links fahren (A). Sind drei Fahrbahnen vorhanden, wird die Rettungsgasse zwischen der linken und der mittleren Spur gebildet (B).
Ein besonderes Problem sind Verkehrsstauungen vor roten Ampeln, Stopschildern und Straßeneinmündungen, an denen die Vorfahrt beachtet werden muß. Die ersten Fahrzeuge dürfen zwar – wenn sich von hinten ein Rettungsfahrzeug mit Sondersignal nähert – vorsichtig und äußerst langsam in die Kreuzung hineingefahren werden. Die Verantwortung für einen eventuellen Unfall trägt jedoch der Autofahrer, der auf diese Weise versucht hat, für das Rettungsfahrzeug Platz zu schaffen. Wichtig ist zudem, Ein- und Ausfahrten sowie besonders gekennzeichnete Rettungswege freizuhalten. Ein widerrechtlich abgestellter PKW kann Menschenleben kosten!

Unfall mit Gefahrgut

Wenn ein verunfalltes Fahrzeug mit Warntafeln oder Gefahrenzetteln versehen ist und eventuell sogar flüssige Stoffe austreten, sollte der Ersthelfer schon beim Notruf darauf hinweisen.
Die orangefarbenen Warntafeln ohne Beschriftung weisen allgemein auf gefährliche Güter hin (D). Wenn sie mit zwei Ziffernkombinationen beschriftet sind, kennzeichnet die **obere Ziffer** die von der Ladung des Fahrzeugs ausgehende Gefahr (Gefahrennummer), eine Verdoppelung der Ziffer weist auf die Zunahme der jeweiligen Gefahr hin. Die Ziffern bedeuten (Ziffer 1 ist nicht belegt):

- 2 Entweichen von Gas durch Druck oder durch chemische Reaktion
- 3 Entzündbarkeit von Flüssigkeiten, Dämpfen und Gasen
- 4 Entzündbarkeit fester Stoffe
- 5 oxidierende, also brandfördernde Wirkung
- 6 Giftigkeit
- 7 Radioaktivität
- 8 Ätzwirkung
- 9 Gefahr einer spontanen heftigen Reaktion.

Wenn die Eigenschaften eines Stoffes mit einer einzigen Ziffer ausreichend beschrieben sind, wird diesen Ziffern eine Null hinzugefügt. Reagiert eine Substanz gefährlich mit Wasser, zeigt dies ein den Ziffern vorangestelltes »X«. Darüber hinaus haben einige Ziffernkombinationen besondere Bedeutungen:

- 22 tiefgekühltes Gas
- X323 entzündbarer flüssiger Stoff, der mit Wasser gefährlich reagiert, wobei entzündbare Gase entweichen
- X333 selbstentzündliche Flüssigkeit, die mit Wasser gefährlich reagiert
- X423 entzündbarer fester Stoff, der mit Wasser gefährlich reagiert, wobei brennbare Gase entweichen
- 44 entzündbarer fester Stoff, der sich bei erhöhter Temperatur in geschmolzenem Zustand befindet
- 539 entzündbares organisches Peroxid
- 90 verschiedene gefährliche Stoffe.

Die **untere Ziffernkombination** gibt den transportierten Stoff an (Stoffnummer), der anhand von Listen, die den Feuerwehren vorliegen, identifiziert werden kann.
Die Gefahrenzettel sind farbige, auf der Spitze stehende Quadrate mit unterschiedlicher Bedeutung (E).

32   Einführung

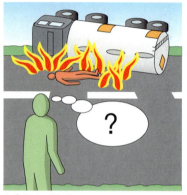
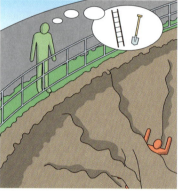

A Selbstgefährdung   B Notwendigkeit von Hilfsmitteln

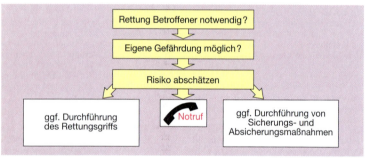

C Rettung Betroffener

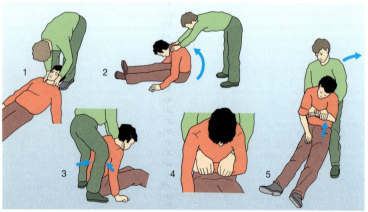

D Durchführung des Rettungsgriffs

Überlegungen vor der Rettung

In einigen Notfallsituationen ist es notwendig, Verletzte aus einer Gefahrenzone zu retten; z.b. aus einem brennenden Fahrzeug, von einer vielbefahrenen Straße oder aus einem Bereich, in dem giftige Substanzen austreten bzw. Explosionsgefahr besteht. Unter Umständen beinhaltet diese Maßnahme aber auch für den Ersthelfer ein keineswegs zu unterschätzendes Risiko (A).

Berücksichtigt man die Empfehlungen zum eigenen Schutzverhalten und den Grundsatz, die eigene Sicherheit in den Vordergrund der Überlegungen zur Hilfeleistung zu stellen, kann die Entscheidung, wie man sich verhalten soll, schwierig sein. In solchen Fällen muß jeder Ersthelfer letztendlich für sich selbst entscheiden, was er verantworten kann und was nicht.

Ein besonderer Rettungsgriff ermöglicht es, Personen in sehr kurzer Zeit aus dem Gefahrenbereich zu retten, so daß das eingegangene Risiko häufig vertretbar sein dürfte.

Sofern die Rettung dennoch zu gefährlich erscheint oder Hilfsmittel (z.B. Schaufeln, Leitern, Brechwerkzeuge) benötigt werden, die dem Ersthelfer nicht zur Verfügung stehen (B), beschränkt man sich auf Absicherungs- bzw. Sicherungsmaßnahmen, setzt den Notruf ab oder läßt diesen von einer anderen Person absetzen (C).

Durchführung des Rettungsgriffs (D)

- Der Helfer tritt von hinten an den liegenden Verletzten heran. Er umfaßt mit beiden Händen dessen Nackenbereich und stützt zugleich den Kopf mit den Unterarmen; dadurch wird beim folgenden Aufrichten des Oberkörpers eine zu heftige Schleuderbewegung der Halswirbelsäule verhindert.
- Mit angemessenem Schwung richtet der Helfer nun den Oberkörper des Betroffenen auf und bringt ihn in eine sitzähnliche Haltung. Bei Bewußtlosen oder sehr geschwächten Personen muß darauf geachtet werden, daß der Oberkörper nicht seitlich wegsackt. Deshalb stellt sich der Helfer dicht hinter den Verletzten und stützt dessen Oberkörper mit den eigenen Knien ab.
- Der Helfer fährt mit beiden Armen unter die Achselhöhlen des Betroffenen und legt einen Unterarm des Verletzten quer vor dessen Bauch. Er umfaßt den Unterarm so mit beiden Händen, daß auch die Daumen – wie die anderen Finger – auf der Armvorderseite liegen. So wird der sicherste Halt ermöglicht, und man schließt Verletzungen des umgriffenen Arms aus, die durch den (falschen)»Klammergriff« auftreten könnten.
- Um unnötige Belastungen für die Wirbelsäule des Helfers zu vermeiden, wird der Verletzte jetzt nicht einfach aus dem Rücken heraus hochgehoben. Der Helfer beugt vielmehr seine Knie und verlagert das eigene Körpergewicht nach hinten. Dabei zieht er den Betroffenen auf seine Oberschenkel und kann ihn so mit relativ geringem Kraftaufwand an einen sicheren Ort bringen. Dort leistet der Helfer je nach Notwendigkeit weitere Hilfe.

Wenn einem einzelnen diese Maßnahme nicht gelingt, weil der Betroffene z.B. sehr schwer ist, müssen mehrere Helfer den Rettungsgriff gemeinsam durchführen. Man sollte außerdem dafür sorgen, daß offensichtlich verletzte Körperteile möglichst wenig belastet werden.

Sofern z.B. der linke Unterarm des Betroffenen gebrochen ist, umfaßt der Helfer zur Durchführung des Rettungsgriffs dessen rechten Unterarm.

Grundsätzlich hat die Rettung aus einem Gefahrenbereich aber Vorrang vor allen anderen Maßnahmen; keinesfalls darf sie unterbleiben, weil der Betroffene beispielsweise einen Arm- oder Beinbruch hat und der Helfer eine Verschlimmerung dieser Verletzungen bei der Durchführung des Rettungsgriffs befürchtet. Solange sich der Betroffene im Gefahrenbereich befindet, droht ihm ja ohnehin schon *Lebensgefahr,* die zunächst nur durch den Rettungsgriff beseitigt werden kann.

Die Durchführung des Rettungsgriffs hat also im ungünstigsten Fall Komplikationen bereits vorhandener Verletzungen zur Folge; demgegenüber führt ein Unterlassen des Rettungsgriffs bzw. der Verbleib des Betroffenen im Gefahrenbereich mit größter Wahrscheinlichkeit zu seinem Tod.

34 Einführung

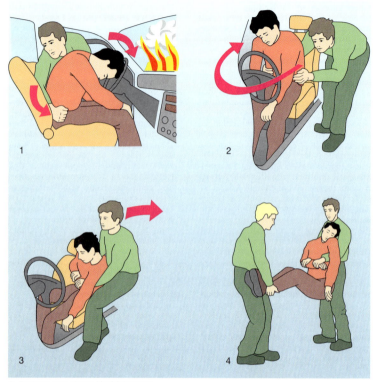

A Rettung aus einem Kraftfahrzeug

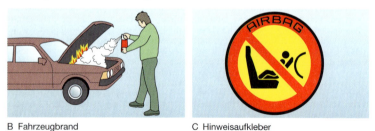

B Fahrzeugbrand   C Hinweisaufkleber

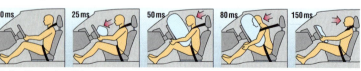

D Auslösung des Airbags

Rettung aus einem Kraftfahrzeug

Zur Rettung von Personen aus Kraftfahrzeugen ist der Rettungsgriff in leicht abgewandelter Form anwendbar (A).

Dabei öffnet der Helfer vorsichtig die Autotüre und stützt den Betroffenen ggf. mit einem Griff an die Schulter ab: Eine bewußtlose oder schwerverletzte Person könnte ihm sonst regelrecht entgegenfallen und sich dabei weitere Verletzungen zufügen.

Dann muß der Helfer die Zündung des Fahrzeugs abstellen. Wenn die Füße des Fahrers unter den Pedalen eingeklemmt sind, greift der Helfer in den Fußraum des PKWs und befreit sie. Erst jetzt löst er den Sicherheitsgurt.

Der Oberkörper des Betroffenen wird nun nach vorn gebeugt, und mit der Hand, *die der Sitzlehne näher ist*, faßt der Helfer um den Rücken herum an die ferne Hüfte des Verletzten.

Anschließend greift der Helfer mit der anderen Hand an das ihm zugewandte Knie des Verletzten und dreht diesen – soweit es geht – zu sich herum, so daß der Rücken des Betroffenen zum Helfer weist.

Das weitere Vorgehen unterscheidet sich nicht mehr vom Rettungsgriff, wie er bei einer auf dem Boden liegenden Person angewendet wird (→ Seite 33): Mit beiden Armen unterfährt man die Achselhöhlen des Betroffenen und umfaßt schaufelartig einen vor dessen Bauch gelegten Unterarm. Durch Gewichtsverlagerung zieht der Ersthelfer den Verletzten dann auf seine Oberschenkel.

Um zusätzliche Verletzungen des Betroffenen zu vermeiden, sollte nach Möglichkeit ein zweiter Helfer die Füße des Verletzten anheben, während er aus dem Auto gezogen wird. Einige Meter vom PKW entfernt legt man den Verletzten dann vorsichtig auf dem Boden ab.

Airbag im Unfallfahrzeug

Viele Personenwagen sind heute mit Luftpolstern – sogenannten Airbags – ausgestattet, die sich bei einem Aufprall innerhalb von Sekundenbruchteilen automatisch aufblasen (D). Dadurch wird die unfallbedingte Verletzungsgefahr für Autoinsassen ganz wesentlich reduziert. Aufkleber am Armaturenbrett oder der Windschutzscheibe weisen bei fast allen Fahrzeugen auf die Ausstattung mit Airbags hin (C).

Sofern ein verunfalltes Auto mit einem Airbag ausgerüstet ist, der – aus welchen Gründen auch immer – bisher nicht ausgelöst wurde, sollten Ersthelfer bei der Rettung verletzter Insassen mit dem Oberkörper möglichst nicht ins Fahrzeuginnere geraten. Wird der Airbag nachträglich und verzögert ausgelöst, kann das zu Verletzungen des Helfers führen, denn das Gas, mit dem der Airbag gefüllt wird, strömt explosionsartig aus. Durch den Knall, der dabei entsteht, kann das Gehör des Ersthelfers unter Umständen geschädigt werden. Das Gas selbst ist ungefährlich.

Unfall mit eingeklemmten Verletzten

Bei einigen Unfällen sind Verletzte in ihrem Fahrzeug zwischen deformierten Karosserie- oder Motorteilen eingeklemmt und können von Ersthelfern nicht aus ihrer Lage befreit werden. In solchen Situationen sollte man versuchen, die betroffene Person – ggf. auch durch eingeschlagene Fensterscheiben – im Fahrzeuginneren soweit zu versorgen, wie es eben möglich ist.

Beim Notruf sollte man unbedingt auf die eingeklemmte Person hinweisen, damit die Feuerwehr von vornherein mit dem entsprechenden Rettungsgerät (Hilfeleistungslöschfahrzeug, Rüstwagen) ausrückt. Häufig ist auch der Einsatz von Trennschleifern, Hebekissen, hydraulisch betriebenen Rettungsscheren und -spreizern notwendig.

Rettung bei Fahrzeugbränden

Aus dem Fernsehen sind Bilder bekannt, bei denen Fahrzeuge an einem Unfall beteiligt sind und sofort in Flammen stehen oder explodieren. Diese Darstellungen entsprechen nicht dem realen Normalfall.

Wenn ein Fahrzeug brennt, ist keineswegs *immer* – und erst recht nicht nach wenigen Sekunden – eine Explosion zu erwarten. Häufig beginnt ein PKW nur im Bereich des Motorraums zu brennen, und die Ausdehnung des Feuers bleibt zumindest für kurze Zeit auf diesen beschränkt, bevor es zu einem Vollbrand des Fahrzeugs kommt. Die Gefahr, die einem Ersthelfer bei der Rettung Verletzter aus brennenden Fahrzeugen droht, ist daher relativ gering. Besonders gut wäre natürlich der schnelle Einsatz eines Feuerlöschers (→ Seite 213).

36 Betreuung

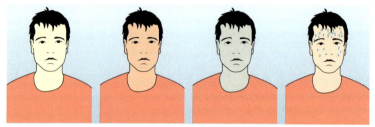

A Äußerer Eindruck des Betroffenen

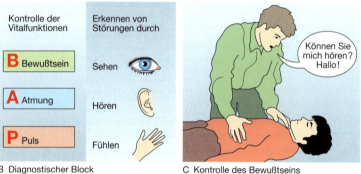

B Diagnostischer Block

C Kontrolle des Bewußtseins

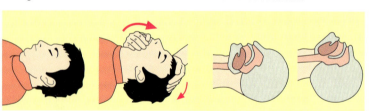

D Lebensrettender Handgriff

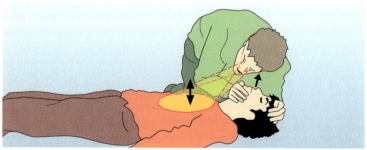

E Kontrolle der Atmung

Welchen Eindruck macht der Betroffene?
Vor Beginn der Hilfeleistung muß der Ersthelfer zunächst feststellen, welche Hilfsmaßnahmen überhaupt notwendig sind. Erste Hinweise darauf erhält er durch den Eindruck, den der Betroffene äußerlich macht (A). Wenn dessen Haut auffallend blaß, gerötet oder bläulich *(cyanotisch)* **aussieht,** weist dies auf bestimmte Krankheitszustände hin. Auch ist von Bedeutung, wie sich die Haut **anfühlt**: Ist sie trocken oder schweißigfeucht, warm oder kalt?

Angaben des Betroffenen
In den meisten Fällen sagt der Betroffene selbst, was ihm passiert ist und welche Beschwerden bzw. Schmerzen er hat. Auch zu eigenen Vorerkrankungen kann er häufig Angaben machen.

Hinweise von Augenzeugen oder Angehörigen
Wenn der Verletzte oder Erkrankte *keine* näheren Angaben zum Notfallgeschehen machen kann, sind Hinweise von umstehenden Augenzeugen oder anwesenden Angehörigen hilfreich.

Hinweise aus der Umgebung
Findet man eine bewußtlose Person und kann niemand nähere Angaben zum Geschehen machen, läßt möglicherweise auch die Umgebung Rückschlüsse auf die Art des Notfalls zu. So deuten z.B. leere Tablettenschachteln auf dem Nacht- oder Küchentisch auf eine Überdosierung von Arzneimitteln hin.

Kontrolle der Vitalfunktionen
Im **diagnostischen Block** überprüft der Ersthelfer die *Vitalfunktionen* des Betroffenen, und zwar in der Reihenfolge **Bewußtsein – Atmung – Kreislauf bzw. Puls.** Als Merkhilfe eignet sich die Abkürzung **BAP** (B).
Die Kontrolle der Vitalfunktionen wird nicht nur zu Beginn der Hilfeleistung durchgeführt, sondern in knappen Abständen auch während der Wartezeit auf den Rettungsdienst: Veränderungen der ermittelten Vitalwerte machen möglicherweise die sofortige Einleitung weiterer Hilfsmaßnahmen erforderlich.

Kontrolle des Bewußtseins
Um festzustellen, ob der Betroffene bei Bewußtsein ist, spricht man ihn an, berührt ihn oder rüttelt ihn leicht an der Schulter (C). Reagiert er auf diese Maßnahmen nicht und sind bei ihm keinerlei Bewegungen zu beobachten, ist er bewußtlos.

Kontrolle der Atmung
Bewußtlosigkeit hat zur Folge, daß die Muskulatur erschlafft und die Atemwege deshalb vom zurücksinkenden Zungengrund blockiert werden können. Mit dem **lebensrettenden Handgriff** (D) wird dies verhindert. Man faßt dabei an Stirn und Kinn des Betroffenen, beugt den Kopf weit in den Nacken und überstreckt den Hals (bei Säuglingen und Kleinkindern den Kopf nur wenig und vorsichtig in den Nacken beugen). Dadurch werden Unterkiefer und Zungengrund des Betroffenen angehoben und nach vorne geschoben – die oberen Atemwege sind frei. Jetzt erst kann die Atmung überprüft werden.
Unter Beibehaltung des lebensrettenden Handgriffs öffnet der Ersthelfer den Mund des Betroffenen und bringt seine eigene Wange über dessen Mund und Nase; zugleich beobachtet er dessen Brust- und Bauchbereich (E). So kann er die Atmung mit drei Sinnen wahrnehmen: Durch **Sehen** (ob Atembewegungen vorhanden sind), durch **Hören** von Atemgeräuschen und durch **Spüren** der ausgeatmeten Luft mit der Wange. Sinnvoll kann auch das zusätzliche Auflegen einer Hand auf die Magengrube des Betroffenen sein, um Atembewegungen noch besser wahrzunehmen.

Erkennen von Atemstörungen
Natürlich steht für den Ersthelfer die Frage, *ob* ein Mensch *überhaupt atmet,* im Vordergrund. Aber auch bei vorhandener Atmung muß auf eventuelle Störungen geachtet werden: Ungewöhnliche Atemgeräusche, Schmerzen sowie Atemnot sind Anzeichen dafür (→ Seite 85–101).

Kontrolle des Kreislaufs durch Tasten des Pulses
Der Puls ist die bei Herzaktionen entstehende Druckwelle im Blut, die dazu führt, daß Wände von Arterien kurzzeitig ausgedehnt werden. Er sollte nicht mit dem Daumen, sondern immer nur mit den Fingerkuppen von Zeige-, Mittel- und Ringfinger getastet werden, weil diese am sensibelsten sind.

38 Betreuung

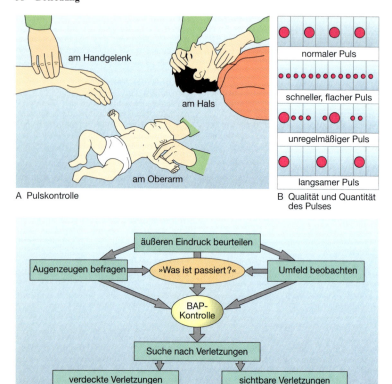

A Pulskontrolle

B Qualität und Quantität des Pulses

C Feststellung des Gesundheitszustands

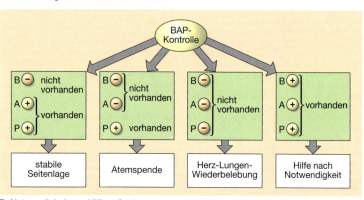

D Notwendigkeit von Hilfsmaßnahmen

Pulskontrolle am Handgelenk
Bei Betroffenen, die ansprechbar sind, wird die Pulskontrolle i.d.R. am Handgelenk *(Radialispuls)* durchgeführt, und zwar an der Verlängerung der Daumenwurzel an der Innenseite des Unterarms (A).

Pulskontrolle am Hals
Bei Bewußtlosen sollte der Puls unbedingt am Hals *(Carotispuls)* ertastet werden (A). Möglicherweise ist ihr Kreislauf so stark geschwächt, daß am Handgelenk bereits kein Puls mehr zu fühlen ist.
Man legt zwei oder drei Finger auf den Kehlkopf, der sich mittig auf der Vorderseite des Halses befindet. Von dort aus rutscht man seitlich in eine Vertiefung, in der der Puls gefühlt werden kann. Unter Umständen ist es notwendig, den Puls *nacheinander* auf beiden Seiten des Halses zu fühlen: Ein einseitiger Gefäßverschluß könnte sonst – vor allem bei älteren Menschen – dazu führen, daß man irrtümlich einen Kreislaufstillstand feststellt.
Keinesfalls darf die Pulskontrolle auf beiden Seiten des Halses **gleichzeitig** erfolgen. Durch den Druck auf beide Halsschlagadern kann es zu einer erheblichen Reduzierung der Blutversorgung des Gehirns kommen. Bei *besonders starkem Druck* (auch wenn er nur einseitig erfolgt) besteht die Gefahr, einen reflektorischen Kreislaufstillstand *(Carotissinusreflex)* auszulösen, weil Nervengeflechte an der Gabelung der Halsschlagader dadurch gereizt werden können.

Pulskontrolle bei Säuglingen und Kleinkindern
Bei Säuglingen und Kleinkindern bis zu einem Jahr wird die Pulskontrolle nicht am Handgelenk oder Hals, sondern an der Innenseite des Oberarms durchgeführt (A).

Erkennen von Kreislaufstörungen
Auch bei der Pulskontrolle geht es vorrangig darum festzustellen, *ob das Herz des Betroffenen überhaupt schlägt*. Dies gilt vor allem, wenn bei einem Bewußtlosen bereits ein Atemstillstand festgestellt wurde. In cinem solchen Fall reicht es aus, nur wenige (maximal 10) Sekunden zu überprüfen, ob ein Puls vorhanden ist oder nicht. Nimmt die Pulskontrolle mehr Zeit in Anspruch, verzögert dies die erforderlichen Wiederbelebungsmaßnahmen unnötig.
Bei *ansprechbaren Betroffenen* oder *Bewußtlosen, deren Atmung vorhanden ist*, sollte man den Puls jedoch länger fühlen, um auf diese Weise auch verschiedene Störungen des bestehenden Kreislaufs erkennen zu können. Eine geringe Schlagkraft, ein unregelmäßiger Rhythmus und eine besonders hohe oder niedrige Frequenz des Pulses (B) sind Anzeichen für Kreislaufstörungen (→ Seite 109–121), die ggf. auch Rückschlüsse auf die Ursache des schlechten Gesundheitszustandes des Betroffenen erlauben.

Suche nach Verletzungen
Ein Mensch, der bei Bewußtsein ist, wird in der Regel Schmerzen angeben und dadurch gezielt auf evtl. Verletzungen hinweisen. Bei Bewußtlosen, bewußtseinsgetrübten oder verwirrten Menschen können Verletzungen dagegen leicht übersehen werden, weil sie keine oder nur undifferenzierte Schmerzangaben machen.
In diesen Fällen muß man unter Umständen nach Verletzungen suchen; Blutflecken auf dem Boden oder der Kleidung sowie zerrissene Kleidungsstücke sind dabei zu beachten. Liegt der Betroffene auf dem Rücken, sollte man ihn behutsam drehen, und evtl. muß seine Kleidung vorsichtig aufgeschnitten werden, damit man auf verdeckte Verletzungen aufmerksam wird.

Einleitung weiterer Hilfsmaßnahmen
Eine Übersicht aller Maßnahmen, die im Notfall angebracht sind, um den Gesundheitszustand eines Menschen zu ermitteln, geht aus Abbildung C hervor.
Da für die Einleitung weiterer Hilfsmaßnahmen *primär* jedoch nur die akuten Störungen der Vitalfunktionen von Bedeutung sind, verdeutlicht Abbildung D die als Konsequenzen aus dem **diagnostischen Block** notwendig werdenden Maßnahmen.
Die Hilfeleistung bei Bewußtlosigkeit – mit vorhandener Atmung und Kreislauftätigkeit – wird auf den Seiten 58–79 beschrieben. Maßnahmen bei Atem- und Kreislaufstörungen bzw. -stillstand → Seite 80–127. Zur Versorgung von Verletzungen und Hilfeleistung bei zwar beeinträchtigten, aber noch vorhandenen Vitalfunktionen *(als Hilfe nach Notwendigkeit)* → Seite 128–205.

40 Betreuung

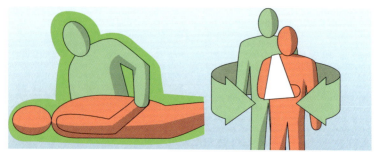

A Psychische Erste Hilfe

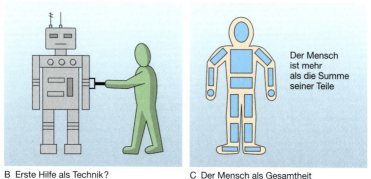

B Erste Hilfe als Technik?

C Der Mensch als Gesamtheit

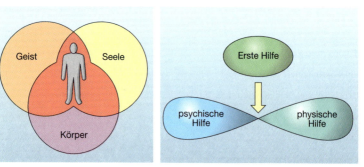

D Geist-Körper-Seele

E Einheit physischer und psychischer Hilfe

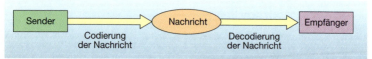

F Kommunikation

Psychische Erste Hilfe
Die Notwendigkeit, auch psychische Erste Hilfe (A) zu leisten, ergibt sich aus der Tatsache, daß der von einem Notfallereignis Betroffene keine »defekte Maschine« ist, die mit bestimmten Techniken lediglich »repariert« werden muß (B). Der Mensch besteht nicht nur aus Knochen, Muskeln und Organen, und er ist weitaus mehr als eine größere Ansammlung von Zellsubstanz (C). Ein verletzter, erkrankter oder vergifteter Mensch muß in seiner umfassenden Gesamtheit gesehen werden, die sich aus **Körper, Geist und Seele** (D) zusammensetzt.

Auch die Weltgesundheitsorganisation (WHO) hat Gesundheit als Zustand körperlichen, psychischen und sozialen Wohlbefindens definiert.

Gesundheit ist somit mehr als lediglich das Fehlen von Krankheiten oder körperlichen Gebrechen.

Körper, Geist und Seele stehen in engem Zusammenhang und beeinflussen sich gegenseitig. Jeder Mensch kennt z. B. Prüfungssituationen, in denen er primär geistig gefordert wird, gleichzeitig aber Angst verspürt und sich auch körperlich unwohl fühlt. Das äußert sich vielfach durch Verdauungsbeschwerden, Kopfschmerzen, beschleunigten Herzschlag oder starkes Schwitzen. Jemand dagegen, der frisch verliebt ist, behauptet von sich, geistig und körperlich besonders leistungsfähig zu sein. Zudem ist allgemein bekannt, daß auch relativ leichte (Erkältungs-) Erkrankungen das geistige und seelische Wohlbefinden beeinträchtigen.

Bei einem Verletzten wird der Zusammenhang von Körper, Geist und Seele z. B. dadurch deutlich, daß sein Schmerzempfinden durch eine kompetente Betreuung reduziert werden kann. Wenn es dem Helfer gelingt, dem Betroffenen ein wenig Angst zu nehmen, wirkt sich dies augenblicklich auf die Stabilität des Kreislaufs aus. Wer den ersten Schrecken eines Unfallereignisses überwunden hat, kann auch wieder besser atmen. Psychische Erste Hilfe muß daher eine Einheit mit physischen Hilfsmaßnahmen bilden und darf keinesfalls vernachlässigt werden (E). Auch in Erste-Hilfe-Lehrgängen sollte darauf geachtet werden, daß die Betreuungsaufgabe des Ersthelfers ausführlich thematisiert wird.

Eine »körperliche« Hilfeleistung läßt sich leichter technisieren, in Regeln fassen und durchführen. Bei der psychischen Hilfeleistung muß sich der Helfer dagegen zunächst in die Situation des Betroffenen »hineinfühlen«. Dabei bestehen oft größere Hemmschwellen und Unsicherheiten als bei rein körperlichen Hilfsmaßnahmen, so daß man – sogar beim Personal des Rettungsdienstes – mitunter beobachten kann, daß sich Helfer hinter medizinisch-technischen Notwendigkeiten regelrecht »verstecken«.

Die Bedeutung der psychischen Hilfeleistung wird außerdem zu wenig erkannt, weil die Auswirkungen einer unterlassenen *psychischen* Hilfeleistung weniger während des Notfallgeschehens selbst, sondern häufig erst viel später sichtbar werden. Wissenschaftliche Untersuchungen haben gezeigt, daß die Qualität der Betreuung während der Notsituation die Verarbeitung des Erlebten nach einigen Tagen, Wochen, Monaten oder sogar Jahren wesentlich beeinflußt: Wer schon in den ersten Minuten nach einem Unfall verständnisvolle Zuwendung durch einen Ersthelfer erfährt, ist viel eher in der Lage, sich psychisch mit den zweifellos unangenehmen Erlebnissen auseinanderzusetzen als Betroffene, die mit Schmerzen und Ängsten bis zum Eintreffen des Rettungsdienstes allein gelassen werden. Bei ihnen kann die Erinnerung an das Notfallgeschehen auch nach Jahren noch eine psychische Belastung sein.

Helfende Kommunikation durch verbale und nonverbale Zuwendung
Psychische Erste Hilfe zu leisten bedeutet, mit dem Betroffenen auf eine besondere Art zu kommunizieren und sich ihm verbal und nonverbal zuzuwenden.

Damit Kommunikation gelingt, ist wichtig zu wissen, was Verletzte und Kranke vielfach ausdrücken wollen, wie der Helfer bestimmte Verhaltensweisen betroffener Menschen verstehen muß und wie seine Gesprächsführung auf sie wirkt.

Hier zeigen sich Fragestellungen, die beantwortet werden können, indem man untersucht, wie Sender und Empfänger ihre Nachrichten codieren beziehungsweise decodieren (F). Dies geschieht vor dem Hintergrund individueller Persönlichkeitsstrukturen in Zusammenhang mit Merkmalen der Notfallsituation. Im folgenden Abschnitt werden deshalb verschiedene Persönlichkeitsmodelle auf Notfallsituationen bezogen dargestellt.

42 Betreuung

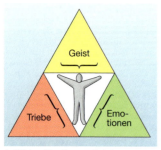

A Triebe, Emotionen, Geist

B Agieren und Reagieren

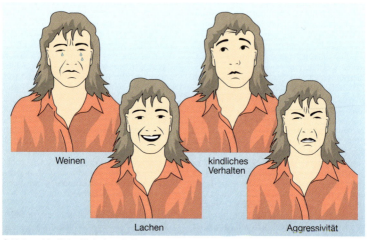

Weinen — kindliches Verhalten — Lachen — Aggressivität

C Unterschiedliche Verhaltensäußerungen

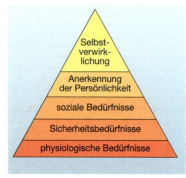

- Selbstverwirklichung
- Anerkennung der Persönlichkeit
- soziale Bedürfnisse
- Sicherheitsbedürfnisse
- physiologische Bedürfnisse

D Bedürfnispyramide

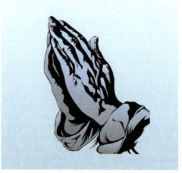

E Religiöse Bedürfnisse

Triebe, Emotionen, Geist

Nach einem einfachen Persönlichkeitsverständnis kann man davon ausgehen, daß der Mensch und sein Verhalten – je nach Situation und Lebensumständen – von Trieben (Instinkten), Gefühlen (Emotionen) und dem Geist bzw. dem Verstand geprägt ist (A).

In der Regel versucht der Mensch, seine Denk- und Handlungsweisen im Alltagsleben, z. B. bei der Ausübung beruflicher Tätigkeiten oder beim Abschluß eines Geschäftes, primär von seinem Verstand leiten zu lassen. Er strebt also danach, Entscheidungen in *diesem* Bereich möglichst rational zu begründen.

Demgegenüber dürften etwa auf der Suche nach einem Lebenspartner emotionale Aspekte im Vordergrund stehen; und Triebe werden vor allem dann sichtbar, wenn der Mensch sich plötzlich in ungewohnten Extremsituationen befindet. Das irrationale und gefährliche Verhalten einer Menschenmenge, die – warum auch immer – in Panik geraten ist, läßt sich zumindest teilweise so erklären.

Auch ein einzelner Mensch, der von einem medizinischen Notfallereignis betroffen ist, wird zumeist nicht vernünftig und sachlich begründet *agieren*, sondern auf die Situation nur noch instinkt- und emotionsgeleitet *reagieren* (B).

Verhaltensäußerungen wie das Weinen, aber auch ein verzweifeltes Kichern oder Lachen, scheinbar kindisches Benehmen und eine gewisse Aggressivität sind vor diesem Hintergrund als verständlich und durchaus angemessen zu betrachten (C).

Bedürfnishierarchie des Menschen

Nach Ansicht des amerikanischen Psychologen ABRAHAM HAROLD MASLOW (1908–1970) lassen sich die verschiedenen Bedürfnisse eines Menschen hierarchisch anordnen (D). Die Basis seiner *Bedürfnispyramide* stellen physiologische Grundbedürfnisse (z. B. Nahrungsaufnahme und Schlaf) dar; es folgen auf der zweiten und dritten Ebene Sicherheitsbedürfnisse und soziale Bedürfnisse wie z. B. der Wunsch nach Zugehörigkeit zu einer Gemeinschaft und das Verlangen nach Freundschaften und Liebesbeziehungen. Die vierte Ebene beinhaltet das Bedürfnis nach Anerkennung und Achtung der eigenen Persönlichkeit, während die Spitze der Bedürfnispyramide durch das Streben nach individueller Selbstverwirklichung gekennzeichnet ist.

MASLOW ging davon aus, daß jeder Mensch danach strebt, eine jeweils höhere bzw. letztlich auch die höchste Bedürfnisebene zu befriedigen. Das gelingt jedoch nur dann, wenn die zugrunde liegenden Bedürfnisse bereits erfüllt sind.

Aus diesem Persönlichkeitsmodell ergeben sich konkrete Konsequenzen für die Hilfeleistung: Durch das Notfallereignis können die physiologischen Bedürfnisse und das Verlangen nach Sicherheit zunächst nicht mehr zufriedenstellend erfüllt werden. Dies hat zur Folge, daß auch die höheren Bedürfnisebenen zwangsläufig unbefriedigt bleiben.

Um dem Betroffenen wieder ein relatives Wohlbefinden zu ermöglichen, müssen Ersthelfer primär dessen elementare Bedürfnisse stillen; darauf aufbauend gilt es dann, die weiteren Stufen der Bedürfnispyramide zu berücksichtigen:

- Eine grundlegende Hilfsmöglichkeit ist z. B., für die ausreichende Zufuhr von frischer Luft zu sorgen, indem man in geschlossenen Räumen Fenster öffnet oder dem Betroffenen Luft zuwedelt. Nicht nur eine medizinisch korrekte, sondern zugleich möglichst bequeme Lagerung herzustellen (die auch Schmerzen lindert) hat eine ähnliche Bedeutung (→ Seite 55–57).
- Sicherheitsbedürfnissen kann man entsprechen, indem man den Betroffenen vor Schaulustigen und Witterungseinflüssen abschirmt (→ Seite 47).
- Sozialen Bedürfnissen wird der Ersthelfer gerecht, indem er sich ehrlich und verständnisvoll um das Wohlergehen des Betroffenen bemüht.
- Das Verlangen nach Anerkennung und Achtung der Persönlichkeit erfüllt der Ersthelfer, wenn er den Betroffenen nicht als Sache, sondern als einzigartiges Individuum akzeptiert. Dazu gehört beispielsweise auch, auf Wünsche und Bitten, die der Betroffene äußert, soweit wie möglich einzugehen.
- Dem Bedürfnis nach Selbstverwirklichung des Betroffenen kommt man entgegen, wenn auch (und gerade!) in der Notfallsituation religiöse Überzeugungen respektiert werden (E).

U. U. möchte ein verletzter Mensch am Notfallort beten, oder er bittet den Helfer darum, einen Pfarrer zu benachrichtigen.

44 Betreuung

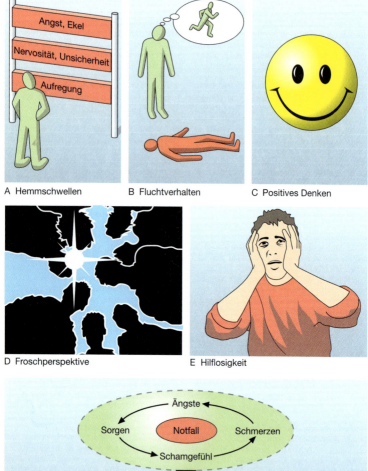

A Hemmschwellen   B Fluchtverhalten   C Positives Denken

D Froschperspektive   E Hilflosigkeit

F Psychischer Belastungszustand

Die psychische Situation des Ersthelfers

Auf den Ersthelfer wirken verschiedene psychologische Faktoren vor allem als Hemmschwellen (A). Sie können dazu führen, daß er erst nach längerem Zögern hilft oder daß er gar keine Hilfe leistet. Im Vordergrund stehen dabei **Aufregung, Nervosität bzw. Unsicherheit und Angst**, denn Notfallereignisse sind ungewohnte Situationen, mit der nur die wenigsten Menschen schon einmal konfrontiert waren. Bekannte Regelmäßigkeiten des alltäglichen Lebens werden dabei plötzlich unterbrochen; von einem Moment zum nächsten soll der Ersthelfer nun Verantwortung übernehmen, Entscheidungen treffen und schließlich auch noch sachgerecht handeln.

Unter Umständen **fürchtet oder ekelt** er sich vor dem Anblick von Verletzungen, vor einer nicht auszuschließenden Selbstgefährdung, vor Kommentaren der Umstehenden sowie vor Fehlern, die ihm bei der Durchführung von einzelnen Maßnahmen unterlaufen könnten.

Eine gewisse psychische Erregung ist somit bei *jedem*, der mit einer Notfallsituation konfrontiert wird, durchaus verständlich und vollkommen normal.

Manche Menschen zeigen jedoch ein regelrechtes **Fluchtverhalten** (B): Autofahrer fahren beschleunigt an einer Unfallstelle vorbei, und Passanten gehen schnell weiter, damit sie auf gar keinen Fall in die Bedrängnis kommen, etwas tun zu müssen. Interessanterweise ändert sich das Verhalten dieser Menschen, sobald jemand mit der Hilfeleistung begonnen hat. Dann nämlich wird das Notfallgeschehen zum interessanten Anschauungsobjekt (→ Seite 51).

Hemmschwellen überwinden – Hilfe leisten!

Wer einen Erste-Hilfe-Lehrgang besucht hat, *kann* Hilfe leisten, und es ist bewundernswert, *daß* jemand Hilfe leistet! Der Betroffene und der Rettungsdienst werden dem Ersthelfer dankbar sein. **Jede Hilfe**, die am Notfallort von Laien geleistet wird, ist **prinzipiell gut** – auch dann, wenn Maßnahmen vielleicht nicht ganz so perfekt gelingen, wie im Erste-Hilfe-Kurs. Jeder Lehrgangsteilnehmer sollte sich dieser Tatsachen bewußt sein. Ein entsprechend positives Denken könnte mithelfen, die beschriebenen Hemmschwellen zu überwinden (C).

Aufregung und Nervosität kann der Ersthelfer zudem begegnen, indem er sich einfach etwas Zeit nimmt. Wenn er den Entschluß gefaßt hat, aktiv zu werden, verlangt niemand, daß er noch im gleichen Augenblick mit den Maßnahmen beginnt. So kann der Helfer bei Verkehrsunfällen ruhigen Gewissens sich eine volle Minute gönnen, um sich zunächst einen Überblick über die Lage zu verschaffen: Was genau ist passiert? Wurde der Rettungsdienst bereits verständigt?

Die psychische Situation des Betroffenen

Auch für den Betroffenen ist das Notfallgeschehen eine neue Situation. Häufig liegt der Verletzte oder Erkrankte auf dem Boden. Er ist Witterungseinflüssen (Temperatur, Regen, Wind) ausgesetzt und friert möglicherweise. Um ihn herum stehen fast immer Menschen, die auf ihn herabblicken. Aus seiner Froschperspektive wirkt das unheimlich, bedrohlich und oft beengend (D).

Atemnot beispielsweise kann durch diese verzerrte Wahrnehmung noch verschlimmert werden.

Der Betroffene fühlt aber auch aus anderen Gründen **Angst**: z.B. vor Schmerzen, der folgenden Behandlung, einer Operation, einem Krankenhausaufenthalt und sonstigen Konsequenzen des Notfalls.

Betroffene **sorgen** sich außerdem um ihr Leben und künftige Lebensumstände. Dabei spielen häufig auch Angehörige eine Rolle (»Wer kümmert sich jetzt um die Kinder?«). Je nach Verletzungen oder schweren Krankheiten evtl. eingeschränkte Erwerbsfähigkeit, die finanzielle Sicherheit und die ungewisse Zukunft geben Anlaß zur Sorge.

Schließlich ist das **Schamgefühl** des Betroffenen verletzt: Die Kleidung kann beschmutzt oder beschädigt sein, möglicherweise hat er sie eingenäßt oder eingekotet. Er weint und stöhnt vielleicht – oder hat einfach nur das Gefühl, jemandem Umstände zu bereiten (»Das alles wegen mir!«). Das ist vielen Menschen peinlich. So wird die Notfallsituation zu einem Zustand enormer psychischer Belastung, für den geeignete Bewältigungsstrategien fehlen. Der Betroffene fühlt sich hilflos und ist verzweifelt, weil er das Geschehen nicht unter Kontrolle hat (E). Daraus resultiert erheblicher Streß. Abbildung F stellt die einzelnen Faktoren des psychischen Belastungszustands im Zusammenhang dar.

46 Betreuung

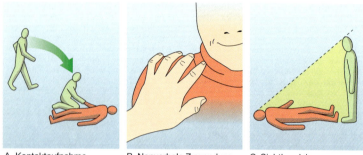

A Kontaktaufnahme   B Nonverbale Zuwendung   C Sichtbereich

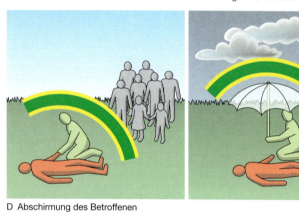

D Abschirmung des Betroffenen

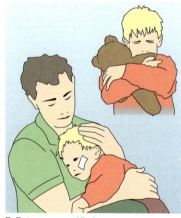
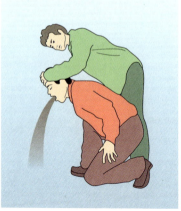

E Betreuung von Kindern   F Hilfe beim Erbrechen

Kontaktaufnahme

Wenn man einen Menschen kennenlernt, ist der erste Eindruck häufig der entscheidende. Bei der Hilfeleistung ist dies nicht anders, und so kommt der Kontaktaufnahme des Ersthelfers zum Verletzten, Erkrankten oder Vergifteten eine besondere Bedeutung zu.

Schon während er sich der hilfsbedürftigen Person nähert, sollte der Ersthelfer Blickkontakt zu ihr herstellen. Er tritt dicht an sie heran und kniet sich im Bereich des Oberkörpers neben sie auf den Boden (A).

Bleibt der Helfer neben einem liegenden Menschen *stehen,* fühlt der Betroffene sich zu Recht »von oben herab« behandelt. *Richtiges* Hinknien ist aber auch deshalb wichtig, weil drängelnde Schaulustige einen beispielsweise nur hockenden Ersthelfer leichter umstoßen können, so daß er möglicherweise auf den Verletzten oder Erkrankten fällt.

In einem einleitenden Satz sollte der Ersthelfer sich dem Betroffenen dann kurz vorstellen und sagen, daß er Hilfe leisten möchte: »Guten Tag. Mein Name ist Kurt Meyer. Ich möchte Ihnen gerne helfen.« Damit der Betroffene Vertrauen gewinnt und sich baldmöglichst kompetent betreut fühlt, kann der Ersthelfer ggf. darauf hinweisen, daß er einen Erste-Hilfe-Lehrgang besucht hat. Sinnvoll ist auch, nach dem Namen des Betroffenen zu fragen und ihn dann *persönlich* anzusprechen.

Nonverbale Zuwendung

Nonverbale Zuwendung zum Betroffenen bedeutet, Mimik und Gestik bei der Betreuung bewußt einzusetzen. In der westlichen Welt fällt dies vielen schwer, weil sowohl körperlich als auch emotional eine relativ große Distanz zu ihren (fremden) Mitmenschen besteht. Herzliche Umarmungen, wie man sie zur Begrüßung Fremder in südlichen Ländern beobachten kann – oder auch Bruderküsse, die man aus östlichen Staaten kommunistischer Prägung kennt, sind hierzulande nicht üblich. Daraus resultiert ein etwas gezwungener Umgang mit nonverbaler (und damit körperlicher) Kommunikation. Einige Regeln sind bei der Hilfeleistung dennoch leicht zu berücksichtigen:

- Den Betroffenen an den Händen, Armen und Schultern zu berühren, beruhigt und tröstet (B); andere Körperstellen sollten nicht angefaßt werden, weil Verletzte dies als unangenehm empfinden. Direkter Hautkontakt ist grundsätzlich wirksamer als eine Berührung mit Handschuhen oder durch die Kleidung.
- Der Betroffene sollte vom Beginn der Hilfeleistung bis zum Eintreffen des Rettungsdienstes möglichst nicht mehr alleine gelassen werden.
- Der Ersthelfer sollte sich stets im Sichtbereich des Betroffenen aufhalten (C).
- Mit seinem eigenen Körper kann der Ersthelfer den Betroffenen vor den Blicken der Zuschauer schützen, wenn er sich entsprechend hinsetzt. Zur Abschirmung kann z.B. auch ein Regenschirm verwendet werden – nicht nur, wenn es regnet (D)!
- Für die Betreuung von Kindern eignen sich Kuscheltiere ganz hervorragend. Im Verbandkasten jedes engagierten Ersthelfers sollte solch ein weiches »Trostpflaster« als Zusatzausstattung enthalten sein. Seit einigen Jahren gehören v. a. Teddybären zur Ausrüstung vieler Rettungs- und Krankenwagen. Nach Möglichkeit sollten auch die Eltern bei der Hilfeleistung einbezogen werden. Sofern sie nicht selbst zu aufgeregt sind, können sie besonders beruhigend auf ihr verletztes Kind einwirken (E).
- Der Ersthelfer sollte auch in unangenehmen Situationen Beistand leisten. Die Hilfeleistung beim Erbrechen gehört beispielsweise dazu (F). Dabei kann der Ersthelfer eine Schale oder einen Eimer halten, um das Erbrochene aufzufangen; oder er stützt die Stirn des Betroffenen und legt anteilnehmend seine Hand auf dessen Schulter. Anschließend sollte ein Papier- oder Stofftuch gereicht werden, mit dem der Mund abgewischt werden kann.
- Der Betroffene darf bei der Hilfeleistung nicht überstiegen werden. Wenn es zur Durchführung von Maßnahmen notwendig ist, auf die andere Seite des Verletzten zu gelangen, muß der Helfer um dessen Körper herum gehen.

48 Betreuung

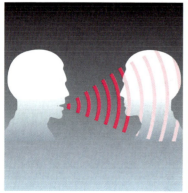

A Aktives Zuhören

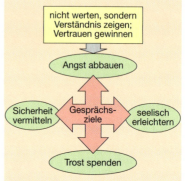

B Gesprächsziele

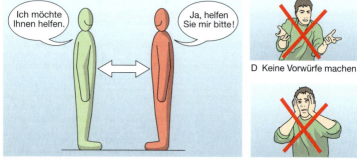

C Einverständnis

D Keine Vorwürfe machen

E Eigene Aufregung kontrollieren

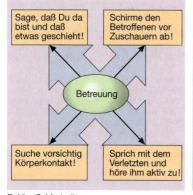

F Vier S-Merksätze

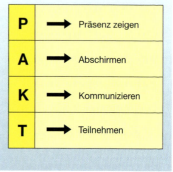

G Formel PAKT

Verbale Zuwendung 49

Nicht-direktive Gesprächsführung
Bei der *verbalen* Zuwendung des Ersthelfers gegenüber einem hilfsbedürftigen Menschen ist eine *nicht-direktive* Gesprächsführung angebracht, wie sie vom amerikanischen Psychologen CARL RANSOM ROGERS (1902–1987) entwickelt wurde. Sie beinhaltet zunächst den Versuch, sich in die Situation des Betroffenen hineinzuversetzen. All seine Äußerungen müssen ernstgenommen werden. Der Ersthelfer darf sie **nicht** werten. Durch aktives Zuhören (A) kann er signalisieren, daß er sein Gegenüber mit all seinen Sorgen und Ängsten versteht. Kopfnicken und zustimmende Laute wie »Aha« oder »Mmh« unterstreichen diese Grundhaltung noch. Gefühle und Gedanken des Betroffenen soll der Ersthelfer mit eigenen Worten wiederholen. Ziele dieser *partnerzentrierten Gesprächsführung* gehen aus Abbildung B hervor.

Zusätzlich ist zur nicht-direktiven Gesprächsführung folgendes zu beachten:
- Der Betroffene soll vom Notfallgeschehen abgelenkt werden. Geeignete Fragen, mit denen man ein Gespräch beginnen kann, lauten »Was hatten Sie denn gerade vor?« und »Wo kommen Sie denn her?«.
- Alle Hilfsmaßnahmen dürfen nur im Einverständnis mit dem Verletzten oder Erkrankten durchgeführt werden (C). Bevor der Ersthelfer etwas unternimmt, muß er den Betroffenen über sein Vorhaben informieren. Erste Hilfe entmündigt den Verletzten nicht. Der Helfer verordnet ihm nichts und zwingt ihm auch nichts auf. Er vermittelt die Erste Hilfe statt dessen partnerschaftlich. Daraus folgt im übrigen auch, daß der Betroffene sich nicht hilflos ausgeliefert fühlt, sondern eine gewisse Kontrolle über seine Situation zurückbekommt, die er durch das Notfallgeschehen verloren hatte. Psychische Faktoren wie Angst und Streß werden dadurch vermindert.
- Wenn der Ersthelfer seine Maßnahmen begründet, macht er einen besonders kompetenten Eindruck.

Auf folgende Aspekte verbaler Zuwendung sollte der Ersthelfer in einer Notsituation zusätzlich achten:
- Bei Ausländern muß auf evtl. Sprach- bzw. Verständigungsschwierigkeiten Rücksicht genommen werden. Hier bietet es sich besonders an, nonverbal zu kommunizieren!
- Bei älteren Menschen, die verletzt oder erkrankt sind, sollte sich der Ersthelfer geduldig zeigen und beispielsweise auf Hörprobleme der betroffenen Person eingestellt sein. Es versteht sich von selbst, daß auch ältere Menschen gesiezt und nicht mit »Oma« bzw. »Opa« angesprochen werden.
- Auch mit Bewußtlosen zu sprechen, ist durchaus sinnvoll, denn nach Operationen hat sich mitunter gezeigt, daß Patienten – trotz Vollnarkose – Gespräche des medizinischen Personals gehört und verstanden haben.
- Verletzte und erkrankte Menschen, die körperlich oder geistig behindert sind, brauchen nicht das Mitleid des Ersthelfers, sondern dessen sachgerechte Hilfeleistung – so, wie jeder andere von einem Notfall Betroffene auch!

Die folgenden Fehler sollten bei der Betreuung unbedingt vermieden werden:
- Keine Floskeln aussprechen wie »Das wird schon wieder gut!« oder »Machen Sie sich mal keine Sorgen!«. Solche Sätze verfehlen ihr Ziel und bagatellisieren die Gefühle der Betroffenen.
- Keine Vorwürfe machen oder Schuldfragen stellen (D). Warum z. B. der verletzte Unfallverursacher die rote Ampel nicht gesehen hat, interessiert während der Hilfeleistung nicht. Sie belastet den Betroffenen nur unnötig.
- Keine Pseudodiagnosen stellen wie »Ihr Bein ist ja gebrochen. Es wird sicher mehrfach operiert werden müssen« oder »Sie haben bestimmt eine Blinddarmentzündung«. Solche Äußerungen machen dem Betroffenen nur noch mehr Angst.
- Die eigene Aufregung nicht übermäßig zum Ausdruck bringen. Sätze wie »Meine Güte, das sieht ja furchtbar aus!« vermeiden (E).

Die wichtigsten Regeln zur verbalen und nonverbalen Zuwendung zum Betroffenen lassen sich in **vier S-Merksätzen** (F), alternativ auch in der Formel **PAKT** (G), zusammenfassen, wobei letztere auch sinnbildlich zu verstehen ist: Der Helfer schließt mit dem Betroffenen einen Pakt, d. h. ein enges Bündnis, um die Notfallsituation **gemeinsam** durchzustehen.

50 Betreuung

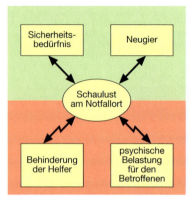

A Schaulust

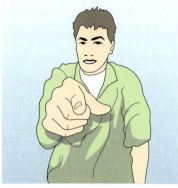

B Gezielte Ansprache

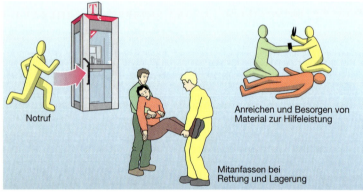

C Schaulustige in die Hilfeleistung einbeziehen

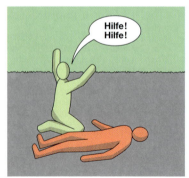

D Um Hilfe rufen

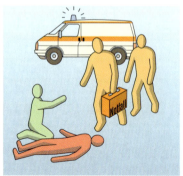

E Zusammenarbeit mit dem Rettungsdienst

Schaulustige am Notfallort

In Notfallsituationen ist man als Ersthelfer fast nie alleine. Im Durchschnitt befinden sich etwa 20 Zuschauer an den Einsatzstellen des Rettungsdienstes. Dies gilt zumindest dann, wenn das Notfallgeschehen in der Öffentlichkeit abläuft.

Psychologische Begründung

Man neigt im allgemeinen dazu, Schaulustige moralisch zu verurteilen. Allerdings wurzelt das Phänomen der Schaulust an Notfallorten in psychologischen Grundbedürfnissen des Menschen. So ist die Neugierde ein charakteristisches Wesensmerkmal der Gattung Mensch. Und das Erforschen von Unbekanntem – Notfallsituationen gehören dazu – stärkt das subjektive Gefühl der eigenen Sicherheit.

Zwischen der Schaulust an Notfallorten und dem Ansehen eines Actionfilms im Kino besteht so gesehen kaum ein Unterschied: In beiden Fällen werden Situationen, mit denen man selbst keine Erfahrung hat, so erlebt, daß man alles »hautnah« mitbekommt und viele Details wahrnimmt. Dennoch ist der Zuschauer selbst nicht beteiligt und verfolgt das Geschehen aus sicherer Distanz.

Psychologisch kann man Schaulust somit begründen. Daraus ergibt sich aber keineswegs zwangsläufig auch ihre Rechtfertigung. Die Maßnahmen von Ersthelfern und Rettungsdienst werden durch die Anwesenheit Schaulustiger behindert. Auch steigt die psychische Belastung für den von einem Notfall Betroffenen mit der Anzahl anwesender Zuschauer (A).

Umgang mit Schaulustigen

»Dumme Sprüche« und Kommentare von untätigen Außenstehenden sollte der Ersthelfer als Zeichen von Arroganz und Schwäche werten und nach Möglichkeit überhören.

Der durchaus angebrachten freundlich-bestimmten Aufforderung, vom Geschehen am Notfallort Abstand zu halten oder – besser noch – weiterzugehen, folgen in den meisten Fällen nur wenige Menschen.

Äußert der Ersthelfer sein Unverständnis und seine Verärgerung über die Anwesenheit der Schaulustigen, erzeugt dies in der Regel Abwehr- und Trotzreaktionen. Die Zuschauer bleiben »jetzt erst recht«.

Eine Lösung des Problems kann darin bestehen, Schaulustige in die Hilfeleistung einzubeziehen, indem man sie um ihre Mithilfe bittet (C). Dabei sollte man **genau definierte Arbeitsaufträge** an *einzelne* Personen verteilen. Auf gezielte Ansprache (B) zeigt sich fast jeder Mensch hilfsbereit: »Sie da vorn im blauen Mantel. Bitte kommen Sie mal her. Sie könnten mir gut helfen!«

Sinnvolle Aufgaben, die Schaulustigen übertragen werden können, sind: Verbandmaterial oder eine Decke zu besorgen, den Notruf abzusetzen, eine Unfallstelle abzusichern, bei der Herstellung bestimmter Lagerungsarten mitanzufassen, Material anzureichen und den Rettungsdienst einzuweisen. Sogar die Anweisung an einen einzelnen Zuschauer, andere Umstehende fernzuhalten, wird zumeist befolgt.

Falsches Eingreifen verhindern.

Möglicherweise ergibt sich auch eine Situation, in der der Ersthelfer unüberlegtes und falsches Eingreifen anderer, die helfen möchten, verhindern muß. Mit dem Hinweis auf die eigene Erste-Hilfe-Ausbildung sollte der Ersthelfer in diesen Fällen höflich, aber zugleich sehr bestimmt darum bitten, daß unangebrachte Maßnahmen unterlassen werden.

Um Hilfe rufen!

Sollte sich für den Ersthelfer die seltene Situation ergeben, ganz alleine mit einem Notfallereignis konfrontiert zu sein, können andere Menschen durch laute Hilferufe auf das Geschehen aufmerksam gemacht werden (D). Die Notwendigkeit dazu ist wohl am ehesten bei Notfällen in Wohnungen gegeben.

Zusammenarbeit mit dem Rettungsdienst

Der Ersthelfer leistet seine Maßnahmen, bis das Rettungsdienstpersonal unmittelbar neben ihm steht. Er sollte dann kurz und knapp über das Notfallgeschehen, die vorgefundene Situation, Verletzungen und Erkrankungen des Betroffenen sowie sein bisheriges Handeln am Notfallort berichten (E). Vielleicht kann der Ersthelfer dem Rettungsdienst weiterhin behilflich sein. Er sollte deshalb noch auf weitere Anweisungen warten.

52 Betreuung

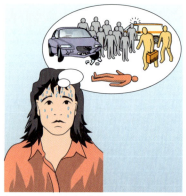

A Posttraumatische Belastungsstörung

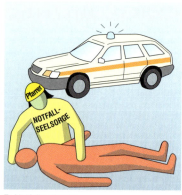

B Notfallseelsorge

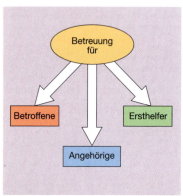

C Betreuung

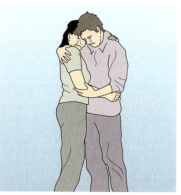

D Gefühle offen zeigen

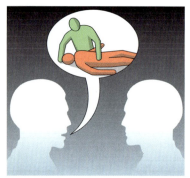

E Gespräch

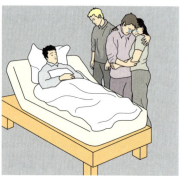

F Visueller Abschied

Mitzuerleben, daß ein Mensch schwer verletzt, erkrankt oder vergiftet ist, bedeutet für *alle* am Notfallgeschehen Beteiligten eine enorme psychische Belastung.
- Angehörige (Verwandte, aber auch Freunde und Bekannte) müssen sich damit zurechtfinden, daß ein vertrauter, geliebter Mensch meist sehr plötzlich aus dem Alltagsgeschehen herausgerissen wird, in Lebensgefahr schwebt oder daß dieser Mensch sogar stirbt.
- Zur psychischen Situation des Betroffenen sowie des Ersthelfers am Notfallort (der im übrigen *zugleich* ein Angehöriger des Betroffenen sein kann) → Seite 45.

Aus der bedrückenden Erfahrung von Leid und Elend können *alle* am Notfallgeschehen Beteiligten *gleichermaßen* schwerwiegende Gesundheitsschäden erleiden, die sich als »posttraumatische Belastungsstörungen« (PTBS) u. U. noch über Jahre hinweg auswirken.

Entsprechende Anzeichen sind z. B. Verdauungs- und Schlafstörungen (Alpträume), Konzentrationsschwächen, Herzrasen, Nervosität und Angstzustände, die auch nach Tagen noch nicht verschwunden sind.

Ein Notfallgeschehen ist also auch für Angehörige und Ersthelfer keineswegs beendet, wenn der Rettungsdienst eintrifft oder der eigene Verbandkasten zugeklappt wird (A).

Die adäquate Verarbeitung des Erlebten spielt bei der Vorbeugung negativer Nachwirkungen eines Notfallgeschehens eine wichtige Rolle.

Hilfreich kann das Gespräch mit Freunden und eigenen Angehörigen sein. Seit einiger Zeit stehen vielerorts aber auch professionelle Unfallfolgedienste sowie Kriseninterventions- oder Notfallseelsorgeteams der Kirche zur Verfügung. Sie sind i. d. R. über die Leitstellen der Feuerwehren bzw. des Rettungsdienstes zu erreichen und können z. T. sogar direkt zur Einsatzstelle gerufen werden, um Menschen schon vor Ort (dann natürlich auch dem Betroffenen selbst) ihre Begleitung bzw. seelischen Beistand anzubieten (B).

Die verbale und nonverbale Zuwendung von Helfern zum Betroffenen ist somit nur ein Aspekt der Betreuung im Rahmen der Ersten Hilfe. Ebenso wichtig ist, daß Angehörige und Ersthelfer betreut werden und über die während des Notfallgeschehens gemachten Erfahrungen und Gefühle mit anderen Menschen sprechen können (C).

Angehörige und Ersthelfer sollten nach einem Notfallgeschehen folgende Hinweise beachten:
- Wichtig ist in jedem Fall, allen Gefühlen **»freien Lauf«** zu lassen sowie **offen** auszusprechen bzw. zu zeigen, wie man empfindet und was einem Sorge bereitet (D).
- Man sollte das Gespräch zu Menschen suchen, denen man vertraut, denen man *sich anvertrauen* kann, die zuhören, einen ernstnehmen und verstehen (E). Dies können z. B. Verwandte, Freunde und Bekannte sein.
Bei Bedarf sollte auch professionelle Hilfe in Anspruch genommen werden. Evtl. kann der zuständige Gemeindepfarrer, der Unfallfolgedienst, ein Kriseninterventionsteam oder die Notfallseelsorge verständigt werden.
- Wenn Bedarf und die Möglichkeit bestehen, sollten dem noch anwesenden Rettungsdienstpersonal Fragen zum Notfallgeschehen gestellt werden. Professionelle Rettungsdienstmitarbeiter sollten sich, wenn es irgendwie geht, die Zeit nehmen, um auf solche Fragen zu antworten. Dies gilt in besonderem Maße, wenn ein Notfallpatient am Einsatzort verstorben ist. Auskünfte an Schaulustige sind allerdings streng untersagt; sie sind sogar rechtswidrig.
- Bei einem Todesfall sollte man sich Zeit nehmen, um in aller Ruhe und ungestört vom Verstorbenen Abschied zu nehmen.
- Den Verstorbenen noch einmal anzusehen kann bei der späteren Verarbeitung des Erlebten helfen. Psychologen sprechen hier vom »visuellen Abschied« (F).
- Sofern die beschriebenen Anzeichen posttraumatischer Belastungsstörungen auftreten, sollte ohne Zögern weitere fachliche, d. h. psychologische bzw. psychotherapeutische Hilfe in Anspruch genommen werden.

54 Betreuung

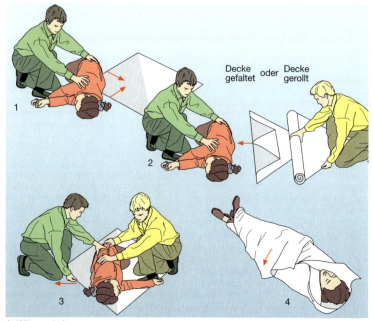

A Wärmeerhaltung

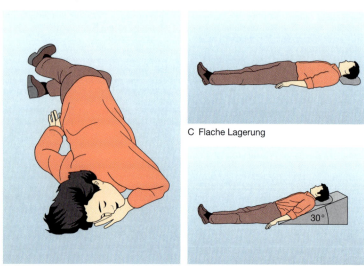

B Stabile Seitenlage

C Flache Lagerung

D Lagerung mit leicht erhöhtem Oberkörper

Wärmeerhaltung. Lagerung I 55

Wärmeerhaltung
Zur Aufgabe eines Ersthelfers gehört u. a., für die Wärmeerhaltung im Körper des Betroffenen zu sorgen. Aufgrund eines geschwächten Kreislaufs friert ein verletzter oder erkrankter Mensch leicht. Dies trifft auch bei gemäßigten oder sommerlichen Temperaturen zu und gilt um so mehr, wenn der Betroffene auf dem Boden liegt. Um weiteren Wärmeverlust zu verhindern, sollte er deshalb nach Möglichkeit auf eine Wolldecke gelagert und zugedeckt werden. Alternativ eignen sich auch Aluminium-Rettungsdecken (sind im Kraftwagen-Verbandkasten nach DIN 13164 enthalten) oder Kleidungsstücke wie Jacken und Pullover zur Wärmeerhaltung.

Vorgehen:
- Ein Helfer (Helfer 1) faßt den Betroffenen an der gegenüberliegenden Schulter und Hüfte und dreht ihn vorsichtig zu sich herum (A 1).
- Der zweite Helfer (Helfer 2) rollt oder faltet die Decke wie auf der Abbildung und legt sie so nah wie möglich an den Körper des Betroffenen (A 2).
- Der Betroffene wird dann von Helfer 2 zur anderen Seite gedreht, dabei zieht Helfer 1 den aufgerollten bzw. gefalteten Teil der Decke unter dem Körper des Betroffenen hervor (A 3).
- Der Betroffene wird wieder auf den Rücken gedreht und gut zugedeckt (A 4).

Lagerung
Die Betreuung eines Betroffenen beinhaltet ein sachgerechte Lagerung. Grundsätzlich darf jede Lageveränderung aber nur in Absprache und mit der Zustimmung des Betroffenen erfolgen. Bei vielen Verletzungen und Erkrankungen nimmt er nämlich von alleine die günstigste Körperhaltung ein. Von dieser »Lagerung nach Wunsch« sollte der Ersthelfer nur in begründeten Ausnahmefällen abweichen. Die einzige Lagerung, die im Rahmen der Ersten Hilfe **ausnahmslos, immer** und absolut zwingend hergestellt werden muß, ist die stabile Seitenlage bei Bewußtlosen (B) (→ auch Seite 63).
Sofern der Betroffene mehrere Verletzungen oder Erkrankungen hat, die *mehrere verschiedene* Lagerungsarten *gleichzeitig* erforderlich machen, ist zu überlegen, ob und inwieweit sich die Lagerungen sinnvoll ergänzen.
Sofern zwei sich widersprechende Lagerungen notwendig sind (z. B. Oberkörperhochlage aufgrund von Atemnot und Oberkörpertieflage aufgrund von Schockanzeichen), muß der Ersthelfer entscheiden, welche der beiden Lagerungsarten *vorrangige* Bedeutung hat.

Auch hier gilt, daß eine Lagerung, gegen die der Betroffene sich wehrt, die ihm offensichtlich unangenehm ist bzw. Schmerzen verursacht oder Krankheitssymptome verschlimmert, niemals die richtige sein kann.
Im folgenden wird ein kurzer Überblick über *sämtliche* Lagerungsarten der Ersten Hilfe gegeben. Eine *ausführliche* Beschreibung und Begründung der einzelnen Lagerungen erfolgt zusätzlich an jeweils anderer Stelle, auf die in Klammern verwiesen wird:
- Die flache Lagerung mit gepolstertem Kopf (C) ist die Standardlagerung der Ersten Hilfe. Jeder Betroffene wird in diese Position gebracht, sofern seine Verletzungen oder Erkrankungen keine andere Körperhaltung erforderlich machen.
Vor allem für die evtl. notwendige Herz-Lungen-Wiederbelebung muß dabei auf einen möglichst festen und ebenen Untergrund geachtet werden. Die Herzdruckmassage ist nahezu wirkungslos, wenn sie z. B. bei einem im Bett liegenden Betroffenen durchgeführt wird (→ Seite 125).
- Betroffene mit Kopfverletzungen *(Schädel-Hirn-Trauma)*, z. B. Schädelbruch oder Schädelbasisbruch) (→ Seite 169), Schlaganfall (→ Seite 67), Hitzschlag (→ Seite 177) oder Sonnenstich (→ Seite 179) werden ebenfalls flach gelagert. Der Oberkörper soll dabei jedoch um 30° erhöht liegen, damit der Blutrückfluß vom Gehirn zum Körperstamm erhöht, der Blutzufluß zum Gehirn jedoch vermindert wird. So kann der Druck im Schädelinnern etwas reduziert werden (D). Als Unterlage könnte man hier beispielsweise dicke Kissen oder mehrere zusammengelegte Kleidungsstücke verwenden.

56 Betreuung

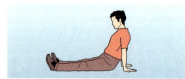
A Atemerleichternde Sitzhaltung

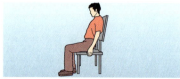
B Lagerung bei Lungenödem

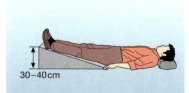
C Schocklage

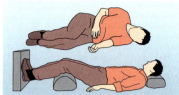
D Lagerung zur Entspannung der Bauchdecke

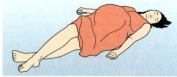
E Fritsch'sche Lagerung

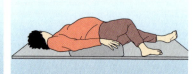
F Lagerung bei Schwangerschaftskomplikationen

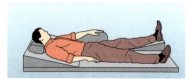
G Lagerung bei venösem Gefäßverschluß

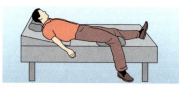
H Lagerung bei arteriellem Gefäßverschluß

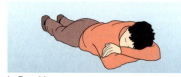
I Bauchlage

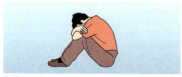
J Sitzhaltung

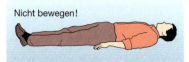
K Lagerung bei Wirbelsäulenverletzung

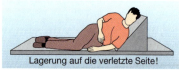
L Lagerung bei Rippenserienfraktur

- Bei **Atemnot und akuten Herzerkrankungen** stellt man die atemerleichternde Sitzhaltung her (A). Der Oberkörper wird dafür um 45 bis 90° aufgerichtet, und der Betroffene stützt zusätzlich seine Arme nach hinten auf dem Boden ab (→ Seite 85–101, 111, 115).
- Bei einem **Lungenödem** sollte man die atemerleichternde Sitzhaltung durch das Herabhängenlassen der Beine ergänzen (B), um den Blutrückfluß zur Lunge und zum Herzen zu verringern (→ Seite 89).
- Beim **Schock** werden die Beine des Betroffenen um 30 bis 40 cm (etwa 30°) erhöht gelagert, um die Durchblutung der Organe im Körperstamm sowie des Gehirns zu verbessern (C). Diese Schocklagerung darf i.d.R. aber nicht angewendet werden bei Knochenbrüchen im Bereich der Beine, des Beckens und der Wirbelsäule, bei Kopfverletzungen sowie Erkrankungen oder Verletzungen der Organe im Brust- und Bauchraum (→ Seite 113–119).
- Bei **Verletzungen oder Erkrankungen der Bauchorgane** bringt man den Betroffenen in die Lage zur Entspannung der Bauchdeckenmuskulatur (D), indem man seine Knie angewinkelt unterpolstert und zusätzlich noch die Füße abstützt. Alternativ dazu kann sich der Betroffene auch selbst mit angewinkelten Beinen auf die Seite drehen. Auf diese Weise wird meist eine deutliche Linderung der Schmerzen erreicht (→ Seite 153–157).
- Bei **Blutungen aus der Scheide** einer Frau wird die sogenannte Fritsch'sche Lagerung (E) hergestellt. Dabei muß die Betroffene ihre Beine übereinanderschlagen (→ Seite 159).
- Bei **Komplikationen während der Schwangerschaft** (z. B. *Vena-cava-Kompressionssyndrom*) dreht man die Betroffene in Linksseitenlage (F) (→ Seite 159).
- Bei **venösen Gefäßverschlüssen** lagert der Ersthelfer die betroffenen Körperteile **hoch** und polstert sie mit Kleidungsstücken oder Decken möglichst weich ab (G). Dadurch wird der Blutrückfluß zum Herzen verbessert (→ Seite 121).
- Bei **arteriellen Gefäßverschlüssen** müssen die betroffenen Körperteile **tief** gelagert und ebenfalls abgepolstert werden (H). So kann man unter Umständen wenigstens eine minimale Blutversorgung der jeweiligen Extremität erreichen, und das Absterben von Zellen durch Sauerstoffmangel wird möglicherweise ein wenig verzögert (→ Seite 121).
- Bei **Verletzungen des Gesichtsschädels** sowie bei **Blutungen aus dem Mund oder der Nase** wird der Betroffene in Bauchlage gebracht. Er stützt seinen Kopf mit den eigenen, vor der Stirn verschränkten Armen (I).
  Alternativ dazu kann auch eine sitzende Haltung eingenommen werden, bei der der Kopf wie in Abbildung J ersichtlich abgestützt wird. Wichtig ist, darauf zu achten, daß das Blut nach außen abfließen kann und nicht in die Atemwege eindringt bzw. *aspiriert* wird. Auch das Verschlucken von Blut sollte vermieden werden, da sonst eine starke Übelkeit, evtl. mit Bluterbrechen, die Folge sein kann (→ Seite 147, 169).
- Bei **Verletzungen der Wirbelsäule** darf der Ersthelfer keine Lageveränderung vornehmen! Auch noch so kleine Bewegung könnte weitere Nervenschädigungen und daraus resultierende Lähmungserscheinungen verursachen (K). Der Betroffene muß genauso liegenbleiben, wie er aufgefunden wurde, es sei denn, er ist bewußtlos: Dann nämlich ist die stabile Seitenlage notwendig, um die Atemwege freizuhalten. Zur Sicherung der Vitalfunktionen, die absoluten Vorrang vor allen anderen Hilfsmaßnahmen hat, muß eine eventuelle spätere Lähmung des Verletzten riskiert werden (→ Seite 119, 169).
- Bei **schweren Brustkorbverletzungen,** besonders Rippenserienfrakturen, die einen instabilen Brustkorb, evtl. mit *paradoxer* Atmung, zur Folge haben, lagert man den Betroffenen auf die verletzte Seite (L). Dies stabilisiert die Bruchstellen, lindert zugleich die Schmerzen und erleichtert außerdem die Atemtätigkeit (→ Seite 169).

58 Bewußtsein – Bewußtseinsstörungen

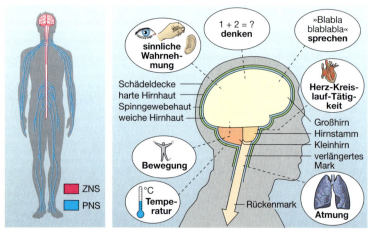

A Nervensystem B Zentrales Nervensystem

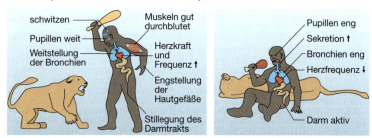

C Sympathisches System D Parasympathisches System

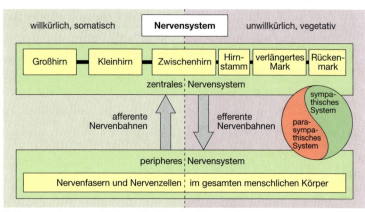

E Zusammenhang verschiedener Bereiche des Nervensystems

Anatomie und Funktion des Nervensystems

Nervensystem
Das Nervensystem (A) steuert und kontrolliert die einzelnen Körperfunktionen in einem ausgeglichenen Gesamtzusammenhang. Reize aus der Umwelt werden durch die Sinnesorgane aufgenommen, über das *periphere* Nervensystem an die verschiedenen Bereiche des zentralen Nervensystems weitergeleitet und dort verarbeitet. Auf diese Weise kann der Organismus gezielt und vernünftig *agieren* sowie auf Gegebenheiten und Geschehnisse in seiner Umwelt *reagieren*.

Zentrales Nervensystem (ZNS)
Das zentrale Nervensystem besteht aus Gehirn und Rückenmark (B).
Vor äußeren Einwirkungen gut geschützt, liegt das **Gehirn** in der Schädelhöhle, die aus mehreren einzelnen, fest miteinander verbundenen Knochen besteht. Umgeben ist das Gehirn von Hirnhäuten *(Meningen)*: der harten Hirnhaut *(Dura mater)*, der Spinngewebehaut *(Arachnoidea mater)* und der weichen Hirnhaut *(Pia mater)*.
Zwischen den Hirnhäuten und dem Gehirn sowie in den inneren Hirnkammern befindet sich klares Nervenwasser *(Liquor)*, das bei Erschütterungen des Schädels als zusätzlicher Schutz des Gehirns wirkt. Das Gehirn selbst läßt sich in mehrere Bereiche aufteilen.
Im **Großhirn** mit zwei Großhirnhälften sind u. a. sensorische Zentren zur Verarbeitung sinnlicher Wahrnehmungen, motorische Zentren, das Sprachzentrum sowie die individuelle gedankliche Leistung bzw. die Intelligenz eines Menschen zu lokalisieren. Das **Kleinhirn** koordiniert Gleichgewicht und Bewegungsabläufe.
Im **Hirnstamm** liegt das Herz-Kreislauf-Zentrum. Auch der Wärmehaushalt wird durch das Temperaturzentrum vom Hirnstamm aus gesteuert. Im **verlängerten Rückenmark** *(Medulla oblongata)* befindet sich das Atemzentrum zur Regulation der Atemfrequenz und -tiefe. Außerdem werden von hier wichtige Schutzreflexe wie z. B. der Husten- und der Schluckreflex ausgelöst.
Im Wirbelkanal, der durch die Wirbelsäule verläuft, liegt das **Rückenmark**, welches aus dem Gehirn von zusätzlich schützenden Hautschichten sowie *Liquor* umgeben ist. In ihm verlaufen Nervenbahnen, die die peripheren Bereiche des Nervensystems mit dem Gehirn verbinden.

Peripheres Nervensystem (PNS)
Das *periphere* Nervensystem wird aus der Gesamtheit aller Nervenfasern und -zellen gebildet, die aus dem Wirbelkanal zum Körper hin austreten. *Afferente* (zum Gehirn heranführende) Nervenbahnen leiten im Körper oder aus der Umgebung aufgenommene Reize an das zentrale Nervensystem weiter; über *efferente* (vom Gehirn wegführende) Nervenbahnen werden »Befehle« des ZNS an den gesamten Organismus übermittelt.

Willkürliches und unwillkürliches Nervensystem
Nach der Funktion läßt sich das gesamte Nervensystem in ein willkürliches *(somatisches)* und ein unwillkürliches *(vegetatives* oder *autonomes)* Nervensystem einteilen. Als Schaltstelle zwischen diesen beiden Bereichen dient das Zwischenhirn.
Willkürliche Körperfunktionen wie z.B. sprachliche Äußerungen werden vom Willen des Menschen gesteuert und sind größtenteils bewußt beeinflußbar.
Das *vegetative (autonome)* Nervensystem reguliert demgegenüber Körperfunktionen, die nicht dem Willen unterliegen, wie z.B. Reflexe und die Herz-Kreislauf-Tätigkeit. Innerhalb des *vegetativen* Nervensystems sorgen *sympathisches* und *parasympathisches System* als »Gegenspieler« für ein harmonisches Gleichgewicht der einzelnen Organfunktionen.
Die Herzfrequenz z.B. wird durch das *sympathische* System gesteigert, durch das *parasympathische* gesenkt (C, D).
Den Zusammenhang *aller* einzelnen Bereiche des Nervensystems verdeutlicht Abbildung E.

Bewußtsein
Der Mensch ist **bei Bewußtsein**, wenn alle Bereiche des Nervensystems ungestört und zusammenhängend arbeiten. Er ist sich seiner selbst bewußt und kann die Umwelt sinnlich wahrnehmen. Er ist grundsätzlich auch dazu in der Lage, logisch zu denken, gezielt zu reagieren sowie sich etwas zu merken. Er ist räumlich, zeitlich, situativ sowie im Hinblick auf die eigene Person orientiert. Die Fähigkeit, geordnete Bewegungsabläufe durchzuführen, ist ein weiteres Merkmal des ungestörten Bewußtseins. Außerdem sind die genannten Schutzreflexe vom Bewußtsein abhängig, obwohl sie nicht bewußt gesteuert werden.

60 Bewußtsein – Bewußtseinsstörungen

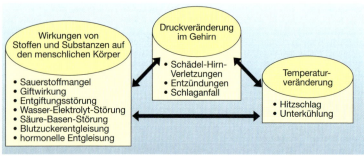

A Ursächliche Mechanismen bei Bewußtseinsstörung

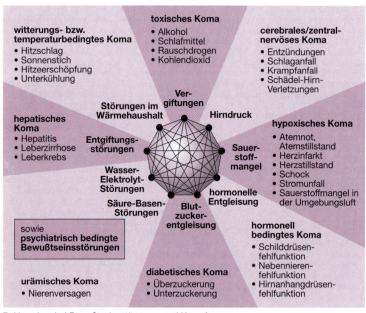

B Ursachen bei Bewußtseinsstörungen und Komaformen

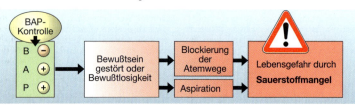

C Gefahren bei Bewußtseinsstörungen

Bewußtseinsstörungen I

Störungen des Bewußtseins werden durch eine Vielzahl verschiedener Notfallsituationen ausgelöst. Die ursächlichen Mechanismen (A) sind zumeist Druckveränderungen im Gehirn, temperatur- bzw. witterungsbedingte Einflüsse sowie die Wirkung von Stoffen und Substanzen auf den menschlichen Körper. Darüber hinaus können auch psychiatrische Notfälle zu Bewußtseinsstörungen führen.

Während die Bewußtseinslage eines Betroffenen bei körperlichen (physischen) Ursachen allerdings primär *quantitativ*, also bezogen auf den jeweiligen »Wachheits- oder Helligkeitsgrad«, bewertet wird, ist bei psychiatrischen Bewußtseinsstörungen eher die *Qualität* des durchaus vorhandenen Bewußtseins, also die Art der Bewußtseinsäußerungen bzw. des Verhaltens von Bedeutung.

Im einzelnen lassen sich folgende Ursachen für Bewußtseinsstörungen nennen, die sich zum Teil auch wechselseitig bedingen oder beeinflussen (B):
- Entzündungen des zentralen Nervensystems (z. B. Hirnhautentzündung), hirnbedingte Krampfanfälle (*Epilepsie*) und Schlaganfälle, evtl. mit Einblutung in den Gehirnschädel (**cerebrales** oder **zentralnervöses** *Koma*).
- Schädel-Hirn- und Rückenmarksverletzungen (**traumatisch bedingtes** *Koma*).
- Sauerstoffmangel in der Umgebungsluft des Betroffenen, durch Herzinfarkt, Schockzustand, Atemnot oder als Folge eines Atem- oder Herz-Kreislauf-Stillstandes (**hypoxisches** *Koma*).
- Funktionsstörungen von Organen, die den menschlichen Hormonhaushalt regulieren, z. B. bei Schilddrüsen-, Nebennieren- oder Hirnanhangdrüsenfehlfunktion (**hormonell bedingtes** *Koma*).
- Über- oder Unterzuckerung, z. B. bei *Diabetes mellitus* oder akuten Entzündungen der Bauchspeicheldrüse (*Pankreatitis*). (Bei Überzuckerung: ***diabetisches*** bzw. ***hyperglykämisches*** *Koma*, auch *Zuckerkoma* genannt; bei Unterzuckerung: ***hypoglykämisches*** *Koma* bzw. ***hypoglykämischer*** *Schock*, auch *Zuckerschock* genannt.)
- Vergiftungen, z. B. mit Kohlendioxid, Medikamenten (insbesondere Schlafmittel), Alkohol oder Rauschdrogen (***toxisches*** *Koma*).
- Störungen im Säure-Basen- sowie im Wasser-Elektrolyt-Haushalt des Menschen, z. B. bei akutem Nierenversagen (***urämisches*** *Koma*) oder *Dehydratation* (Wasser- und Mineralienmangel) durch starkes Schwitzen bzw. Durchfallerkrankungen bei unzureichender Flüssigkeitszufuhr. Vor allem Kinder und ältere Menschen sind gefährdet.
- Funktionsstörungen der Leber als »Entgiftungsorgan« des menschlichen Körpers, z. B. bei Leberentzündungen (*Hepatitis*), Leberzirrhose oder Leberkrebs (***hepatisches*** *Koma*).
- Temperatur- und Witterungseinflüsse, die Unterkühlung (*Hypothermie*), Hitzschlag (*Hyperthermie*), Sonnenstich oder Hitzeerschöpfung zur Folge haben.
- Psychiatrische Notfälle wie Angst-, Erregungs-, Rausch- und Verwirrtheitszustände, Verzweiflung mit Suizidgefahr sowie Zustände der Reglosigkeit.

Die Gefahr bei allen körperlich bedingten Bewußtseinsstörungen (C) besteht vor allem darin, daß die Muskelspannung (der *Muskeltonus*) nachläßt und die Muskulatur erschlafft. Ist das der Fall, kann der Zungengrund tief in den Mund-Rachen-Raum sinken und dort die Atemwege blockieren.

Weil auch die Schutzreflexe des Betroffenen – wie z. B. der Husten- und Schluckreflex – ausgeschaltet sind, können Fremdkörper oder Flüssigkeiten (Speichel, Erbrochenes, Blut) außerdem angeatmet (*aspiriert*) werden und zunächst wiederum zu einer Blockade der Atemwege, später zur Entwicklung einer Lungenentzündung (*Aspirationspneumonie*) führen.

Das Erschlaffen der Muskulatur und das Ausfallen der Schutzreflexe führt demnach gleichermaßen zu einer lebensbedrohlichen Beeinträchtigung der Atmung bis hin zum Atemstillstand – sofern die Bewußtseinsstörung nicht ohnehin schon die Folge eines Atem- oder Herz-Kreislauf-Stillstandes war.

Außerdem nimmt der Betroffene Gefahren in seiner Umgebung nicht wahr und kann sich selbst nicht mehr vor ihnen schützen. Unter Umständen drohen ihm daher zusätzliche Schädigungen, z. B. durch Feuer, Explosionen oder Giftstoffe.

62 Bewußtsein – Bewußtseinsstörungen

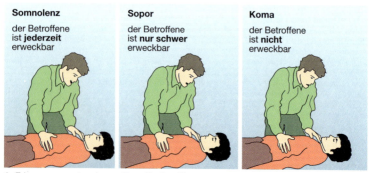

A Erkennungsmerkmale von Bewußtseinsstörungen

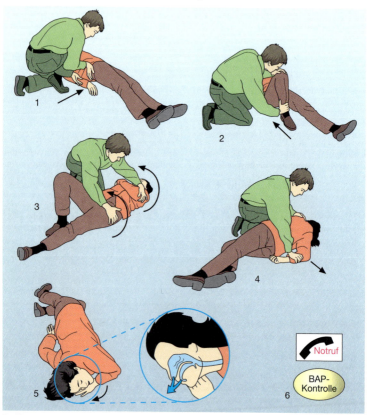

B Allgemeine Maßnahmen bei Bewußtlosigkeit

Bei einer *quantitativen* Bewertung des Bewußtseins können die Bewußtseinsstörungen *Somnolenz* und *Sopor* sowie die Bewußtlosigkeit *(Koma)* voneinander unterschieden werden (A):
- Von *Somnolenz* spricht man, wenn der Betroffene offensichtlich bewußtseinseingetrübt, aber *jederzeit erweckbar* ist und auf die Ansprache eines Ersthelfers reagiert. *Somnolenz* ist somit vergleichbar mit »Schläfrigkeit«.
- Im *Sopor* befindet sich jemand, wenn er nicht mehr auf Ansprache, sondern nur noch auf stärkere körperliche Reize wie beispielsweise das Rütteln an der Schulter reagiert. Der *Sopor* ist eine tiefere Bewußtseinstrübung als die *Somnolenz*.
- Im *Koma* und somit bewußtlos ist eine Person, die sich in einem tiefschlafähnlichen Zustand befindet. Sie ist *nicht erweckbar* und reagiert auch nicht auf Reize aus der Umgebung. Von Krampfanfällen abgesehen ist bei Bewußtlosen außerdem die gesamte Muskulatur erschlafft, daher sind keine Bewegungen sichtbar.

Dauert eine Bewußtlosigkeit nur wenige Sekunden, bezeichnet man dies nicht als *Koma* im eigentlichen Sinne, sondern als *Synkope* oder Ohnmacht. Dies ist beispielsweise der Fall, wenn bei einer Person nach langem Stehen in einer Menschenmenge Kreislaufregulationsstörungen auftreten und das Gehirn für kurze Zeit nicht ausreichend mit Sauerstoff versorgt wird.

Allgemeine Maßnahmen bei Bewußtseinsstörungen
- Durchführen des lebensrettenden Handgriffs (→ Seite 36f.)
- Atemkontrolle (→ Seite 37)
- bei vorhandener Atmung:

Herstellen der stabilen Seitenlage
Sie gewährleistet, daß *einerseits* die Überstreckung des Halses durch den bereits durchgeführten lebensrettenden Handgriff bestehen bleibt, damit die Zunge die Atemwege nicht blockiert, und daß *andererseits* Speichel, Erbrochenes oder Blut aus dem Mund abfließen kann und nicht etwa aspiriert wird (→ Seite 61).
Die Seitenlage ist »stabil«, da ein Bewußtloser sicher in seiner Position fixiert ist und nicht von alleine wieder auf den Rücken rollen kann.
- Zur Durchführung der stabilen Seitenlage tritt der Ersthelfer von der Seite her an den Bewußtlosen heran und hebt dessen Hüftbereich etwas an. Der Helfer kann dazu unter das Gesäß, in die Hosentasche oder – sofern vorhanden – an den Gürtel fassen (B1).
- Der dem Ersthelfer nahe Arm des Betroffenen wird dann ausgestreckt und so weit wie möglich unter dessen Körper geschoben.
- Jetzt faßt der Ersthelfer das ihm nahe Bein des Betroffenen in der Kniekehle und winkelt es an; der Fuß dieses Beines soll so nah wie möglich an das Gesäß gestellt werden (B2). Diese Maßnahme verhindert, daß der Bewußtlose beim folgenden Drehen des Körpers in die Bauchlage gerät.
- Der Ersthelfer greift mit der einen Hand an die ihm ferne Hüfte, mit der anderen Hand an die ihm ferne Schulter des Betroffenen und dreht diesen behutsam zu sich herum (B3).
- Dabei wird der Bewußtlose soweit gedreht, bis der zu Beginn der Maßnahme unter den Körper gelegte Arm wieder vollständig sichtbar ist. Dieser wird jetzt in der Ellenbeuge gefaßt und vorsichtig abgewinkelt – er dient als Stütze, so daß der Betroffene nicht mehr zurückrollen kann (B4).
- Der Ersthelfer faßt an die Stirn-Haar-Grenze und das Kinn des Betroffenen und führt erneut den lebensrettenden Handgriff zur Überstreckung des Halses durch. Der Mund wird dabei zum Boden gewendet, damit der Abfluß von Flüssigkeiten aus dem Mund-Rachen-Raum problemlos möglich ist (B5).
- Um die Lage des Kopfes zu stabilisieren, legt der Helfer die Finger der ihm nahen Hand des Betroffenen unter dessen Wange.

Anschließend sollten folgende Maßnahmen durchgeführt werden (B6):
- Notruf absetzen,
- Wärmeerhaltung sicherstellen und
- ständig Atmung und Puls kontrollieren (→ Seite 37–39). Stellt man fest, daß die Atmung aussetzt oder ein Herz-Kreislauf-Stillstand eintritt, muß die betroffene Person unverzüglich in die Rückenlage zurückgedreht werden, damit man die dann notwendigen Maßnahmen (Atemspende → Seite 103–105 bzw. Herz-Lungen-Wiederbelebung → Seite 123–127) einleiten kann.

64 Bewußtsein – Bewußtseinsstörungen

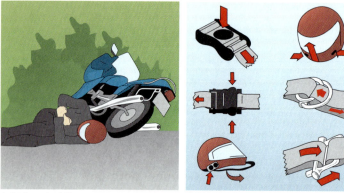

A Motorradunfall

B Helmtypen und -verschlüsse

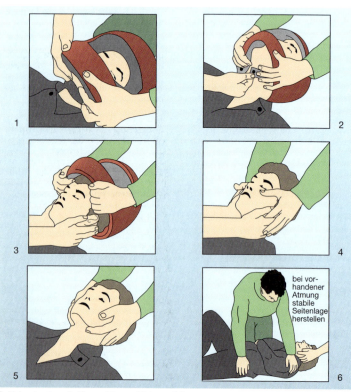

C Helmabnahme bei bewußtlosen Motorradfahrern

bei vorhandener Atmung stabile Seitenlage herstellen

Eine Zeitlang wurde in Fachkreisen intensiv diskutiert, ob es sinnvoll ist, bewußtlosen Motorradfahrern den Helm abzunehmen. Man befürchtete, daß gerade durch diese Maßnahme weitere Schädigungen im Bereich der Halswirbelsäule verursacht werden könnten.

Eine eventuelle Verletzung von Nervenfasern ist jedoch – selbst wenn Lähmungserscheinungen die Folge sind – nicht die größte Gefahr, der ein bewußtloser Motorradfahrer ausgesetzt ist. Vielmehr ist sein Leben durch mögliche Störungen der Atmung bedroht, und dieser Gefahr kann man nur dann entgegenwirken, wenn man den Helm vom Kopf entfernt. Das Freimachen und Freihalten der Atemwege, die Kontrolle der Atmung sowie ggf. die Atemspende sind nicht durchführbar, solange der Gesichtsbereich des Verletzten durch Teile des Helms verdeckt wird. Der bewußtlose Motorradfahrer würde Erbrochenes höchstwahrscheinlich aspirieren (→ Seite 61) und könnte daran ersticken.

Daher ist die Helmabnahme eine unbedingt notwendige und absolut lebensrettende Sofortmaßnahme, die – aus Angst, man könne dabei die Halswirbelsäule verletzen – keinesfalls unterbleiben darf.

Im übrigen gibt es eine Möglichkeit der Helmabnahme, die weitere Schädigungen des Betroffenen nahezu ausschließt, wenn sie korrekt und behutsam durchgeführt wird. Besonders wichtig ist dabei, die Wirbelsäule vorsichtig zu strecken und den Kopf möglichst wenig zu bewegen. Um möglichst schonend vorgehen zu können, sollte diese Variante der Helmabnahme wenn irgend möglich – wie in den folgenden Ausführungen beschrieben – von *zwei* Ersthelfern *gemeinsam* durchgeführt werden.

Unterschiedliche Helmtypen (B) oder die konkrete Notfallsituation können allerdings improvisierte Abweichungen von dieser Methode erforderlich machen (→ Seite 17):

- Ein Helfer (Helfer 1) sitzt hinter dem Kopf des auf dem Boden liegenden Motorradfahrers, umfaßt zugleich dessen Helm und Unterkiefer und streckt dessen Wirbelsäule, indem er – vom Körper weg – einen gleichmäßigen Zug auf den Hals des Verletzten ausübt (C1).
- Der zweite Helfer (Helfer 2) sitzt seitlich am Kopf des Verletzten und öffnet zunächst Visier und Kinnriemen bzw. Kinnschale (C2). Ggf. muß dem Verunglückten eine Brille abgenommen werden.
- Jetzt übernimmt Helfer 2 die Streckung des Halses, indem er mit beiden Händen so in den Helm greift, daß seine Daumen vor den Ohren und die anderen Finger fest hinter den Ohren des Unfallopfers anliegen (C3).
- Helfer 1 zieht dann vorsichtig den Helm vom Kopf des Bewußtlosen ab. Dabei wird der Helm zunächst leicht gedehnt, etwas nach hinten gekippt und über die Nase angehoben.
- Während der Helm abgezogen wird, muß Helfer 2 mit seinen Händen nachfassen, um die Lage des Kopfes zu stabilisieren und somit dafür zu sorgen, daß die Wirbelsäule waagerecht gestreckt bleibt. Keinesfalls darf der Kopf hochgehoben oder fallengelassen werden!
- Wenn der Helm vollständig abgenommen wurde, übernimmt Helfer 1 wieder den Kopf des Verletzten. Dazu legt er seine Hände über die von Helfer 2 (C4). Anschließend zieht Helfer 2 seine Hände vorsichtig unter denen von Helfer 1 weg.
- Helfer 1 hält den Kopf nun in dieser Position fest. Dabei wird die Zeigefinger den Unterkiefer umgreifen und nach vorn ziehen, während die übrigen Finger fest über den Ohren liegen (C5).
- Helfer 2 kann jetzt Atmung und Puls kontrollieren (→ Seite 37–39).
- Bei vorhandener Atmung wird der Betroffene von Helfer 2 in die stabile Seitenlage gebracht. Helfer 1 dreht dabei den Kopf des Verletzten jeweils mit und hält die Streckung der Wirbelsäule zunächst noch aufrecht (C6). Erst zuletzt wird der Kopf – wie bei der Seitenlage üblich – mit überstrecktem Hals und nach unten gewendetem Mund vorsichtig auf dem Boden abgelegt.
- Bei Atem- und Herz-Kreislauf-Stillstand muß unverzüglich mit der Atemspende bzw. der Herz-Lungen-Wiederbelebung begonnen werden.

Die Helmabnahme ist **nur bei bewußtlosen** Motorradfahrern **unbedingt notwendig**. Sofern der Verletzte ansprechbar ist und offenbar auch keine Atemstörung hat, kann er den Helm aufbehalten.

66 Bewußtsein – Bewußtseinsstörungen

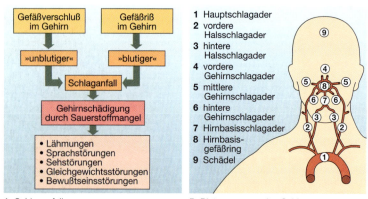

A Schlaganfall

B Blutversorgung des Gehirns

1 Hauptschlagader
2 vordere Halsschlagader
3 hintere Halsschlagader
4 vordere Gehirnschlagader
5 mittlere Gehirnschlagader
6 hintere Gehirnschlagader
7 Hirnbasisschlagader
8 Hirnbasisgefäßring
9 Schädel

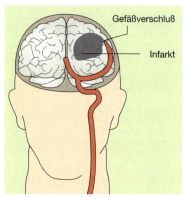

C Gefäßverschluß

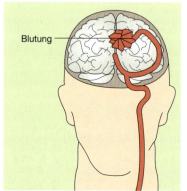

D Hirnblutung

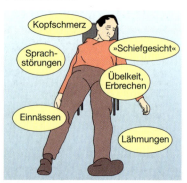

E Erkennungsmerkmale

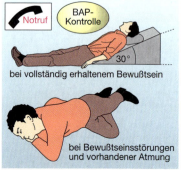

F Maßnahmen bei einem Schlaganfall

Im deutschsprachigen Raum erleiden von 100 000 Menschen etwa 250 pro Jahr einen Schlaganfall *(apoplektischer Insult)* (A). Etwa ein Viertel der Betroffenen stirbt daran, von den Überlebenden bleiben viele behindert und sind lebenslang auf die Hilfe anderer angewiesen.

Das Gehirn als zentrales Schalt- und Steuerorgan für die meisten Abläufe im Körper ist in höchstem Maße abhängig von einer ausreichenden Sauerstoffversorgung. Sie erfolgt über vier große Halsschlagadern, die an der Hirnbasis über einen Gefäßring verbunden sind (B). Jede Hirnhälfte wird über drei große und viele kleinere Arterien, die aus diesem Ring entspringen, mit Blut versorgt.

Ähnlich wie am Herzen (→ Seite 111) können arteriosklerotische Veränderungen die Hirngefäße jedoch einengen oder im schlimmsten Fall verschließen. Ein reversibler oder ein bleibender Funktionsausfall (Absterben) des betroffenen Hirnareals ist die Folge. Man bezeichnet dies als *ischämischen Infarkt* oder auch »unblutigen« Schlaganfall (C).

Die Auswirkungen sind je nach Lokalisation der Schädigung im Gehirn mehr oder weniger gravierend: Es kann zu Lähmungen, Sprach-, Seh- und Gleichgewichtsstörungen bis hin zur Bewußtlosigkeit kommen.

Sofern der Verschluß eines Blutgefäßes im Gehirn durch eine Materialeinschleppung (meist von arteriosklerotischem Geröll oder kleinen Blutgerinnseln aus dem Herzen oder den heranführenden Gefäßen) verursacht wird, handelt es sich um eine *Hirnembolie*.

Bei 15 bis 20 % der Schlaganfälle liegen Blutungen ins Hirngewebe vor, die bei zumeist hohem Blutdruck und Arteriosklerose durch Gefäßrisse ausgelöst werden *(hämorrhagischer Infarkt,* »blutiger« Schlaganfall) (D). Die Auswirkungen und Symptome sind denen eines Gefäßverschlusses sehr ähnlich, allerdings unterscheidet sich die ärztliche Therapie u. U. erheblich. In einigen Fällen ist es notwendig, die Blutung operativ auszuräumen oder durch den Schädelknochen eine Drainage anzulegen, damit Flüssigkeit aus den Hirnkammern abfließen kann und der ansteigende Hirndruck gemindert wird.

Ähnlich wie beim Herzinfarkt (→ Seite 111) entscheiden die *ersten* Stunden nach einem Schlaganfall über den weiteren Krankheitsverlauf, und die gezielte weitere Behandlung hängt von einer präzisen Diagnostik ab, zu der eine baldige Röntgenuntersuchung des Gehirns mittels *Computertomographie (CT)* gehört.

Aus diesem Grund ist beim Auftreten »verdächtiger« Symptome Eile geboten, und der Betroffene muß schnellstmöglich zur Behandlung ins Krankenhaus gebracht werden. Dies gilt auch deshalb, weil Hirnblutungen mit anderen Ursachen, z. B. Gefäßerweiterungen *(Aneurysma),* Tumoren, Bluterkrankheit und Schädel-Hirn-Trauma, ähnliche Anzeichen hervorrufen können und ohne ärztliche Maßnahmen recht häufig tödlich verlaufen.

Erkennungsmerkmale eines Schlaganfalls (E)
- Kopfschmerzen, evtl. mit Nackensteifigkeit
- Schwindelgefühl
- Übelkeit, Erbrechen
- meist einseitige Lähmungen im Gesicht (hängender Mundwinkel, »Schiefgesicht«) und/oder Lähmungen einer Körperseite
- Sprachstörungen
- Fallneigung
- Schluckstörungen – mit daraus resultierender Aspirationsgefahr
- Sehstörungen
- Einnässen, Einkoten
- evtl. kommt es zu Bewußtseinsstörungen bis zur Bewußtlosigkeit
- evtl. kommt es zu Atem- und Kreislaufstörungen.

Maßnahmen bei einem Schlaganfall (F)
- Alle (auch flüchtige) Anzeichen ernst nehmen
- Notruf absetzen: keine Angst vor »falschem Alarm«
- den Betroffenen betreuen (→ Seite 41–53) und nicht alleine lassen *(Aspirationsgefahr)*
- ständig Bewußtsein, Atmung und Puls kontrollieren
- bei vollständig erhaltenem Bewußtsein: Lagerung mit etwa 30° erhöhtem Oberkörper (→ Seite 55), gelähmte Extremitäten abpolstern
- bei Bewußtseinsstörungen stabile Seitenlage herstellen (→ Seite 63)
- weitere Maßnahmen je nach Notwendigkeit.

68 Bewußtsein – Bewußtseinsstörungen

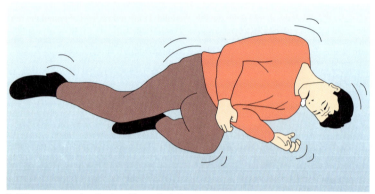

A Erkennungsmerkmale eines Krampfanfalls

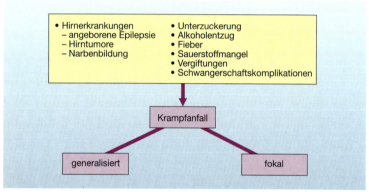

- Hirnerkrankungen
  - angeborene Epilepsie
  - Hirntumore
  - Narbenbildung
- Unterzuckerung
- Alkoholentzug
- Fieber
- Sauerstoffmangel
- Vergiftungen
- Schwangerschaftskomplikationen

→ Krampfanfall → generalisiert / fokal

B Krampfanfall

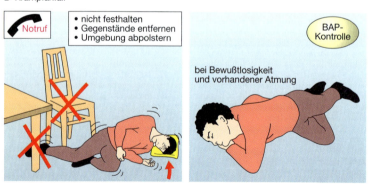

Notruf
- nicht festhalten
- Gegenstände entfernen
- Umgebung abpolstern

BAP-Kontrolle

bei Bewußtlosigkeit und vorhandener Atmung

C Maßnahmen während eines Krampfanfalls   D Maßnahmen nach einem Krampfanfall

Eine gesteigerte abnorme, mehr oder weniger synchronisierte Aktivität von Nervenzellen im Gehirn (»elektrischer Unfall«) führt zu unkontrollierten Nervenimpulsen und nachfolgend unwillkürlichen Kontraktionen der Körpermuskulatur. Diese Krampfanfälle können *generalisiert* (den ganzen Körper betreffend) oder *fokal* (auf eine Körperregion begrenzt) auftreten (B).
Sie treten auf als Begleiterscheinung *(Symptom)* bei
- Krankheiten des Gehirns selbst, z. B. angeborener Epilepsie, Hirntumoren, Narbenbildung im Gehirn nach Verletzungen, Blutungen, Hirn- und Hirnhautentzündungen, Hirninfarkten oder Operationen
- anderen Erkrankungen, z. B. Unterzuckerung, Alkoholentzug, Fieber (v. a. bei Kleinkindern)
- Sauerstoffmangel
- Vergiftungen
- Schwangerschaftskomplikationen *(Eklampsie)* (→ Seite 159).

Auch eine fehlerhafte Behandlung (»Medikamente vergessen«) bei schon bekanntem Krampfleiden kann das Auftreten eines Anfalls begünstigen. Als Auslöser wirken dann häufig starke optische oder akustische Reize (z. B. Diskotheken- oder Kirmesbesuch). In seltenen Fällen treten bei gesunden Menschen, z. B. nach übermäßigen Belastungen wie einem ausgeprägten Schlafentzug, sog. »Gelegenheits«-Krampfanfälle auf.
Grundsätzlich besteht bei jedem Krampfanfall die Gefahr, daß es durch den anfänglichen Sturz sowie die nachfolgenden unkontrollierten u. U. sehr heftigen Bewegungen des Betroffenen zu schweren Verletzungen (Knochenbrüchen, Gelenkverletzungen, Zerrungen, Platzwunden und Blutergüssen) kommt.
Lebensgefahr ergibt sich deshalb, weil vielfach stark blutende Zungen- und Wangenschleimhautbisse – in Verbindung mit der eigentlichen Bewußtseinsstörung – zur *Aspiration* führen können (→ Seite 61).

Erkennungsmerkmale eines Krampfanfalls (A)
Ein generalisierter Krampfanfall dauert meist etwa zwei bis drei Minuten. Dabei verlieren die Betroffenen nach einem häufig auftretendem »Initialschrei« zunächst das Bewußtsein und stürzen zu Boden. Es tritt ein Streckkrampf der Arme und Beine auf, der häufig von einem Atemstillstand und daraus resultierender *Cyanose* (→ Seite 87, 103) begleitet wird.
Nach etwa 30 Sekunden beginnt die Muskulatur zu zucken, bis der Anfall mit einer völligen Muskelerschlaffung endet. Häufig kommt es dabei zum Einnässen, seltener zum Einkoten des Betroffenen.
Es folgt eine *postiktale* Nachanfallsphase, in der sich die Atmung zumeist normalisiert, die Bewußtlosigkeit aber noch einige weitere Minuten lang bestehen bleibt. Ein u. U. mehrere Stunden dauernder Nachschlaf *(postiktaler Dämmerzustand, Terminalschlaf)* schließt sich an.

Maßnahmen während eines Krampfanfalls (C)
- Notruf absetzen
- den Betroffenen vor Verletzungen schützen – z. B. scharfkantige Gegenstände aus seiner Umgebung entfernen und seinen Kopf unterpolstern
- der Betroffene darf während eines Krampfanfalls nicht festgehalten werden!
- evtl. kann ein Beißschutz (Gummikeil oder Papiertaschentuchpackung) eingebracht werden. Der Sinn ist jedoch fraglich, weil die Bißverletzungen meist gleich zu Beginn des Anfalls auftreten.

Maßnahmen nach einem Krampfanfall (D)
- Atemwege freimachen und freihalten: den lebensrettenden Handgriff anwenden und eventuell den Mund-Rachen-Raum ausräumen (→ Seite 105)
- Herstellen der stabilen Seitenlage, solange noch Bewußtlosigkeit besteht (→ Seite 63)
- den Betroffenen vor äußeren Reizen (Lärm, grelles Licht, Unruhe) abschirmen und v. a. während des Nachschlafes nicht unnötig stören, da sonst ein weiterer Anfall ausgelöst werden kann
- den Betroffenen betreuen (→ Seite 41–53) und nicht alleine lassen *(Aspirationsgefahr!)*
- ständig Bewußtsein, Atmung und Puls kontrollieren
- weitere Maßnahmen nach Notwendigkeit durchführen, z. B. die Versorgung während des Anfalls entstandener Verletzungen.

70 Bewußtsein – Bewußtseinsstörungen

- Unruhe
- Verwirrtheit
- Zittern
- Schweißausbruch
- Übelkeit
- Heißhunger
- Herzklopfen

- Müdigkeit
- Harndrang
- Durst
- Austrocknung
- Übelkeit
- Appetitmangel
- Apfelgeruch in der Ausatemluft

A_1 Erkennungsmerkmale einer Unterzuckerung

B_1 Erkennungsmerkmale einer Überzuckerung

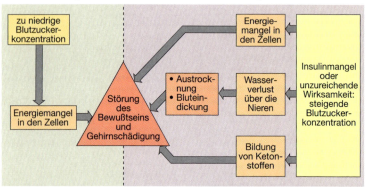

A_2 Unterzuckerung

B_2 Überzuckerung

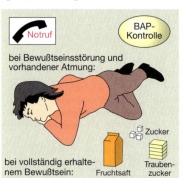

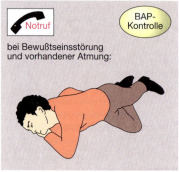

A_3 Maßnahmen bei einer Unterzuckerung

B_3 Maßnahmen bei einer Überzuckerung

Vor allem das Gehirn, aber auch viele andere Körperorgane sind abhängig von einer ausreichenden Energieversorgung, die mit Traubenzucker (Glukose) über das Blut erfolgt.
Damit die einzelnen Zellen des Körpers Glukose aufnehmen und verwerten können, benötigen sie vor allem *Insulin*. Eine krankhaft erhöhte Blutzuckerkonzentration (BZ) über dem Normalwert von bis zu 110 mg/dl wird daher stets durch eine mangelnde Insulinwirkung verursacht, und zwar entweder, weil die Bauchspeicheldrüse zu wenig Insulin produziert, oder weil das ausreichend vorhandene Insulin nur eingeschränkt wirksam ist.
Die Zuckerkrankheit *(Diabetes mellitus)* kann dabei im wesentlichen zwei Notfallsituationen auslösen: Sowohl bei sehr niedrigen als auch bei sehr hohen Blutzuckerkonzentrationen kommt es in den Körperzellen zu einer akuten Unterversorgung mit Glukose. Es entsteht ein Energiemangel, der v. a. die Gehirnfunktion lebensbedrohlich beeinträchtigen kann.
Während eine Unterzuckerung zumeist recht plötzlich auftritt, entwickelt sich eine Überzuckerung eher langsam, in einem Zeitraum von mehreren Stunden oder Tagen!

Unterzuckerung (Hypoglykämie, hypoglykämisches Koma, Zuckerschock) (A_2)
Eine zu niedrige Blutzuckerkonzentration tritt bei gesunden Menschen nur selten auf; Zuckerkranke erleiden diesen Zustand mitunter mehrmals pro Jahr. Ursache einer Unterzuckerung sind zumeist Diätfehler wie unzureichende Nahrungsaufnahme, längeres Fasten und das »Vergessen« einer Zwischenmahlzeit oder eine veränderte Behandlung mit Insulin oder »Zuckertabletten«, (ungewohnte) starke körperliche Belastung sowie der Genuß von Alkohol.

Erkennungsmerkmale einer Unterzuckerung (A_1)
(BZ-Konzentration unter 50 bis 70 mg/dl)
- Unruhe, evtl. Verwirrtheit
- Muskelzittern und Schwäche
- Heißhunger, Schweißausbruch, Herzklopfen
- evtl. Übelkeit und Erbrechen
- evtl. Krampfanfall (→ Seite 69)
- Bewußtseinsstörung bis zur Bewußtlosigkeit.

Maßnahmen bei einer Unterzuckerung (A_3)
- Notruf absetzen
- bei Bewußtseinsstörungen: stabile Seitenlage herstellen
- bei vollständig erhaltenem Bewußtsein: baldige Gabe von Traubenzucker (z. B. Fruchtsaft) oder Würfelzucker
- ständig Bewußtsein, Atmung und Puls kontrollieren.

Überzuckerung (Hyperglykämie, hyperglykämisches Koma, auch diabetisches Koma, Zuckerkoma) (B_2)
Eine stark eingeschränkte Wirksamkeit des Insulins oder Insulinmangel führt zu unzureichender Glukoseaufnahme der einzelnen Körperzellen. Deshalb ist der Energiestoffwechsel – trotz u. U. extrem hoher Blutzuckerkonzentrationen – erheblich gestört. Durch die harntreibende Wirkung der Glukose kommt es zudem zu großen Flüssigkeitsverlusten über die Nieren sowie zur Bildung von sauren und somit schädlichen Stoffwechselprodukten *(Ketoacidose)*. Ursache einer Überzuckerung sind häufig Diätfehler, aber auch akute (Infektions-) Krankheiten sowie die versehentliche Unterdosierung von Insulin oder »Zuckertabletten«.

Erkennungsmerkmale einer Überzuckerung (B_1)
(BZ-Konzentration meist über 300 mg/dl)
- Übelkeit, Erbrechen
- starker Durst und vermehrte Urinausscheidung
- Zeichen der Austrocknung *(Exsikkose)*, d. h. trockene Haut und Schleimhäute, stehende Hautfalten, schneller Puls
- Appetitmangel, Schwäche, Müdigkeit
- Bewußtseinsstörung bis zur Bewußtlosigkeit
- häufig vertiefte Atmung mit süßlich nach Apfel oder Aceton riechender Ausatemluft.

Maßnahmen bei einer Überzuckerung (B_3)
- Notruf absetzen
- bei Bewußtseinsstörungen: stabile Seitenlage herstellen
- ständig Bewußtsein, Atmung und Puls kontrollieren.

72 Bewußtsein – Bewußtseinsstörungen

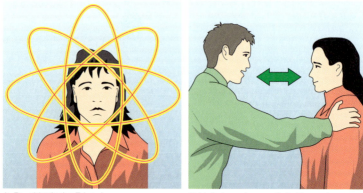

A Psychiatrische Erkrankungen

B Verbale und nonverbale Zuwendung

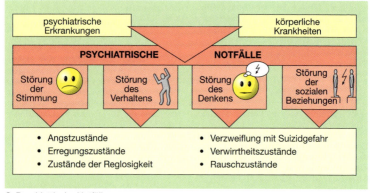

C Psychiatrische Notfälle

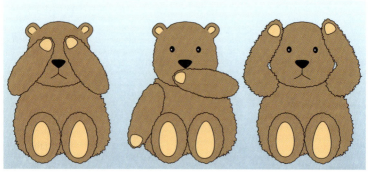

D Seelische Abnormitäten als Tabu

Psychiatrische Erkrankungen (A), aber auch körperliche Krankheiten und besonders problematische Lebenssituationen oder -umstände können schwerwiegende Störungen der Stimmung, des Verhaltens, des Denkens sowie der sozialen Beziehungen hervorrufen (C). Diese oft krisenhaft auftretenden Veränderungen (»Lebenskrise«) können von den Betroffenen häufig nicht selbständig, sondern nur mit Hilfe von außen bewältigt werden. Diese Hilfe ist vor allem dann (lebens-) notwendig, wenn die Betroffenen sich oder andere in diesem Ausnahmezustand gefährden können.

Psychiatrische Erkrankungen und Symptome sind für den Laien schwieriger zu erklären, zu begreifen und zu akzeptieren als rein körperliche Störungen wie z.B. ein Beinbruch oder ein Herzinfarkt. Daher sind seelische »Abnormitäten« auch von der Gesellschaft mit einem gewissen »Tabu« belegt (D).

Es ist aber wichtig zu erkennen, daß psychiatrische Störungen Krankheiten wie andere auch sind: mit typischen Symptomen und oft genau definierten und gut wirksamen Therapieverfahren, die denen bei körperlichen Erkrankungen durchaus ähneln (z. B. Medikamente, Bewegungs- und Gesprächstherapie).

Häufig sind psychische Symptome auch erst die Folge einer körperlichen Erkrankung.

Grundlage einer effektiven Ersten Hilfe ist deshalb eine Grundeinstellung des Ersthelfers, die den Erkrankten als *vollständigen* Menschen im Sinne der Einheit von Körper, Geist und Seele versteht (→ Seite 41).

Es ist allerdings *nicht* die Aufgabe des Ersthelfers, psychiatrische Störungen bestimmten Krankheitsbildern zuzuordnen. Daher werden psychiatrische Notfälle im folgenden als krankhafte »Zustände« besprochen, die sich z.T. überlagern, auch gleichzeitig auftreten können und deshalb in einem engen Zusammenhang zu sehen sind. Dies sind:
- Angstzustände
- Erregungszustände
- Zustände der Reglosigkeit
- Zustände der Verzweiflung mit evtl. Selbstmordgefahr *(Suizidalität)*
- Verwirrtheitszustände
- Rauschzustände.

Zunächst muß bei diesen psychiatrischen Notfällen immer die Frage geklärt werden, ob von dem Betroffenen eine Selbst- oder Fremdgefährdung ausgeht, die die sofortige Alarmierung der Polizei erfordert. Im Zweifelsfall sollten nicht nur die Angaben des Erkrankten selbst, sondern auch die von Angehörigen oder Augenzeugen der Situation berücksichtigt werden. Außerdem ist das Verhalten des Kranken genau zu beobachten: Aggressivität, Unruhe und Gereiztheit sind Anzeichen, die eine bedrohliche Eskalation des Notfallgeschehens erwarten lassen.

Grundsätzlich sollte man darauf drängen, den Rettungsdienst, auf jeden Fall aber einen Arzt hinzuzuziehen. Ein akut psychiatrisch Erkrankter darf niemals allein gelassen werden. Sofern der Betroffene allerdings fremdaggressiv auf die Bemühungen des Ersthelfers reagiert oder sich sogar mit gefährlichen Gegenständen (Schußwaffen, Messer, Schlagwaffen o.ä.) zur Wehr setzt, sollte man die Situation der Polizei und dem Rettungsdienst überlassen, um sich selbst nicht in Gefahr zu bringen (→ Seite 25).

Die wichtigsten »Hilfsmittel« des Ersthelfers zur Überbrückung der Zeit bis zum Eintreffen des Rettungsdienstes sind die verbale und die nonverbale Zuwendung (→ Seite 47, 49). Auf diese Weise sollte er versuchen, das Vertrauen des Erkrankten zu gewinnen (B).

Allgemeine Maßnahmen bei einem psychiatrischen Notfall
- Ggf. Eigenschutz beachten
- Notruf absetzen
- den Betroffenen abschirmen:
  – ruhige Umgebung schaffen
  – Unbeteiligte fortschicken, jedoch Vertrauenspersonen des Kranken bitten, in der Nähe zu bleiben
- Gesprächskontakt aufbauen:
  – den Kranken freundlich und ruhig ansprechen, Verständnis zeigen
  – Versuch, *nicht-direktiv* (→ Seite 49) nach seelischen Symptomen zu fragen (»Ich habe den Eindruck, daß Sie traurig sind.«/»Möchten Sie mit jemandem sprechen?«/»Wie kann ich Ihnen helfen?«)
  – Äußerungen des Betroffenen *nicht* werten
  – gelassen auf evtl. Beschimpfungen oder Beleidigungen reagieren
  – jede Äußerung unterlassen, die den Betroffenen zusätzlich reizen könnte.

74 Bewußtsein – Bewußtseinsstörungen

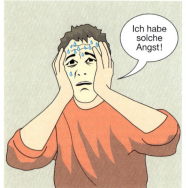

A₁ Erkennungsmerkmale

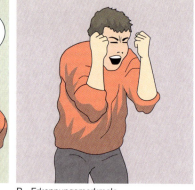

B₁ Erkennungsmerkmale

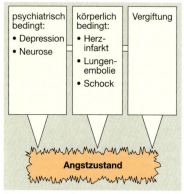

A₂ Angstzustand

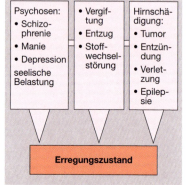

B₂ Akuter Erregungszustand

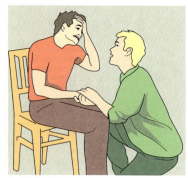

A₃ Maßnahmen

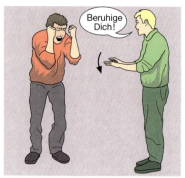

B₃ Maßnahmen

Angstzustand (A_2)

Angst ist eine *Alarmreaktion* von Körper und Seele auf potentiell bedrohliche Lebenssituationen und somit eine durchaus sinnvolle Reaktion des menschlichen Organismus. Allerdings kann Angst viele Krankheitsbilder durch eine Übererregung des *vegetativen* Nervensystems verschlechtern, besonders wenn sie sich »verselbständigt«. Daher spielt die Bekämpfung dieses Symptoms in vielen Bereichen der Ersten Hilfe häufig eine entscheidende Rolle.

Ursachen für solche Angstzustände können unterschiedliche psychiatrische (z.B. *Depression, Neurose*) oder körperliche Erkrankungen (z.B. Herzinfarkt, *Lungenembolie*) sowie äußere Einflüsse sein (z.B. Vergiftungen mit verschiedenen Drogen, Nebenwirkungen von Medikamenten).

Erkennungsmerkmale eines Angstzustandes (A_1)
- Auffällige Unruhe des Betroffenen
- Erregung, Angabe von Panikgefühl
- Äußerung von Todesangst bzw. der Angst, »verrückt« zu werden
- häufig *Hyperventilation* (→ Seite 93)
- Schwitzen, Zittern
- Benommenheit, Schwindel
- Herzklopfen, »Herzjagen«
- Übelkeit/Erbrechen, Durchfall, Harndrang.

Maßnahmen bei einem Angstzustand (A_3)
- Betroffenen beruhigen, evtl. Lösungsvorschläge für die Situation anbieten, ohne »Vorschriften« zu machen
- ggf. weitere Maßnahmen nach Notwendigkeit, z.B. bei Erkennen eines konkreten (körperlichen) Angstauslösers (z.B. Herzinfarkt, → Seite 111, Vergiftung, → Seite 191–203).

Akuter Erregungszustand (B_2)

Unter Erregungszustand versteht man eine der Situation unangepaßte Steigerung des inneren Antriebs und der Körpermotorik, die von dem Betroffenen nicht mehr gesteuert werden kann. Hierbei kann die Intensität von leichter Unruhe bis zu regelrechten Tobsuchtsanfällen variieren.

Von anderen Notfallsituationen unterscheidet sich ein schwerer Erregungszustand besonders dadurch, daß die von ihm ausgehende Bedrohung nicht nur gegen den Erkrankten selbst, sondern häufig auch gegen die Umgebung gerichtet ist!

Unabhängig von den Ursachen können sich Erregungszustände sehr gleichen. Sie treten auf bei Psychosen (*Schizophrenie, Manie, Depression*), bei Vergiftungen (z.B. Alkohol, Drogen, Schlafmittel) oder Entzügen (besonders Alkohol- und Opiatentzüge), bei fast jeder organischen Hirnerkrankung (z.B. Tumor, Entzündung, Schädelverletzung), bei Epilepsien, Stoffwechselstörungen (z.B. Schilddrüsenüberfunktion) oder auch bei akuten (seelischen) Belastungssituationen oder Beziehungsproblemen.

Erkennungsmerkmale eines akuten Erregungszustandes (B_1)
- Motorische Unruhe, »Umtriebigkeit« (der Betroffene läuft pausenlos herum, spricht oder schreit ständig), Enthemmung
- Aggressivität und Gereiztheit bis zur Tobsucht (evtl. auch plötzlich aus scheinbarer Ruhe heraus)
- Mißtrauen, evtl. Wahnvorstellungen und Halluzinationen
- ggf. Verwirrtheit, Unfähigkeit zur Kontaktaufnahme
- Angst bis zur Todesangst.

Maßnahmen bei einem akuten Erregungszustand (B_3)

Weil Betroffene in einem schweren Erregungszustand meist nicht bewußt hören oder sehen bzw. Gehörtes oder Gesehenes nicht adäquat verarbeiten können, sind sie auch für eine verbale Einflußnahme durch den Ersthelfer kaum zugänglich. Daher sind die Möglichkeiten der Hilfeleistung in solchen Situationen begrenzt:
- Der Ersthelfer sollte versuchen, die Erregung durch ruhiges Auftreten und verbale Kontaktaufnahme zu dämpfen und evtl. auf die Gedankengänge des Kranken eingehen
- auf abrupte Wechsel zwischen trügerischer Ruhe und erneuter schwerer Erregung gefaßt sein
- den Betroffenen keinesfalls reizen bzw. (körperlich oder verbal) »in die Enge« treiben
- ggf. weitere Maßnahmen nach Notwendigkeit (z.B. bei Wunden → Seite 135–149, Vergiftungen → Seite 191–203).

76 Bewußtsein – Bewußtseinsstörungen

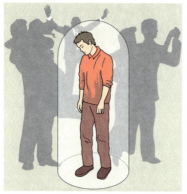

A₁ Erkennungsmerkmale

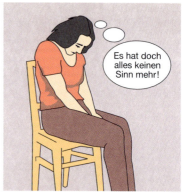

B₁ Erkennungsmerkmale

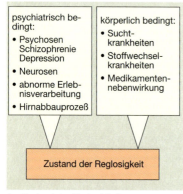

A₂ Zustand der Reglosigkeit

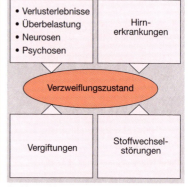

B₂ Verzweiflungszustand

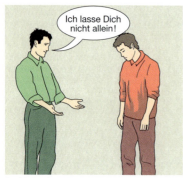

A₃ Maßnahmen

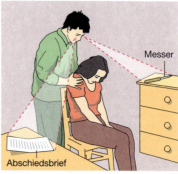

B₃ Maßnahmen

Zustand der Reglosigkeit (A_2)

Darunter versteht man einen Zustand, bei dem die von der Psyche mitbestimmten Körperbewegungen *(Psychomotorik)* hochgradig vermindert oder völlig erstarrt sind *(Stupor)*. Da die Betroffenen in diesen Zustand häufig nicht akut, sondern undramatisch, evtl. über Wochen, geraten, wird er von Angehörigen oft gar nicht bemerkt oder verkannt.

Obwohl die Kranken äußerlich ruhig erscheinen, stehen sie meist unter erheblichen inneren Spannungen, die sich explosionsartig entladen können und dann völlig unvermutet zu selbst- und fremdaggressiven Aktionen führen.

Nicht verwechselt werden dürfen Stuporzustände mit den Bewußtseinsstörungen *Somnolenz*, *Sopor* und *Koma* (→ Seite 63).

Der Störung liegen häufig schizophrene oder depressive Psychosen zugrunde. Bei Suchtkrankheiten, abnormer Erlebnisverarbeitung (»Totstellreflex«) oder neurotischen Entwicklungen sowie bei Hirnabbauprozessen, Stoffwechselerkrankungen (z. B. Schilddrüsenunterfunktion) und als Medikamentennebenwirkung beobachtet man gelegentlich ebenfalls eine hochgradige Hemmung der Psychomotorik.

Erkennungsmerkmale eines Zustandes der Reglosigkeit (A_1)
- Auffällige Bewegungsstarre
- sehr spärliche oder fehlende Mimik (evtl. wirkt ein Gesichtsausdruck wie eingefroren)
- ausgeprägte Teilnahmslosigkeit des Betroffenen
- spärliche oder fehlende Möglichkeit der Kontaktaufnahme.

Maßnahmen bei einem Zustand der Reglosigkeit (A_3)
- auf plötzliche »Ausbrüche« gefaßt sein
- den Betroffenen nicht allein lassen
- auf ärztlicher Behandlung bestehen

Zustand der Verzweiflung mit Suizidgefahr (B_2)

Die Betroffenen sind meistens an einer depressiven Störung erkrankte Menschen, die eine traurige, reduzierte Stimmungslage mit erheblicher Einschränkung der affektiven Schwingungsfähigkeit entwickeln (die Kranken können sich nicht freuen, nicht lachen, kein Mitgefühl zeigen). Häufig kommen ein verminderter Antrieb, Denkstörungen und Selbstmordtendenzen hinzu. Manche Kranken wenden sich in dieser Situation hilfesuchend an Angehörige oder Freunde. Andere ziehen sich zurück und werden teilnahmslos und verschlossen.

Obwohl Selbstmordabsichten mitunter offen geäußert werden, schätzen Angehörige die Situation häufig falsch ein. Notsignale werden bei mangelnder Feinfühligkeit schnell übersehen (z. B. wenn die Betroffenen plötzlich ihren evtl. Nachlaß regeln oder Dinge verschenken, die ihnen zuvor wertvoll waren), was die Depressiven wiederum in ihrer Selbstmordabsicht bestärken kann.

Zur akuten Selbstmordgefahr führende depressive Verstimmungen können als Reaktion auf belastende Ereignisse entstehen (z. B. Verlusterlebnisse, Überlastungen = *reaktive Depression*), bei körperlichen Erkrankungen (z. B. Hirnerkrankungen, Stoffwechselstörungen, Vergiftungen, Drogenmißbrauch), bei Neurosen (z. B. unzureichende Konfliktverarbeitung) oder im Rahmen von Psychosen *(endogene Depression)*.

Erkennungsmerkmale eines Zustands der Verzweiflung mit Suizidgefahr (B_1)
- Traurige Grundstimmung des Betroffenen, fehlende Schwingungsfähigkeit, Teilnahmslosigkeit (»ich kann mich über nichts freuen«)
- Gleichgültigkeit (äußert sich evtl. in bisher nicht üblicher Ungepflegtheit oder Unordentlichkeit)
- Angabe des Überfordertseins (»ich schaffe meine Arbeit nicht mehr, mir ist alles zuviel«)
- Angst, Verzweiflung, »innere Leere« (»mich liebt niemand, mich braucht niemand«)
- Äußerung von Suizidabsichten (»wofür soll ich leben, mir kann niemand helfen, ich sehe keinen Sinn mehr, ich bringe mich um«), Todessehnsucht (»hoffentlich ist es bald vorbei«)
- Angabe von Schuldgefühlen (»ich habe alles falsch gemacht«).

Maßnahmen bei einem Zustand der Verzweiflung mit Suizidgefahr (B_3)
- Mögliche Selbstmordwerkzeuge (z. B. Messer, Strick) im Auge behalten oder unauffällig entfernen
- jede Selbstmorddrohung ernst nehmen
- auf ärztlicher Behandlung bestehen.

78 Bewußtsein – Bewußtseinsstörungen

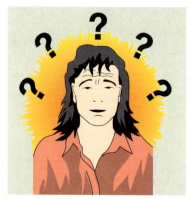

A₁ Erkennungsmerkmale

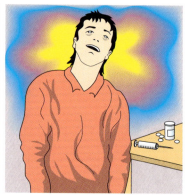

B₁ Erkennungsmerkmale

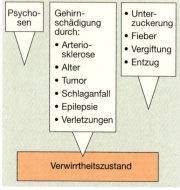

A₂ Verwirrtheitszustand

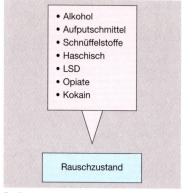

B₂ Rauschzustand

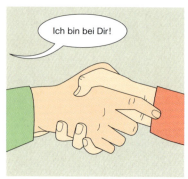

A₃ Maßnahmen

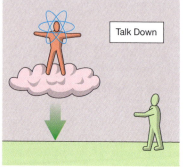

B₃ Maßnahmen

Verwirrtheitszustand und Rauschzustand

Verwirrtheitszustand (A_2)
Es handelt sich hierbei um formale Denkstörungen bei wachem Bewußtsein im Sinne einer Fehlorientierung oder völliger Desorientierung gegenüber Ort, Zeit, der eigenen Person und/oder der Situation sowie einer Zerfahren- und Zerrissenheit des logischen Denkens mit teilweise ausgeprägter Ideen- und Gedankenflucht. Eine echte Kontaktaufnahme mit den Betroffenen ist häufig nicht möglich, *sinnvolle Reaktionen des Betroffenen dürfen nicht erwartet werden.*
Akute Verwirrtheitszustände können sich bei verschiedenen Psychosen entwickeln, häufiger jedoch bei organischen Schädigungen des Gehirns (z. B. durch Abbauprozesse bei Arteriosklerose und im Alter, bei Tumoren, nach Schlaganfällen oder epileptischen Anfällen sowie Kopfverletzungen) und bei körperlichen Störungen (z. B. Unterzuckerung und Fieber).
Weitere Gründe können sein: Vergiftungen (insbesondere mit Drogen oder Medikamenten) sowie Entzugssyndrome.

Erkennungsmerkmale eines Verwirrtheitszustandes (A_1)
- Orientierungsstörungen
- Unfähigkeit, sich geordnet zu unterhalten (»Gedankenflucht«) oder sich zu konzentrieren
- evtl. schlecht verständliche oder zusammenhanglose Sprache
- Störungen von Gedächtnis und Merkfähigkeit
- Unruhe und Umtriebigkeit.

Maßnahmen bei einem Verwirrtheitszustand (A_3)
- Bei Unfähigkeit des Betroffenen zu sprachlicher Kontaktaufnahme: berühren, Hand halten, ruhiges Auftreten (nonverbale Zuwendung, → Seite 47)
- den Betroffenen durch entsprechende Umsicht vor Verletzungen schützen (z. B. »Stolpersteine« aus dem Weg räumen)
- weitere Maßnahmen nach Notwendigkeit bei Hinweisen auf körperliche Erkrankungen (z. B. Schlaganfall → Seite 67, Vergiftung → Seite 191–203).

Rauschzustand (B_2)
Unter Rausch versteht man einen Zustand, in dem Erlebtes und Gefühle verändert wahrgenommen werden, meist nach Konsum eines Rauschmittels (z. B. Alkohol, Aufputschmittel, Schnüffelstoffe, Rauschgifte wie Haschisch, LSD, Opiate, Kokain). Häufig ist er begleitet von lustbetonten Empfindungen der Euphorie bis zur Ekstase. V.a. wegen dieser »positiven« psychischen Auswirkungen sind Rauschmittel geeignet, eine Abhängigkeit bis zur Sucht hervorzurufen, da die Betroffenen die berauschende Wirkung immer wieder erleben möchten. Weil sich der Organismus an die Giftwirkung gewöhnt, sind im weiteren Verlauf der Erkrankung häufig immer höhere Giftmengen nötig, um den erwünschten Effekt zu erzielen. Somit besteht immer die Möglichkeit, daß die zugeführte Dosis auch zu lebensbedrohlichen körperlichen Vergiftungssymptomen führt. Des weiteren können körperliche oder psychische Symptome durch den Rausch überdeckt sein (z. B. Verletzungen, Depressionen).
Die Übergänge vom unkomplizierten in den komplizierten *(pathologischen)* Rausch sind v.a. bei Alkoholeinnahme fließend. Hier können sich regelrechte Psychosen mit Erregungszustand, Unruhe, Halluzinationen, Verwirrtheit, Verkennung der Umwelt, Panik, Wut, aber auch mit ausgeprägten Dämmerzuständen entwickeln.

Erkennungsmerkmale eines Rauschzustandes (B_1)
- Sehr »buntes«, uneinheitliches Bild mit verschiedensten Symptomen sämtlicher in diesem Kapitel beschriebenen psychiatrischen Zustandsbilder
- Euphorie des Betroffenen mit evtl. übertriebener Fröhlichkeit
- Sprach- und Bewegungsstörungen
- wichtig sind Hinweise aus dem Umfeld des Betroffenen (z. B. leere Alkoholflaschen, Spritzenbestecke)
- evtl. »Alkoholfahne«
- evtl. sehr enge oder sehr weite Pupillen.

Maßnahmen bei einem Rauschzustand (B_3)
- Bei Angst-, Erregungs- und Wahnsymptomen sollte der Ersthelfer versuchen, den Betroffenen durch beruhigendes Zureden in die Realität zurückzuholen (sog. »talk-down«)
- weitere Maßnahmen nach Notwendigkeit bei Hinweisen auf körperliche Erkrankungen (z. B. Vergiftung → Seite 191–203).

80 Atmung – Atemstörungen

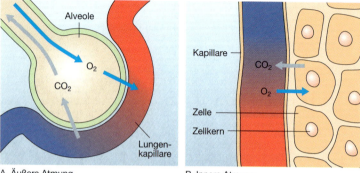

A Äußere Atmung

B Innere Atmung

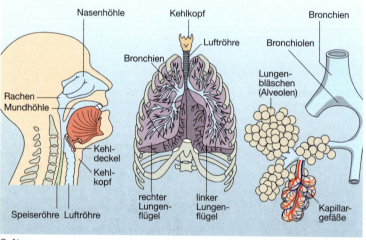

C Atmungsorgane

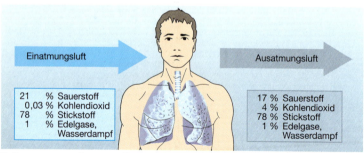

Einatmungsluft

21   % Sauerstoff
 0,03 % Kohlendioxid
78   % Stickstoff
 1   % Edelgase,
             Wasserdampf

Ausatmungsluft

17 % Sauerstoff
 4 % Kohlendioxid
78 % Stickstoff
 1 % Edelgase,
        Wasserdampf

D Gaszusammensetzung von Ein- und Ausatmungsluft

Funktion der Atmung

Sauerstoff ist für den Menschen lebensnotwendig; alle Zellen und Organe seines Körpers sind auf eine ausreichende Versorgung mit Sauerstoff angewiesen. Diese wird durch die Atmung sichergestellt.

Man unterscheidet zwischen *äußerer Atmung* (A), die durch den Austausch von Kohlendioxid (CO_2) und Sauerstoff (O_2) in der Lunge *(Pulmo)* stattfindet, und *innerer Atmung* (B), bei der Sauerstoff in den einzelnen Zellen des Körpers verbraucht bzw. biochemisch verbrannt wird. Dabei entsteht Kohlendioxid.

Atmungsorgane (C)

Beim Einatmen gelangt Umgebungsluft zunächst in die Nase. Dort wird sie durch die gut durchblutete Nasenschleimhaut angewärmt und angefeuchtet.

Wenn die Nase – etwa bei einem Schnupfen – verstopft ist, kann die Einatmung natürlich auch durch den Mund erfolgen. Die Luft wird dann aber nicht so effektiv angewärmt, befeuchtet und gereinigt.

Im Mund-Rachen-Raum *(Pharynx)* treffen Atem- und Speiseweg zusammen. Damit das Speisebrei bei der Nahrungsaufnahme nicht einatmet *(aspiriert)*, wird die Luftröhre *(Trachea)* beim Schlucken vom Kehldeckel *(Epiglottis)* verschlossen.

Im darunter befindlichen Kehlkopf *(Larynx)* liegen die Stimmbänder, die durch vorbeiströmende Luft in Schwingungen versetzt werden können und so Töne erzeugen.

Damit bei der spezifisch menschlichen Kommunikation aber auch verstehbare, differenzierte und untereinander vielfältig kombinierbare Sprachlaute entstehen, sind zusätzlich noch die Zunge, die Zähne, die Lippen und das Gaumensegel von großer Bedeutung.

Die Luftröhre *(Trachea)* ist ein aus hufeisenförmigen Knorpelspangen gebildeter Kanal, der etwa bis zur Mitte des Brustkorbs *(Thorax)* reicht. Dort gabelt sich die *Trachea* in zwei Hauptäste *(Bronchien)*, die sich wiederum in kleinere und kleinste Äste *(Bronchiolen)* verzweigen.

Da sich bei der anatomischen Beschreibung der Atemwege der Vergleich mit einem Baum regelrecht aufdrängt, wird häufig auch von einem *Bronchialbaum* gesprochen.

Am Ende der *Bronchiolen* befinden sich die Lungenbläschen *(Alveolen),* in denen der eigentliche Gasaustausch stattfindet. Ihre Wände *(Membranen)* sind so dünn, daß Sauerstoff durch sie hindurchtritt und so in feinste Blutgefäße *(Kapillaren)*, die die Alveolen umgeben, gelangt. Umgekehrt geben die Blutgefäße Kohlendioxid an die *Alveolen* ab, so daß es anschließend ausgeatmet werden kann.

Physikalisch gesehen erfolgt der Austausch von Sauerstoff und Kohlendioxid als *Diffusionsvorgang*, der die unterschiedliche Gaskonzentration in den *Alveolen* und den *Kapillaren* sehr schnell ausgleicht.

Die ausgeatmete Luft beinhaltet aber nicht nur Kohlendioxid, sondern auch noch Sauerstoff. In die *Kapillaren* diffundiert nämlich nur ein relativ geringer Teil des in der Umgebungsluft enthaltenen Sauerstoffs. Der Rest dieses lebenswichtigen Gases wird somit unverbraucht wieder abgegeben (D).

Den Weg der Atemluft von Mund und Nase bis in die *Bronchiolen* bezeichnet man als *luftleitendes System* oder *Totraum*, weil dieser Bereich selbst nicht am Gasaustausch beteiligt ist. Vielmehr bildet die Gesamtheit aller *Alveolen* das *gasaustauschende System*.

Die beiden Lungenflügel, die aus den *Alveolen* und den kleineren Luftröhrenästen bestehen, sind nicht identisch aufgebaut: Rechts befinden sich drei, links nur zwei Lungenlappen, weil das Herz einen entsprechenden Platzbedarf hat.

Zur Reinigung bzw. Entfernung von Fremdkörpern sowie zur Abwehr von eingedrungenen Krankheitserregern besitzen *Alveolen*, Bronchialbaum und die Nase mehrere sehr effektive Schutzmechanismen. Hier sind zunächst das Husten und das Niesen zu nennen, die eine grobmechanische Reinigung gewährleisten. Darüber hinaus findet man eine mit Flimmerhärchen *(Zilien)* besetzte Schleimhaut, die »Schmutz« in Schleim einbettet und nach oben transportiert, von wo er dann mit Hustenstößen entfernt werden kann. Zur gezielten Beseitigung von Krankheitserregern befinden sich schließlich vor allem in den *Alveolen* Abwehrzellen (sogenannte *Alveolarmakrophagen* und weiße Blutkörperchen).

82 Atmung – Atemstörungen

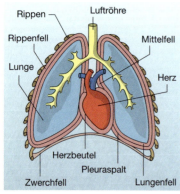

A Aufbau des Brustkorbs

	AZV	Atemfrequenz
liegend	350 ml	12/min.
sitzend	500 ml	15/min.
laufend	2000 ml	25/min.

B Atemfrequenz und Atemzugvolumen

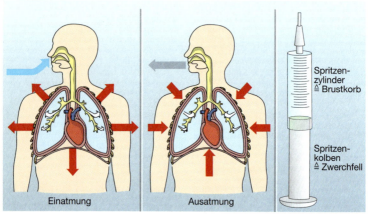

C Atemmechanik

Lebensphasen	Atemfrequenz/min.	Atemzugvolumen [ml]
Neugeborene	ca. 50	ca. 25
Säuglinge	ca. 30	ca. 50
Kleinkinder	ca. 25	ca. 150
Schulkinder	ca. 20	ca. 300
Jugendliche	ca. 15–20	ca. 400
Erwachsene	ca. 15	ca. 500

D Atemfrequenz und Atemzugvolumen in Abhängigkeit vom Alter

Anatomie und Funktion der Atmungsorgane II

Aufbau des Brustkorbs (A)
Die gesamte Lunge wird durch den knöchernen Brustkorb *(Thorax)* geschützt, der aus den Rippen, dem Brustbein *(Sternum)* und der Brustwirbelsäule besteht. Nach unten begrenzt den Brustkorb das Zwerchfell *(Diaphragma).*
Der *Thorax* ist innen mit einer feuchten Haut, dem Brustfell *(Pleura)* ausgekleidet. Es besteht aus Lungenfell, Rippenfell und Mittelfell.
In einem Raum, der durch das Mittelfell vom übrigen *Thoraxinnern* abgegrenzt wird (Mittelfellraum: *Mediastinum),* liegen das Herz, ein Teil der Speiseröhre sowie große Blutgefäße.
Zwischen Rippen- und Lungenfell befindet sich ein kleiner, mit wenig Flüssigkeit gefüllter Spalt *(Pleuraspalt),* in dem Unterdruck und Adhäsionskraft wirkt. Das Lungenfell haftet somit am Rippenfell, und die Lunge muß den Bewegungen des Brustkorbs folgen. Dabei gleiten Lungenfell und Rippenfell aufeinander wie zwei Glasscheiben, zwischen die man etwas Wasser getropft hat.

Atemmechanik (C)
In der Einatmungsphase *(Inspiration)* vergrößert sich der Brustraum durch die Anspannung der Atemmuskulatur. Das Zwerchfell senkt sich und die Rippen werden angehoben. In der Lunge entsteht ein Unterdruck, und Luft strömt ein.
Bei der Ausatmung *(Exspiration)* erschlafft die Atemmuskulatur. Das Zwerchfell hebt sich, die Rippen senken sich, so daß sich der Brustraum verkleinert. In der Lunge entsteht ein Überdruck, der Luft nun ausströmen läßt. Das Zusammenspiel von Brustkorb und Atemmuskulatur kann somit treffend als »Atempumpe« umschrieben werden. Ein Spritzenzylinder, in dem sich ein Kolben auf und ab bewegt, kann diesen Mechanismus modellhaft veranschaulichen. Der Zylinder entspricht dabei dem Brustkorb, und der Kolben übernimmt die Funktion, die das Zwerchfell bei der Atmung hat.
Nicht in diesem Modell enthalten ist allerdings die zusätzliche Erweiterung des Brustraums durch die Anhebung der Rippen mit Hilfe der Zwischenrippenmuskulatur.
Bei Zuständen erheblichen zusätzlichen Atembedarfs kann im übrigen noch die sogenannte Atemhilfsmuskulatur zum Einsatz kommen. Durch »Festsetzen« der Arme bzw. des Kopfes (z.B. Anlehnen, Aufstützen) kann dann auch die Schulter- bzw. Halsmuskulatur die Erweiterung des Brustkorbes unterstützen. Hilfreich ist hierbei die atemerleichternde Sitzhaltung (→ Seite 57).

Atemfrequenz und Atemzugvolumen
Die Atemfrequenz ist die Anzahl der Atemzüge pro Minute. Atemzugvolumen (AZV) nennt man die Luftmenge, die bei einem Atemzug eingeatmet wird. Beide Größen variieren je nach Alter und Körperbau eines Menschen. Außerdem können sie durch körperliche Anstrengung oder auch psychische Faktoren wie Angst und Aufregung gesteigert werden (B).
Im Ruhezustand atmen Erwachsene mit einer Frequenz von 15 Atemzügen pro Minute, das Atemzugvolumen (»Atemtiefe«) beträgt zwischen 500 und 800 ml.
Bei Kindern ist die Atemfrequenz höher, das Atemzugvolumen jedoch geringer; das liegt an der im Vergleich zum Erwachsenen kleineren Lunge.
Weitere Angaben sind der Tabelle (→ Abbildung D) zu entnehmen.
Atemzugvolumen und Atemfrequenz sollte ein Ersthelfer kennen, um eine evtl. notwendige Atemspende dem Alter des Betroffenen anpassen zu können (→ Seite 103, 105).

Regulation der Atemtätigkeit
Die Steuerung der Atemfrequenz und der Atemtiefe ist Aufgabe des Atemzentrums im verlängerten Rückenmark *(Medulla oblongata).* Es mißt den Sauerstoff- und Kohlendioxidgehalt des Blutes (Ist-Werte) durch Rezeptoren an verschiedenen Stellen des Körpers und vergleicht sie mit den jeweils benötigten Soll-Werten. Ansteigende Sauerstoff- und sinkende Kohlendioxidkonzentration im Blut reduzieren die Atemtätigkeit. Steigende Kohlendioxid- und sinkende Sauerstoffwerte regen die Atemtätigkeit an.
Auch der Säuregehalt des Blutes beeinflußt Tiefe und Frequenz der Atmung: So regt eine Übersäuerung des Blutes die Atmung an.
Wichtiger, im Extremfall sogar übergeordneter weiterer Regulationsfaktor ist außerdem die Energiereserve der Atemmuskulatur: Das Atemzentrum versucht unter allen Umständen eine völlige (da tödliche) Erschöpfung der Atempumpe zu verhindern.

84 Atmung – Atemstörungen

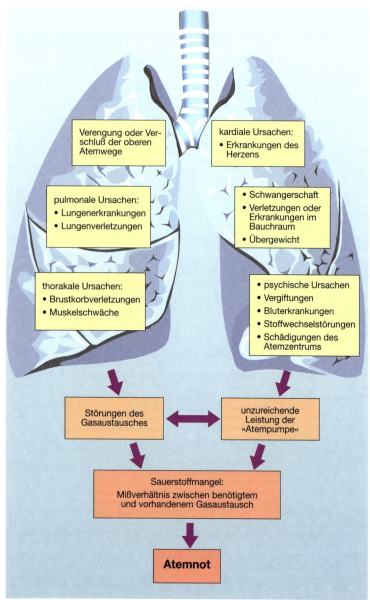

Ursachen für Atemnot

Akute Atemnot (Dyspnoe) I 85

Atemnot entsteht, wenn trotz maximaler Anstrengung der Atemmuskulatur (Atemmechanik, »Atempumpe«, → Seite 83) kein ausreichender Austausch von Sauerstoff und Kohlendioxid in der Lunge stattfindet. Ursachen können Störungen beim Gasaustausch, z.B. durch Lungenerkrankungen (Asthmaanfall, Lungenentzündung), sowie eine unzureichende Leistung der beschriebenen »Atempumpe«, z.B. durch eine Muskelschwäche oder verletzungsbedingte Schmerzen im Brustbereich, sein. Vielfach wird Atemnot auch durch die Kombination der beiden genannten Ursachen ausgelöst.
Sauerstoffmangel allein verursacht *nicht* zwangsläufig Atemnot: So wird bei Segelfliegern oder Bergsteigern in großer Höhe auch nur die Atemfrequenz gesteigert, ohne daß sie dabei das Gefühl haben, nicht genug Luft zu bekommen. Letztlich sind die physiologischen Zusammenhänge noch nicht in allen Einzelheiten geklärt.
Als Ursachen für Atemnot lassen sich im einzelnen folgende Zustände, Verletzungen oder Erkrankungen nennen:

- **Von den oberen Atemwegen ausgehend:** Bei Verengung oder Verschluß von Rachen, Kehlkopf oder Luftröhre, z.B. durch Insektenstiche, Kehlkopf- oder Luftröhrenerkrankungen (Entzündung, Tumor) bzw. -verletzungen, bei Stimmbandlähmung sowie einem eventuellen *Bolusgeschehen,* bei dem Fremdkörper verschluckt oder eingeatmet werden.
- **Von den Lungen ausgehend** *(pulmonal):* Z.B. bei *Asthma bronchiale*, Lungenentzündung, *Lungenembolie, chronischer obstruktiver Bronchitis, Tumor, Aspiration*, Gifteinwirkung (z.B. Rauchgas) sowie Lungenversagen bei akuten Zuständen wie Schock, Verbrennungen oder schweren Verletzungen.
- **Vom Brustkorb ausgehend** *(thorakal):* Z.B. bei Verletzungen mit Rippenbrüchen *(instabiler Thorax)* oder Eindringen von Luft *(Pneumothorax)* bzw. Blut *(Hämatothorax)* zwischen Lungen- und Rippenfell, Muskelschwäche, bei Eintreten von Wasser zwischen Lungen- und Rippenfell *(Pleuraerguß),* Herzschwäche, Tumor, Entzündung.
- **Vom Herzen ausgehend** *(cardial):* Z.B. bei Übertritt von Flüssigkeit aus dem Blut in das Lungengewebe und die Lungenbläschen *(Lungenödem)* durch eine ausgeprägte Herzschwäche *(Herzinsuffizienz)* mit Rückstau von Blut in die Lunge, beispielsweise beim Herzinfarkt, bei Herzmuskelentzündung, chronischer Herzschwäche, Bluthochdruckkrise mit Überforderung des Herzens und Herzklappenfehler.
- **Vom Bauch ausgehend:** Z.B. bei starkem Übergewicht, Schwangerschaft, Verletzungen und Entzündungen des Zwerchfells, inneren Blutungen oder Tumoren der Bauchorgane, die wiederum die Beweglichkeit des Zwerchfells beeinträchtigen.
- **Durch verschiedene Ursachen:** Z.B. psychisch bedingt *(Hyperventilation),* bei Vergiftungen, Blutarmut, Schädigung des Atemzentrums, Stoffwechselentgleisungen wie einem *Zucker-* oder *Leberkoma,* Nierenversagen oder Schilddrüsenüberfunktion, sofern der Atemapparat nicht völlig gesund ist.

Atemnot empfindet der Betroffene immer erst dann, wenn es ihm *notwendig, aber zugleich unangenehm* erscheint, seine Atemtätigkeit zu steigern. In entsprechenden Notfallsituationen wird darüber geklagt, daß die Atmung *erschwert* ist. Auch die Angabe von »Lufthunger« und »Beklemmungen« im Brustbereich sind typisch.
Je schneller sich die Atemnot entwickelt und je größer das entstehende Mißverhältnis zwischen benötigter und aufgenommener Sauerstoffmenge wird, desto bedrohlicher erscheint dem Betroffenen seine Situation, und um so eher versagen auch tatsächlich körpereigene Kompensationsmechanismen.
Wird die Atemmuskulatur dann nicht rechtzeitig entlastet, z.B. durch Sauerstoffgabe oder (besser) Beatmung, kommt es zur totalen Erschöpfung der Atempumpe mit meist tödlichem Ausgang, wie es mitunter z.B. bei schweren Asthmaanfällen beobachtet wird. So ist bei akuter Atemnot neben den Erste-Hilfe-Maßnahmen am Betroffenen vor allem auch das unverzügliche Absetzen des Notrufs von besonders großer Bedeutung.

86 Atmung – Atemstörungen

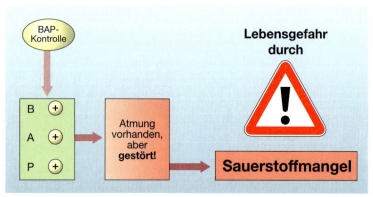

A Atemnot als Alarmsignal

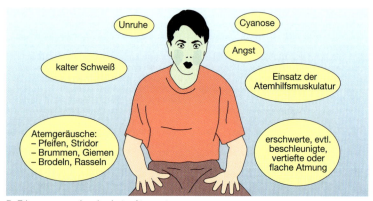

B Erkennungsmerkmale akuter Atemnot

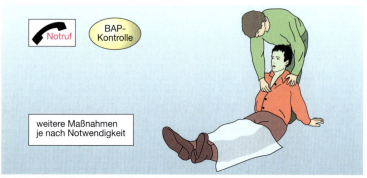

C Allgemeine Maßnahmen bei akuter Atemnot

Erkennungsmerkmale akuter Atemnot (B)

- Angabe von Angst und Atemnot durch den Betroffenen
- erschwerte, evtl. beschleunigte, vertiefte oder abgeflachte Atmung
- Einsatz der sogenannten Atemhilfsmuskulatur. Dabei stützt der Betroffene die Arme auf eine feste Unterlage, um Arm- und Schultermuskulatur mit zum Heben und Senken des Brustkorbes einsetzen zu können
- begleitende Atemgeräusche: Ein Pfeifen, überwiegend während der Einatmung, das durch eine Verengung der oberen Atemwege verursacht wird, bezeichnet man als *Stridor*. »Trockene« Geräusche wie *Brummen* und *Giemen* entstehen meist in der Ausatmungsphase durch eine Verengung der Bronchien, »feuchte« Geräusche wie *Brodeln* und *Rasseln* resultieren aus Schleim- und Sekretansammlungen in den Atemwegen
- Unruhe des Betroffenen.

Atemnot ist ein außerordentlich ernst zu nehmendes **Alarmsignal** (A), das auf einen lebensbedrohlichen Zustand, nämlich die drohende Erschöpfung der Atemmuskulatur, hinweist und bei dem der Betroffene auf sofortige und gezielte Hilfe anderer angewiesen ist.

Als *besonders* bedrohlich und als Hinweis auf einen zu erwartenden Atemstillstand müssen die folgenden Anzeichen bewertet werden:

- Starke und/oder schnell zunehmende Anzeichen der Atemnot
- Blaufärbung *(Cyanose)* von Haut und Schleimhäuten, meist an Lippen, Ohrläppchen und Fingernägeln beginnend
- Kaltschweißigkeit
- Erschöpfung mit flacher werdender Atmung und schnell ansteigender Atemfrequenz
- Bewußtseinsstörung bis zur Bewußtlosigkeit
- Übergang von einem Zustand der Unruhe in Teilnahmslosigkeit *(Apathie)*
- gegenläufige Atembewegungen von Brust und Bauch *(inverse Atmung)*.

Allgemeine Maßnahmen bei akuter Atemnot (C)

Folgende Maßnahmen sind unabhängig von der Schwere und der Ursache der Atemnot angebracht:

- Ruhe ausstrahlen, den Betroffenen beruhigen und abschirmen
- beengende Kleidung lockern
- Herstellen der atemerleichternden Sitzhaltung (→ Seite 57)
- Wärmeerhaltung (→ Seite 55)
- den Betroffenen nicht alleine lassen
- ständig Bewußtsein, Atmung und Puls kontrollieren (→ Seite 37, 39)
- Notruf absetzen
- weitere Maßnahmen je nach Notwendigkeit leisten: Bei Bewußtlosigkeit mit vorhandener und ausreichender Atmung des Betroffenen stabile Seitenlage herstellen (→ Seite 63). Bei unzureichender Atmung oder einem Atemstillstand ist die Atemspende (→ Seite 103, 105) erforderlich, bei zusätzlichem Herz-Kreislauf-Stillstand muß sofort mit der Herz-Lungen-Wiederbelebung (→ Seite 123–127) begonnen werden.

Im folgenden Abschnitt werden **die häufigsten Ursachen** für akute Atemnot ausführlicher erläutert. Zudem wird auf besondere Erkennungsmerkmale und Maßnahmen hingewiesen, die die bereits beschriebenen ergänzen.

Einige **weitere Ursachen** akuter Atemnot sind aus didaktischen Gründen *nicht* auf den folgenden Seiten zu finden, sondern wurden anderen Themenbereichen zugeordnet. Im einzelnen handelt es sich um:

- **Atemnot durch Brustkorbverletzungen → Seite 169**
- **Atemnot durch Erkrankungen oder Verletzungen des Bauchbereiches → Seite 153–157**
- **Atemnot durch Vergiftungen → Seite 191–203**
- **Atemnot durch akute Kreislaufstörungen, insbesondere bei *Angina pectoris* und Herzinfarkt → Seite 111.**

88 Atmung – Atemstörungen

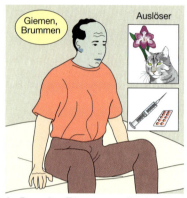

A₁ Besondere Erkennungsmerkmale

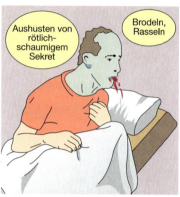

B₁ Besondere Erkennungsmerkmale

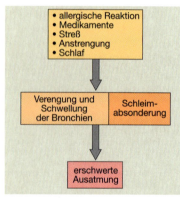

A₂ Asthma bronchiale

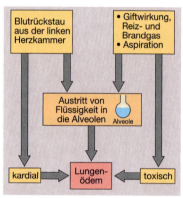

B₂ Lungenödem

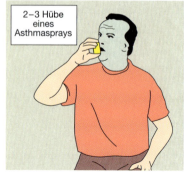

A₃ Besondere Maßnahmen

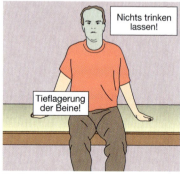

B₃ Besondere Maßnahmen

Asthma bronchiale und Lungenödem 89

Asthma bronchiale/Asthmaanfall (A_2)
Viele Faktoren können zur Entstehung eines *Asthma bronchiale* führen, wobei Erbanlagen, Umwelteinflüsse, Abnormitäten des Bronchialsystems oder auch erworbene Schädigungen eine Rolle spielen können. Letztlich münden alle Ursachen in einem ähnlichen Resultat:
Durch eine chronische Entzündung werden die unteren Atemwege überempfindlich. Es kommt anfallsweise zu einer Verengung und Schwellung der kleinen Bronchien, gleichzeitig wird zäher Schleim abgesondert. Besonders die Ausatmung des Betroffenen ist erschwert.
Auslöser eines Asthmaanfalls können allergische Reaktionen, Medikamente, Anstrengung, Streß und auch Schlaf sein.
Zwischen den Anfällen sind die funktionellen Veränderungen weitgehend reversibel, was das Asthma u. a. von einer chronischen Bronchitis (→ Seite 91) unterscheidet.

Erkennungsmerkmale eines Asthmaanfalls (A_1)
- Allgemeine Erkennungsmerkmale → Seite 87
- typisches Symptom ist ein meist deutliches *Giemen* und *Brummen* während der Ausatmungsphase. Es besteht oft schwerste Atemnot: Ein Asthmaanfall kann lebensbedrohlich verlaufen
- zusätzlich besteht häufig eine erhebliche Unruhe sowie ein schneller, evtl. flacher Puls, nicht zuletzt auch durch die oft in höherer Dosis eingenommenen Asthmasprays
- Atemnot hat sich aus relativem Wohlbefinden heraus akut und plötzlich entwickelt
- meist ist den Betroffenen oder Angehörigen bekannt, daß ein Asthma vorliegt.

Maßnahmen beim Asthmaanfall (A_3)
- Allgemeine Maßnahmen → Seite 87
- Gabe von 2–3 (nicht mehr!) Hüben eines Asthmasprays, falls vorhanden
- Beruhigung und Betreuung des Betroffenen ist beim Asthmaanfall besonders wichtig
- in jedem Fall sollte auf der unverzüglichen Alarmierung des Rettungsdienstes bestanden werden. Wenngleich viele Betroffene zunächst der Ansicht sind, daß der Asthmaanfall in wenigen Augenblicken vorbei sein wird, kann sich jederzeit ein absolut lebensbedrohlicher Zustand entwickeln!

Lungenödem (B_2)
Hierbei tritt Flüssigkeit aus dem Blut in das Lungengewebe und/oder in die Lungenbläschen ein. Ist die Ursache dafür ein Blutrückstau aus der linken Herzkammer in die Lungen, spricht man vom *kardialen Lungenödem*. Wenn dagegen Gift-, Reiz- oder Brandgas, ein Pflanzenschutzmittel oder Heroin inhaliert wurde bzw. wenn jemand *aspiriert* hat (→ Seite 61) und sich daraus ein *Lungenödem* entwickelt, bezeichnet man dies als *toxisches Lungenödem*. Auch bei Ertrinkungsunfällen kann sich ein *Lungenödem* entwickeln (→ Seite 97).

Erkennungsmerkmale eines Lungenödems (B_1)
- Allgemeine Erkennungsmerkmale → Seite 87
- typische Erkennungsmerkmale eines Lungenödems sind brodelnde und rasselnde Atemgeräusche; häufig wird viel dünnflüssiges, rötlich-schaumiges bzw. fleischwasserfarbenes Sekret abgehustet.

Maßnahmen beim Lungenödem (B_3)
- Allgemeine Maßnahmen → Seite 87
- Tieflagerung der Beine, um den Blutrückfluß von den Beinen zur Lunge und zum Herzen zu verringern. Die Belastung des Herzens wird so reduziert und ein weiterer Austritt von Flüssigkeit aus dem Blut ins Lungengewebe und/oder die Lungenbläschen verhindert
- nichts zu trinken geben!

Nur bei Verdacht auf ein *kardiales Lungenödem* (wenn die Ursache des *Lungenödems* also keine Vergiftung ist) und wenn der Puls des Betroffenen gut tastbar ist:
- in Abständen von fünf Minuten wiederholte Gabe von 1–2 Hüben Nitrospray, sofern vorhanden
- bei gleichzeitigen Brustschmerzen kann parallel zum Lungenödem auch ein Herzinfarkt oder *Angina-pectoris*-Anfall vorliegen! (Zu weiteren Maßnahmen → Seite 111).

Atmung – Atemstörungen

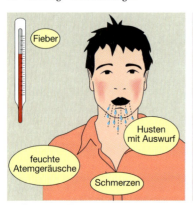

A₁ Besondere Erkennungsmerkmale

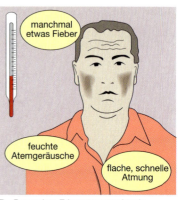

B₁ Besondere Erkennungsmerkmale

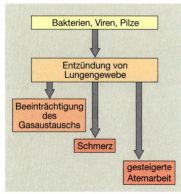

A₂ Lungenentzündung

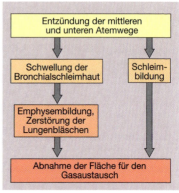

B₂ Chronische obstruktive Bronchitis

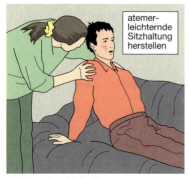

A₃ Besondere Maßnahmen

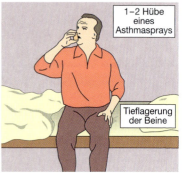

B₃ Besondere Maßnahmen

Lungenentzündung und chronische obstruktive Bronchitis

Lungenentzündung (Pneumonie) (A_2)
Die Entzündung eines mehr oder weniger großen Anteils des Lungengewebes bezeichnet man als Lungenentzündung. Hervorgerufen wird sie durch Krankheitserreger (Bakterien, Viren oder Pilze).
Der Gasaustausch in den *Alveolen* (→ Seite 81), besonders jedoch die Aufnahme von Sauerstoff ins Blut, wird dabei beeinträchtigt. Weil der erkrankte Lungenanteil außerdem an Dehnbarkeit verliert und sich dies ungünstig auf die Atemmechanik im Brustkorb auswirkt, ist bei der Atmung eine größere Anstrengung (eine gesteigerte Atemarbeit) notwendig, weshalb eine Lungenentzündung häufig mit Atemnot einhergeht.
Hinzu kommen evtl. Schmerzen, sofern das Lungenfell ebenfalls entzündet ist, und Allgemeinsymptome einer Infektionskrankheit, durch die der Organismus zusätzlich geschwächt wird.

Erkennungsmerkmale einer Lungenentzündung (A_1)
- Allgemeine Erkennungsmerkmale → Seite 87
- Husten mit eitrigem Auswurf
- Fieber
- allgemeine Schwäche und meist schweres Krankheitsgefühl
- ggf. atmungsabhängige Schmerzen
- häufig schon auf Distanz hörbare feuchte Atemgeräusche.

Im Gegensatz zu den bisher beschriebenen Krankheitsbildern entwickelt sich die Atemnot bei der Lungenentzündung meist nicht plötzlich, sondern über Stunden oder sogar Tage.

Maßnahmen bei einer Lungenentzündung (A_3)
- Allgemeine Maßnahmen → Seite 87
- besondere bzw. ergänzende Maßnahmen sind bei der Lungenentzündung nicht erforderlich. Die beschriebenen allgemeinen Maßnahmen bei Atemnot reichen aus (→ Seite 87), wichtig ist aber vor allem das Herstellen der atemerleichternden Sitzhaltung (→ Seite 57).

Chronische obstruktive Bronchitis (B_2)
Die häufigste Erkrankung der Atmungsorgane ist die chronische Bronchitis, eine chronische Entzündung der mittleren und unteren Atemwege. Häufigste Ursache dafür ist das Rauchen!

Der Entzündung folgt die Schädigung und Schwellung *(Obstruktion)* der Bronchialschleimhaut. Das führt zur Überblähung und schließlich zur Zerstörung der Lungenbläschen *(Emphysembildung)*. Die Fläche für den Gasaustausch nimmt dabei kontinuierlich ab. Im Extremfall kommt es sogar zum chronischen Atmungsversagen, bei dem selbst im Ruhezustand nicht mehr genügend Sauerstoff aufgenommen und Kohlendioxid abgegeben werden kann. Selbst bei geringfügiger körperlicher Belastung verspüren die Betroffenen dann erhebliche Atemnot.
Die geschädigte Bronchialschleimhaut ist außerdem sehr anfällig für Infekte. Häufig ist eitrige Schleimbildung die Folge, was die Atmung zusätzlich erschwert und die ohnehin schon an der Grenze ihrer Leistungsfähigkeit arbeitende Atempumpe gänzlich überfordert.
Im Gegensatz zum *Asthma bronchiale* (→ Seite 89) entwickeln sich die Symptome meist weniger akut und sind zwischen den Attacken auch nur selten völlig verschwunden.

Erkennungsmerkmale einer chronischen obstruktiven Bronchitis (B_1)
- Allgemeine Erkennungsmerkmale → Seite 87
- akute Zunahme der chronisch bestehenden Atemnot
- feuchte Atemgeräusche, die meist schon auf Distanz zu hören sind
- flache Atmung mit hoher Frequenz (häufig mehr als 25 Atemzüge pro Minute)
- manchmal etwas Fieber

Da es sich vielfach um ältere Patienten handelt, die auch an Herzschwäche leiden, ist die Symptomatik mitunter nicht von der eines *Lungenödems* (→ Seite 89) zu unterscheiden.

Maßnahmen bei einer chronischen obstruktiven Bronchitis (B_3)
- Allgemeine Maßnahmen → Seite 87
- Tieflagerung der Beine, um den Blutrückfluß von den Beinen zur Lunge und zum Herzen zu verringern
- ggf. Gabe von 1–2 Hüben (nicht mehr!) eines Asthmasprays, sofern vorhanden.

92 Atmung – Atemstörungen

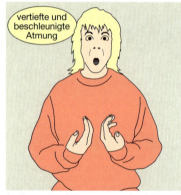

A₁ Besondere Erkennungsmerkmale

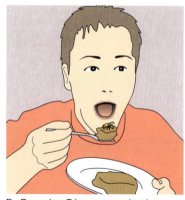

B₁ Besondere Erkennungsmerkmale

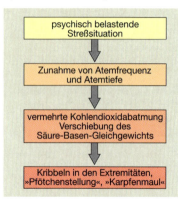

A₂ Hyperventilationssyndrom

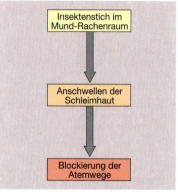

B₂ Insektenstich im Mund-Rachenraum

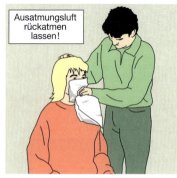

A₃ Besondere Maßnahmen

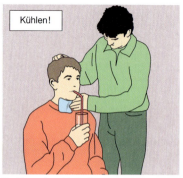

B₃ Besondere Maßnahmen

Hyperventilationssyndrom (A_2)
Auf psychisch belastende Streßsituationen reagieren besonders junge Menschen (Frauen häufiger als Männer) manchmal mit einer gesteigerten Atemfrequenz und -tiefe. Eine der Situation unangepaßte Atmung mit vermehrter Abatmung von Kohlendioxid hat eine Verschiebung des Säure-Basen-Gleichgewichts im Blut zur Folge. Die Entstehung der Symptomatik ist allerdings noch nicht ganz geklärt.

Erkennungsmerkmale des Hyperventilationssyndroms (A_1)
- Allgemeine Erkennungsmerkmale → Seite 87
- Kribbeln und Mißempfindungen v. a. in den Händen, Füßen und um den Mund
- Muskelverkrampfungen der Hände, Füße (»Pfötchenstellung«) und des Mundes (»Karpfenmaul«)
- Angst, Erregung, Unruhe
- Blässe, Schwitzen
- Atemnot mit extrem hoher Atemfrequenz von bis zu 50 Atemzügen pro Minute, da die Bronchien sich aufgrund der hohen Kohlendioxidabatmung eng stellen
- in Extremfällen treten *generalisierte* Muskelverkrampfungen auf.

Das Krankheitsbild wirkt häufig hochdramatisch, ist jedoch nicht lebensbedrohlich und nach Normalisierung der Atmung schnell reversibel.

Maßnahmen beim Hyperventilationssyndrom (A_3)
- Allgemeine Maßnahmen → Seite 87
- besonders wichtig: den Betroffenen abschirmen und beruhigen
- immer wieder zu ruhiger, bewußt flacher Atmung anhalten
- Ausatmungsluft rückatmen lassen, so daß ein Teil des ausgeatmeten Kohlendioxids wieder eingeatmet wird.

    Hierzu eignen sich Plastiktüten, Mützen oder Hüte, die im Abstand von 1–2 Zentimetern vor den Mund des Betroffenen gehalten werden.

    Es ist außerordentlich wichtig, den Betroffenen zuvor von diesem therapeutischen Vorhaben zu unterrichten!
- eine Krankenhausbehandlung ist in der Regel nicht erforderlich.

Insektenstich im Mund-Rachen-Raum
Vor allem in den Sommermonaten, und ganz besonders beim Essen oder Trinken im Freien, besteht die Gefahr, von einem Insekt (Wespe, Biene, Hummel) in die Schleimhaut des Mund-Rachen-Raums oder in die Zunge gestochen zu werden. Der Giftstoff, der dabei über den Stachel des Tiers abgegeben wird, kann die oberen Atemwege innerhalb kurzer Zeit massiv anschwellen lassen. Dies führt zunächst zu einer erheblich erschwerten Atmung des Betroffenen und kann bei vollständiger Blockierung des Mund-Rachen-Raums nach wenigen Minuten auch einen Atemstillstand bzw. den Tod durch Ersticken zur Folge haben, wenn nicht unverzüglich Hilfe geleistet wird.

Erkennungsmerkmale eines Insektenstichs im Mund-Rachen-Raum (B_1)
- Typisches Notfallgeschehen: Der Betroffene wird meistens beim Essen oder Trinken im Freien gestochen
- allgemeine Erkennungsmerkmale → Seite 87
- plötzlich einsetzende, rasch und massiv zunehmende Atemnot
- große Aufregung und Angstgefühl des Betroffenen, da er glaubt, bald zu ersticken.

Maßnahmen beim Insektenstich im Mund-Rachen-Raum (B_3)
- Sofort Notruf absetzen
- allgemeine Maßnahmen → Seite 87
- unbedingt versuchen, den Betroffenen zu beruhigen: Je mehr der Betroffene sich in seine Angst hineinsteigert, um so schneller schwellen die Atemwege zu. Durch die Aufregung werden Herzfrequenz, Blutdruck und damit die Durchblutung der Gefäße gesteigert
- kühlen von innen durch kalte Getränke und Eis zum Lutschen
- kühlen von außen durch kalt angefeuchtete Tücher oder kalte Gegenstände
- bei Atemstillstand wird der Betroffene beatmet (→ Seite 103, 105), denn meistens gelingt es noch, ausreichend Luft »an der Schwellung vorbei« in die Lunge des Betroffenen zu pusten.

94 Atmung – Atemstörungen

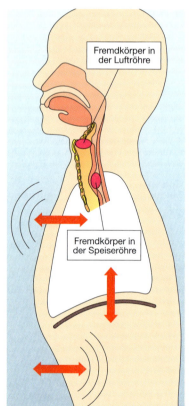

A Inverse Atmung

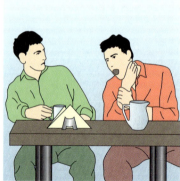

B Bolusgeschehen

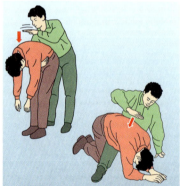

C Maßnahmen bei Fremdkörpern in der Luftröhre

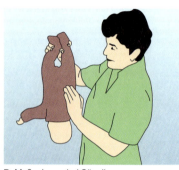

D Maßnahmen bei Säuglingen

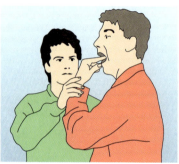

E Maßnahmen bei Fremdkörpern in der Speiseröhre

Fremdkörper in den Atemwegen (Bolusgeschehen)

Ein **Bolusgeschehen** wird häufig durch zu hastiges Essen, gleichzeitiges Sprechen bzw. Lachen oder einfaches »Verschlucken« eines Bonbons oder Kaugummis ausgelöst. Kinder, vor allem Kleinkinder im ersten Lebensjahr, nehmen auch Spielzeugteile (Bausteine) oder Geldstücke in den Mund, um sie auf diese Weise kennenzulernen. Daher kommt es bei Kindern relativ häufig zu Bolusgeschehen. Allerdings treten Fremdkörper nicht selten auch bei älteren Menschen auf, die z. B. aufgrund einer schlechtsitzenden Zahnprothese nicht ausreichend kauen können und daher versuchen, zu große Nahrungsstücke herunterzuschlucken.

Auch beim hastigen oder gierigen Essen (»Schlingen«) ohne ausreichendes Kauen kann ein Speisebrocken »steckenbleiben«, insbesondere z. B. größere Fleischstücke.

Sowohl Fremdkörper in der Luftröhre *(Trachea)* als auch in der Speiseröhre *(Oesophagus)* führen mitunter zu erheblicher Atemnot, weil die flexible Vorderwand des *Oesophagus* so ausgedehnt werden kann, daß die der *Trachea* einengt. Im Extremfall kommt es durch das *Bolusgeschehen* zu einer vollständigen Blockierung der Atemwege.

In besonders ungünstigen Fällen führt das Verschlucken eines Fremdkörpers über eine Reizung des *vegetativen* Nervensystems zu einem reaktiven Herzstillstand mit akutem Kreislaufversagen (sogenannter *Bolustod*).

Erkennungsmerkmale eines Bolusgeschehens
- Typisches Notfallgeschehen: Man beobachtet ein Kind, das sich Gegenstände in den Mund steckt oder bemerkt den Beginn des *Bolusgeschehens* beim Essen (B)
- allgemeine Erkennungsmerkmale → Seite 87
- der Betroffene greift sich häufig instinktiv an den Hals
- bei **Fremdkörpern in der Luftröhre** tritt sofort ein starker Hustenreiz auf, und es sind pfeifende Atemgeräusche zu hören
- bei **Fremdkörpern in der Speiseröhre** klagt der Betroffene über Würgereiz, Schmerzen und Schluckbeschwerden
- die Gesichtsfarbe wird rot bis bläulich *(cyanotisch)*
- je nach Größe und Lage des Fremdkörpers tritt mehr oder weniger ausgeprägte Atemnot auf
- bei (fast) vollständiger Atemwegsblockierung ist ein asynchrones Heben und Senken von Bauchbereich und Brustkorb zu beobachten *(inverse Atmung)*, d. h. die Bauchdecke wölbt sich hevor, wenn sich der Brustkorb senkt und umgekehrt (A). Es besteht akute Lebensgefahr!

Maßnahmen beim Bolusgeschehen
- Allgemeine Maßnahmen → Seite 87
- bei Fremdkörpern **in der Luftröhre** wird der Oberkörper des Betroffenen (u. U. über eine Stuhllehne oder das Knie des Helfers) nach vorn gebeugt (C)
- anschließend klopft der Helfer mit der flachen Hand kräftig zwischen die Schulterblätter auf den Rücken des Betroffenen
- kleine Kinder faßt man, solange sie für den Helfer nicht zu schwer sind, an den Füßen, läßt sie kopfüber herabhängen und klopft ihnen auf den Rücken (D)
- wenn man ein Doppel des Fremdkörpers hat (bei Spielzeugsteinen ist dies möglicherweise der Fall), wird es dem eintreffenden Rettungsdienst gezeigt und ggf. mitgegeben
- bei Fremdkörpern **in der Speiseröhre** sollte der Betroffene bei sich selbst Erbrechen auslösen, indem er mit einem Finger seine Rachenwand reizt (E)
- bei Atemstillstand wird der Betroffene beatmet (→ Seite 103, 105), denn meistens reicht es noch, ausreichend viel Luft »am Fremdkörper vorbei« in die Lunge des Betroffenen zu pusten
- weitere Maßnahmen je nach Notwendigkeit auszuführen

Der in einigen Veröffentlichungen zur Ersten Hilfe beschriebene **Heimlich-Handgriff** kann – auch als letzte Therapiemöglichkeit (sogenannte *Ultima ratio*) – **nicht empfohlen** werden: Er muß vielmehr unterbleiben, weil die Gefahr besteht, mit großer Wahrscheinlichkeit Leber- und Milzverletzungen hervorzurufen, die mitunter schwere innere Blutungen auslösen.

Dementsprechend wird der Heimlich-Handgriff in den Erste-Hilfe-Lehrgängen der Hilfsorganisationen auch nicht (mehr) gelehrt.

96 Atmung – Atemstörungen

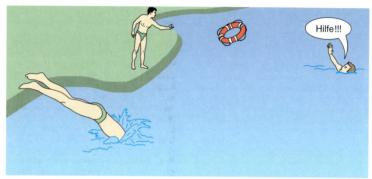

A Ertrinkungsunfall

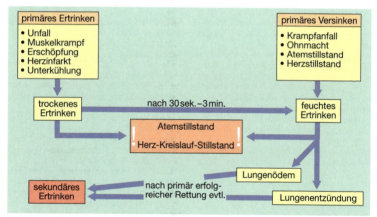

B Primäres Ertrinken und primäres Versinken

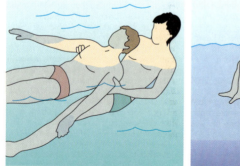

C Rettung nach Ertrinkungsunfall

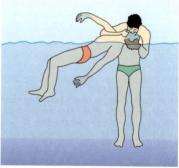

D Frühzeitiger Beginn der Atemspende

Ertrinkungsunfall

Primäres Ertrinken und Versinken (B)
Weltweit sterben jährlich rund 140 000 Menschen durch Ertrinken. Häufigste Ursache sind Unfälle, bei denen Nichtschwimmer in tieferes Wasser stürzen. 20 bis 40 % der Betroffenen sind Kinder unter 5 Jahren.

In dieser Altersgruppe ist das Ertrinken sogar die zweithäufigste unfallbedingte Todesursache.

Aber auch geübten Schwimmern droht die Gefahr zu ertrinken, wenn sie z.B. unterkühlt sind, wenn sie einen Herzinfarkt oder eine Muskelverkrampfung erleiden oder wenn sie ihre Kraft überschätzt haben und in einen massiven Erschöpfungszustand geraten.

Sofern der komplette Ausfall mindestens einer Vitalfunktion Ursache des Notfallgeschehens ist, bezeichnet man dies nicht als *primäres Ertrinken*, sondern als *primäres Versinken*, weil sich der bewußtlose Betroffene vollkommen passiv verhält.

Als Beispiele für solche Situationen können ein epileptischer Anfall, eine Ohnmacht *(Synkope)* oder ein reflektorischer Atem- bzw. Herz-Kreislauf-Stillstand (sogenanntes *sudden-death-Syndrom*) aufgrund zu schnellen Eintauchens in sehr kaltes Wasser genannt werden.

Nur etwa 10 % der Ertrinkungsnotfälle ereignen sich im Meer; die übrigen 90 % treten in öffentlichen und privaten Schwimmbädern, Bächen und Seen auf.

Trockenes und feuchtes Ertrinken
Bei fast allen Ertrinkungsunfällen löst Wasser, das in die oberen Atemwege gelangt, einen *Stimmritzenkrampf (Laryngospasmus)* aus, der vorerst verhindert, daß Wasser in die Lunge eindringt. Weil unter der Wasseroberfläche keine Atmung möglich ist, besteht aber ein Erstickungszustand, den man *trockenes Ertrinken* nennt. Nach kurzer Zeit löst sich der *Stimmritzenkrampf* jedoch, und es kommt – sofern der Betroffene nicht augenblicklich gerettet wird – zur *Aspiration* von Wasser bis in die *Alveolen* (→ Seite 81). Dieses Geschehen beschreibt man als *feuchtes Ertrinken*.

Im Körper des Betroffenen entsteht bei beiden Varianten des Ertrinkens akuter Sauerstoffmangel *(Hypoxie)*. Eine evtl. notwendige Herz-Lungen-Wiederbelebung hat dennoch relativ gute Erfolgsaussichten, weil der Ertrinkungsunfall meist von einer Unterkühlung *(Hypothermie)* des Betroffenen begleitet wird, alle Stoffwechselvorgänge im Körper reduziert und somit auch den Gewebsuntergang bzw. Zelltod sowie die Entstehung des *hypoxischen Hirnschadens* (→ Seite 103) verzögert.

Nach primär erfolgreicher Wiederbelebung – in diesen Fällen spricht man vom *Beinahe-Ertrinken* – droht jedoch die Gefahr, daß aspiriertes Wasser die *Alveolen* schädigt und sich u.U. nach einigen Stunden ein Lungenödem entwickelt. Außerdem können Krankheitserreger, die mit dem Wasser in die Lunge eingedrungen sind, das Lungengewebe infizieren und eine Lungenentzündung *(Aspirationspneumonie)* hervorrufen. Wenn ein Lungenödem und/oder eine Lungenentzündung zum Tod des Betroffenen führt, spricht man vom *sekundären Ertrinken*.

Erkennungsmerkmale eines Ertrinkungsunfalls (A)
- Häufig typisches Notfallgeschehen in Schwimmbädern oder an Stränden: Der Betroffene schlägt bzw. strampelt in Todesangst und Panik um sich, versucht, sich irgendwo festzuhalten und ruft meist um Hilfe (entfällt bei Menschen, die aufgrund eines Krampfanfalls, einer *Synkope* oder eines Herz-Kreislauf-Stillstandes versinken)
- nach erfolgter Rettung des Betroffenen aus dem Wasser sind brodelnde und röchelnde Atemgeräusche schon auf Distanz zu hören
- der Betroffene hustet oder erbricht
- ggf. hat der Betroffene einen Atemstillstand
- ggf. hat der Betroffene einen Herz-Kreislauf-Stillstand.

Maßnahmen beim Ertrinkungsunfall
- Den Ertrinkenden aus dem Wasser retten (Eigenschutz beachten!) (C)
- nicht versuchen, Wasser aus der Lunge herauszupumpen oder herauszuschütteln! Es führt keinesfalls zum Erfolg und verzögert nur unnötig den Beginn anderer Maßnahmen
- bei Atemstillstand baldmöglichst, evtl. noch im Wasser, Atemspende (→ Seite 103, 105) (D)
- bei Herz-Kreislauf-Stillstand sofort die Herz-Lungen-Wiederbelebung einleiten (→ Seite 123–127).

98 Atmung – Atemstörungen

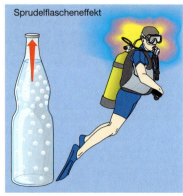

A₁ Besondere Erkennungsmerkmale

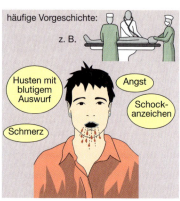

B₁ Besondere Erkennungsmerkmale

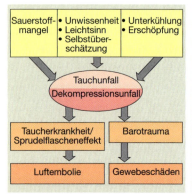

A₂ Tauchunfall

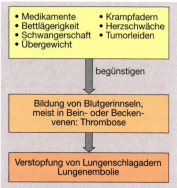

B₂ Lungenembolie

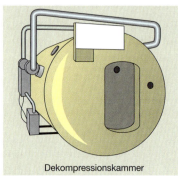

A₃ Besondere Maßnahmen

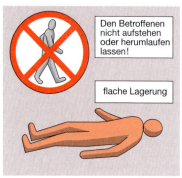

B₃ Besondere Maßnahmen

Tauchunfall, Dekompressionsunfall und Lungenembolie

Tauchunfall (A$_2$)

Tauchunfälle werden meist durch Sauerstoffmangel verursacht, der verschiedene Gründe haben kann: Beim **Gerätetauchen** können Störungen der Luftzufuhr eine unzureichende Sauerstoffversorgung des Tauchers zur Folge haben; beim **Freitauchen** kommt es durch die bewußte *Hyperventilation* vor Beginn des Tauchgangs – entgegen der weit verbreiteten Annahme – nicht zu einer höheren Sauerstoffsättigung des Blutes, sondern nur zu vermehrter Kohlendioxidabatmung, die den Atemanreiz senkt und auf diesem Weg zu einem Sauerstoffmangel führt (→ Seite 83).

Unwissenheit, Leichtsinn und Selbstüberschätzung sowie Unterkühlungs- und Erschöpfungszustände sind weitere Ursachen von Tauchunfällen (→ Seite 107).

Dekompressionsunfall: Taucherkrankheit und Barotrauma

Wenn Gerätetaucher zu schnell aus der Tiefe aufsteigen und vorgegebene *Dekompressionszeiten* nicht einhalten, bilden sich durch Druckunterschiede zwischen dem Wasser und dem Körperinnern des Menschen winzige Stickstoffbläschen im Blut. Man spricht hierbei vom *Sprudelflascheneffekt* bzw. der Taucherkrankheit *(Caissonkrankheit)*, die zunächst auch den sogenannten Tiefenrausch verursacht. Anzeichen dafür sind euphorische Zustände bzw. Bewußtseins- und Wahrnehmungsstörungen bis hin zu Halluzinationen.

Im ungünstigsten Fall führen die Stickstoffbläschen im Blut des Betroffenen zur *Gasembolie* in der Lunge. Dabei wird eine Lungenschlagader durch die Gasbläschen blockiert (vgl. die unten beschriebene *Lungenembolie*).

Sofern Druckunterschiede zwischen dem Wasser und luftgefüllten Körperhöhlen des Menschen auch noch Verletzungen verursachen, spricht man von einem *Barotrauma*. Dabei kommt es zu teilweise schweren Gewebeschäden, meistens in der Lunge, im Ohr und in den Nasennebenhöhlen.

Erkennungsmerkmale eines Tauchunfalls/Dekompressionsunfalls (A$_1$)

Das eigentliche Notfallgeschehen wird in der Regel von anderen Tauchern unter Wasser beobachtet. Wenn der Betroffene nach seiner Rettung an Land noch bei Bewußtsein ist, wird er aufgrund der Taucherkrankheit und evtl. *Barotraumen* über heftige, ggf. atemabhängige Schmerzen klagen. Ansonsten gelten auch hier die Ausführungen zum Ertrinkungsunfall (→ Seite 97) und zur *Lungenembolie* (→ unten).

Maßnahmen beim Tauchunfall/Dekompressionsunfall (A$_3$)

Der Betroffene muß in einer Druckkammer *(Dekompressionskammer)* behandelt werden, weil die Stickstoffbläschen im Blut nur auf diese Weise wieder aufgelöst werden können. Für den Transport zur Druckkammer sorgt der Rettungsdienst! Die Maßnahmen des Ersthelfers entsprechen den bei Ertrinkungsunfällen beschriebenen (→ Seite 97).

Lungenembolie (B$_2$)

Die Verstopfung eines mehr oder weniger großen Anteils der Lungenschlagadern durch Blutgerinnsel wird als *Lungenembolie* bezeichnet.

Begünstigt wird die Entstehung solcher Blutgerinnsel durch verschiedene Faktoren: Medikamente (z. B. »die Pille«, Wassertabletten), Bettlägerigkeit (z. B. nach schwerer Krankheit oder Operationen), lange Flug- oder Eisenbahnreisen, die ohne körperliche Betätigung im Sitzen verbracht werden, Schwangerschaft, Übergewicht, Krampfadern, Herzschwäche und Tumorleiden.

Typische Auslöser der *Lungenembolie* sind kurze körperliche Belastungen, bei denen die Bauchdeckenmuskulatur (»Bauchpresse«) stark angespannt wird, wie z. B. beim Husten oder beim Stuhlgang.

Erkennungsmerkmale einer Lungenembolie (B$_1$)

Zusätzlich zu den bereits geschilderten Symptomen bei Atemnot (→ Seite 87) besteht bei der *Lungenembolie* meist starker, eventuell atemabhängiger Schmerz im Brustkorb. Todesangst, Husten mit blutigem Auswurf sowie Schockanzeichen (→ Seite 115) kommen noch hinzu.

Maßnahmen bei einer Lungenembolie (B$_3$)

- Allgemeine Maßnahmen → Seite 87
- der Betroffene darf nicht aufstehen
- bei Schockanzeichen **flache** Lagerung
- ggf. Atemspende.

100 Atmung – Atemstörungen

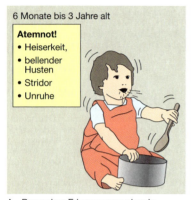

6 Monate bis 3 Jahre alt

Atemnot!
- Heiserkeit,
- bellender Husten
- Stridor
- Unruhe

A₁ Besondere Erkennungsmerkmale

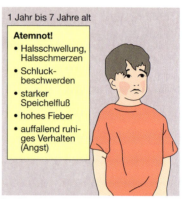

1 Jahr bis 7 Jahre alt

Atemnot!
- Halsschwellung, Halsschmerzen
- Schluckbeschwerden
- starker Speichelfluß
- hohes Fieber
- auffallend ruhiges Verhalten (Angst)

B₁ Besondere Erkennungsmerkmale

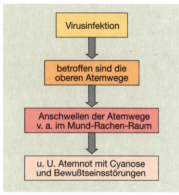

Virusinfektion → betroffen sind die oberen Atemwege → Anschwellen der Atemwege v. a. im Mund-Rachen-Raum → u. U. Atemnot mit Cyanose und Bewußtseinsstörungen

A₂ Pseudokrupp

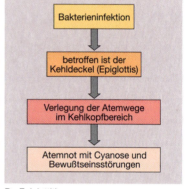

Bakterieninfektion → betroffen ist der Kehldeckel (Epiglottis) → Verlegung der Atemwege im Kehlkopfbereich → Atemnot mit Cyanose und Bewußtseinsstörungen

B₂ Epiglottitis

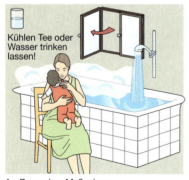

Kühlen Tee oder Wasser trinken lassen!

A₃ Besondere Maßnahmen

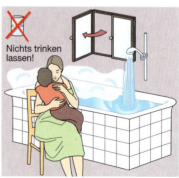

Nichts trinken lassen!

B₃ Besondere Maßnahmen

Pseudokrupp und Epiglottitis

**Pseudokrupp
(Laryngotracheobronchitis) (A_2)**
Es handelt sich um eine Virusinfektion der oberen Atemwege, überwiegend in den Herbst- und Wintermonaten, meist ohne oder mit nur leichtem Fieber (selten über 38 °C). Betroffen sind vor allem Kinder im Alter von 6 Monaten bis zu 3 Jahren. Gelegentlich erkranken jedoch auch ältere Kinder an Pseudokrupp.
Häufig nachts treten folgende Symptome auf: Anschwellen der Atemwege v. a. im Nasen-Rachen-Raum, bellender Husten, Heiserkeit, *Stridor* (pfeifende Atemgeräusche, → Seite 87) und Atemnot. Verstärkt wird diese Symptomatik durch Umweltfaktoren (kaltes Wetter oder Wetterwechsel, Luftverschmutzung) sowie v. a. durch panisches Verhalten der Eltern. Die Erkrankung neigt zu *Rezidiven*, d. h. kaum ist sie überstanden, kann sie erneut auftreten, und obwohl es sich um eine Virusinfektion handelt, entwickelt sie keine Immunität. Bei älteren Kindern mit entsprechend größeren und weiteren oberen Atemwegen führen diese Infekte jedoch immer seltener zu Pseudokrupp-Symptomen.

**Erkennungsmerkmale eines
Pseudokruppanfalls (A_1)**
- Allgemeine Erkennungsmerkmale → Seite 87
- Heiserkeit, bellender Husten
- *Stridor* während der Einatmung
- Unruhe des Kindes.

Nur bei starker Symptomatik:
- Akute Atemnot mit *Cyanose* (Blaufärbung der Haut durch Sauerstoffmangel, → Seite 87) sowie
- Bewußtseinsstörungen, nur selten kommt es zu Bewußtlosigkeit.

Wichtig: Das Kind klagt i. d. R. nicht über Schluckstörungen und hat keinen vermehrten Speichelfluß!

**Maßnahmen bei einem
Pseudokruppanfall (A_3)**
- Allgemeine Maßnahmen → Seite 87
- Kind von den Eltern auf den Arm nehmen lassen
- Kind und Eltern (!) beruhigen (→ Seite 47, 49)
- das Kind kühle, feuchte Luft atmen lassen (z. B. im Bad die Dusche laufen lassen und das Fenster öffnen)
- das Kind zum Trinken von kühlem Tee oder Wasser animieren, um das weitere Anschwellen der Atemwege im Rachenraum zu vermindern.

Kehldeckelentzündung (Epiglottitis) (B_2)
Eine akute Entzündung des Kehldeckels *(Epiglottitis)* wird durch eine Infektion mit dem Bakterium *Haemophilus influenzae Typ B* (HiB) hervorgerufen. Symptome sind hohes Fieber (bis 40 °C), starke Halsschwellung mit Halsschmerzen, Schluckbeschwerden und Speichelfluß sowie eine Blockierung der Atemwege im Kehlkopfbereich. Husten und Heiserkeit sind im Vergleich zum Krankheitsbild bei Pseudokrupp nur wenig ausgeprägt.
Die Erkrankung entwickelt sich meist innerhalb weniger Stunden. Sie tritt überwiegend bei Kindern im Alter zwischen 1 und 7 Jahren auf und verläuft meist akut lebensbedrohlich. Seit der Einführung der Impfung gegen HiB ist die *Epiglottitis* glücklicherweise deutlich seltener geworden.

**Erkennungsmerkmale einer
Epiglottitis (B_1)**
- Allgemeine Erkennungsmerkmale → Seite 87
- Halsschwellung, Halsschmerzen
- Schluckbeschwerden
- hohes Fieber (meist 39 bis 40 °C)
- starker Speichelfluß »kloßige« Sprache
- auffällig ruhiges Verhalten des Kindes (Todesangst!)
- akute Atemnot mit *Cyanose* (Blaufärbung der Haut durch Sauerstoffmangel, → Seite 87)
- Bewußtseinsstörung bis zur Bewußtlosigkeit
- evtl. Atemstillstand.

Maßnahmen bei einer Epiglottitis (B_3)
- Allgemeine Maßnahmen → Seite 87
- Kind von den Eltern auf den Arm nehmen lassen
- Kind und Eltern (!) beruhigen (→ Seite 47, 49)
- das Kind kühle, feuchte Luft atmen lassen (z. B. im Badezimmer die Dusche laufen lassen und das Fenster öffnen)
- das Kind nichts trinken lassen: Gefahr der Schmerzauslösung und des Verschluckens; die folgende Hustenattacke kann zu einer weiteren Anschwellung des Kehldeckels und zum Atemstillstand führen!

102 Atmung – Atemstörungen

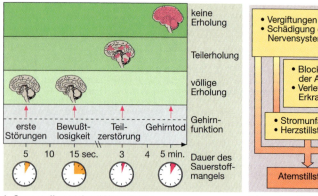

A Sauerstoffmangel und Hirnschäden

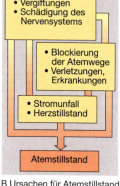

B Ursachen für Atemstillstand

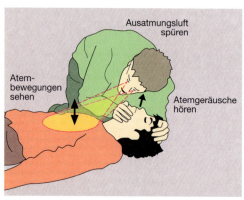

C Atemkontrolle

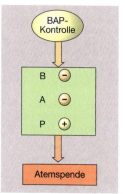

D Ablaufschema

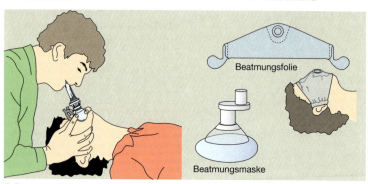

E Beatmungshilfen

Atemstillstand. Atemspende I

Durch einen **Atemstillstand** ist die lebensnotwendige Sauerstoffversorgung des menschlichen Körpers nicht länger sichergestellt. Es entsteht ein Sauerstoffmangel *(Hypoxie),* der nach etwa 3 bis 5 Minuten zunächst Nervenzellen des Gehirns irreversibel schädigt und anschließend zwangsläufig zum Tod des Betroffenen führt, wenn nicht augenblicklich Hilfe geleistet wird (A). Die ausgefallene Vitalfunktion »Atmung« muß deshalb so schnell wie möglich durch die Atemspende eines Ersthelfers ersetzt werden.

Atemstillstand kann Bewußtlosigkeit und einen Herz-Kreislauf-Stillstand verursachen – er kann aber auch als Folge von Störungen des Bewußtseins und des Kreislaufs auftreten. Im einzelnen sind folgende Ursachen eines Atemstillstandes zu nennen (B):

- **Grundsätzlich alle Ursachen, die primär auch zur Bewußtlosigkeit führen** (→ Seite 61), insbesondere Vergiftungen und Schädigungen des zentralen Nervensystems bei Schädelverletzungen und Schlaganfällen.
- **Grundsätzlich alle Ursachen, die auch zu akuter Atemnot führen** (→ Seite 85), insbesondere Blockierungen der oberen Atemwege durch *Aspiration* oder *Bolusgeschehen, Lungenembolie* und *Lungenödem* sowie Verletzungen des Brustkorbs.
- **Grundsätzlich alle Ursachen, die auch zum Herz-Kreislauf-Stillstand führen** (→ Seite 123), insbesondere Herzinfarkte und Stromunfälle.

Erkennungsmerkmale des Atemstillstands (C)

Die Feststellung, daß ein Atemstillstand eingetreten ist, erfolgt während des diagnostischen Blocks durch die Atemkontrolle (→ Seite 37): Es sind keine Atembewegungen sichtbar, keine Atemgeräusche hörbar, und der Helfer spürt auch keine ausgeatmete Luft an seiner Wange. Außerdem kann die Haut des Betroffenen blaßgrau oder bläulich *(cyanotisch)* verfärbt sein. Die *Cyanose* tritt dabei besonders auffällig an den Lippen, Fingernägeln und den Ohrläppchen auf.

Grundsätzliches zur Atemspende

Die *alleinige* Atemspende wird nur dann durchgeführt, wenn beim Betroffenen ein Puls getastet werden kann (D). Sofern Atmung **und** Puls bzw. Herztätigkeit ausgefallen sind, ist die Herz-Lungen-Wiederbelebung einzuleiten, bei der Atemspende und Herzdruckmassage kombiniert werden (→ Seite 123–127).
Voraussetzung für den Beginn der Atemspende ist die Rückenlage des Betroffenen. Im Hinblick auf Atemfrequenz und Atemzugvolumen (→ Seite 83) ist die Atemspende dem Alter des Betroffenen anzupassen. Eine ausreichende Beatmung erfolgt stets dann, wenn sich der Brustkorb des Beatmeten sichtbar hebt.
Die Atemspende muß auf jeden Fall so lange durchgeführt werden, bis die Eigenatmung des Betroffenen wieder einsetzt, der Rettungsdienst übernimmt oder der Helfer definitiv »nicht mehr kann«. In einem solchen Fall legt er eine kurze Erholungspause ein. Falls ein anderer Helfer in der Nähe ist, sollte dieser die Atemspende fortsetzen. Keinesfalls dürfen Hilfsmaßnahmen beendet werden, nur weil ein Helfer subjektiv der Meinung ist, daß sie nicht mehr zum Erfolg führen.
Sobald die Eigenatmung des Betroffenen wieder einsetzt, wird er in die stabile Seitenlage gebracht (→ Seite 63). Bis zum Eintreffen des Rettungsdienstes müssen die Vitalfunktionen aber weiterhin kontrolliert werden, um ein erneutes Aussetzen der Atmung rechtzeitig festzustellen.

Beatmungshilfen (E)

Seit einigen Jahren gibt es verschiedene Beatmungshilfen. Die theoretisch vorhandene Infektionsgefahr durch die Atemspende wird dadurch weitgehend gebannt, weil einerseits kein Körperkontakt zwischen Helfer und Betroffenem mehr zustande kommt und andererseits spezielle Filtermembranen und Ventile vor der Übertragung von Krankheitserregern durch die Luft schützen.
Beatmungshilfen bestehen häufig aus einer Maske, auf die ein kurzes Rohr aufgesteckt wird. Alternativ werden auch Beatmungsfolien angeboten. Die Anwendung dieser Hilfsmittel ist jedoch nicht ganz einfach und muß im Erste-Hilfe-Lehrgang geübt werden. Zudem hat man sie im Notfall meist nicht zur Verfügung.
Papier- oder Stofftaschentücher, die über Mund und Nase des Betroffenen gelegt werden, sind zwar sinnvoll, um ein eventuelles Ekelgefühl bei der Atemspende zu überwinden. Sie gewährleisten aber keinen Infektionsschutz!

104 Atmung – Atemstörungen

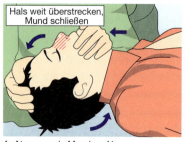
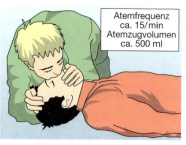

A Atemspende Mund-zu-Nase

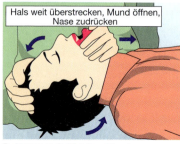
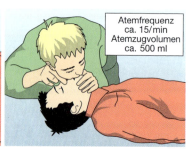

B Atemspende Mund-zu-Mund

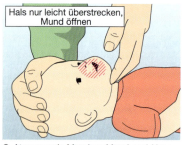
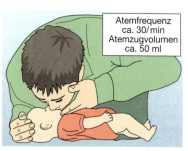

C Atemspende Mund-zu-Mund-und-Nase

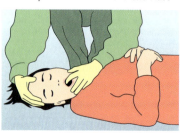
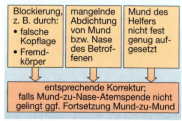

D Ausräumen des Mund-Rachen-Raums   E Fehlerquellen bei der Atemspende

Mund-zu-Nase-Atemspende

Bei Erwachsenen wird die Atemspende i. d. R. als Mund-zu-Nasc-Beatmung durchgeführt (A). Diese Methode entspricht dem natürlichen Weg der Atemluft, das Infektionsrisiko ist wegen des geringeren Schleimhautkontaktes niedriger als bei der Mund-zu-Mund-Beatmung, und der Beatmungsdruck wird durch die relativ engen Atemwege in der Nase ein wenig reduziert. Dadurch verhindert man, daß Luft versehentlich in die Speiseröhre des Betroffenen gelangt und der Magen überbläht wird, was zum Erbrechen mit *Aspirationsgefahr* (→ Seite 61) führen kann:

- Zur Durchführung der Mund-zu-Nase-Atemspende kniet der Helfer seitlich neben dem Kopf des Betroffenen.
- Der Kopf des Betroffenen wird mit dem lebensrettenden Handgriff in den Nacken geneigt (→ Seite 37). Mit der am Kinn liegenden Hand verschließt der Helfer nun den Mund des Betroffenen, indem er den Unterkiefer hochdrückt, damit die eingeblasene Luft bei der Atemspende nicht aus dem Mund entweicht.
- Der Helfer atmet tief ein, setzt den eigenen, weit geöffneten Mund dicht um die Nase des Betroffenen herum auf und atmet durch den Mund aus.
- Nach jeder Atemspende hebt der Helfer seinen Kopf ab und beobachtet, ob der Brustkorb des Betroffenen sich gehoben hat. Ist dies der Fall, ist die Luft tatsächlich in die Lunge gelangt.
- Der Helfer setzt die Atemspende fort.

Wenn der Helfer bei der Mund-zu-Nase-Atemspende einen nicht zu überwindenden Widerstand spürt und auch keine Bewegungen des Brustkorbs ausmachen kann, ist die Atemspende nicht gelungen. Dies liegt in den meisten Fällen daran, daß der Hals des Betroffenen nicht weit genug überstreckt ist. Eine entsprechende Korrektur der Kopflage ermöglicht dann das erfolgreiche Fortsetzen der Atemspende. Eine weitere Fehlerquelle ist die ungenügende Abdichtung von Mund oder Nase des Betroffenen. Mitunter setzt auch der Helfer seinen Mund nicht fest genug auf.

Mund-zu-Mund-Atemspende

Falls die Mund-zu-Nase-Atemspende auch dann nicht gelingt, wenn alle genannten Fehlerquellen ausgeschlossen sind, kann dies an einem Schnupfen des Betroffenen liegen, der dessen Nase verstopft. In einem solchen Fall und bei Verletzungen der Nase wird die Mund-zu-Mund-Atemspende angewendet (B):

- Der Kopf des Betroffenen wird wie bei der Mund-zu-Nase-Atemspende gelagert.
- Mit Daumen und Zeigefinger der ursprünglich an der Stirn liegenden Hand verschließt der Helfer nun die Nase des Betroffenen.
- Mit der am Kinn liegenden Hand wird der Mund des Betroffenen geöffnet.
- Der Helfer atmet tief ein, setzt den eigenen, weit geöffneten Mund dicht um den Mund des Betroffenen auf und atmet in dessen Körper aus.
- Fortsetzung wie bei der Mund-zu-Nase-Atemspende.

Mund-zu-Mund-und-Nase-Atemspende bei Kleinkindern und Säuglingen

Bei Kleinkindern und Säuglingen wendet man die Mund-zu-Mund-und-Nase-Atemspende an (C):

- Der Hals des Kindes wird dabei nur leicht überstreckt, der Helfer setzt seinen Mund über Mund und Nase des Kindes auf.
- Atemfrequenz und Atemzugvolumen (→ Seite 83) sind dabei dem Alter des Kindes anzupassen. Der Ausatmungsstoß des Helfers wird also in mehrere kleinere Atemstöße aufgeteilt.

Ausräumen des Mund-Rachen-Raums

Unter Umständen gelingt die Atemspende nicht, weil Fremdkörper (Erbrochenes, Speisereste, gelockerte Zahnprothesen) die Atemwege blockieren. Dann ist es notwendig, den Mund-Rachen-Raum auszuräumen (D):

- Der Helfer dreht den Kopf des Betroffenen zur Seite und öffnet dessen Mund, indem er den Unterkiefer nach unten zieht.
- Ein von außen zwischen die Zahnreihen des Ober- und Unterkiefers gelegter Daumen verhindert, daß der Mund sich schließt.
- Mit zwei Fingern der anderen Hand (Handschuhe tragen!) wird dann der Mund-Rachen-Raum ausgeräumt.

Eine *zusammenfassende* Übersicht über mögliche Fehlerquellen bei der Atemspende gibt Abbildung E.

106 Kreislauf – Kreislaufstörungen

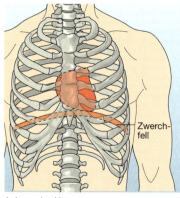

A Lage des Herzens

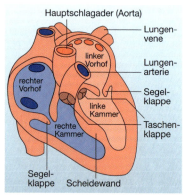

B Aufbau des Herzens

Alter	Herzfrequenz/min. (in relativem Ruhezustand)
Neugeborene	ca. 140
Säuglinge	ca. 120
Kleinkinder	ca. 110
Schulkinder	ca. 100
Jugendliche	ca. 80
Erwachsene	ca. 60–80

C Herzfrequenz in Abhängigkeit vom Alter

	Herzfrequenz pro Minute
liegend	60–80
sitzend	70–90
laufend	120–140

D Herzfrequenz in Abhängigkeit von körperlicher Betätigung

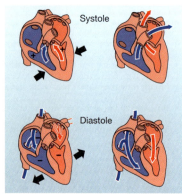

E Kontraktion des Herzens

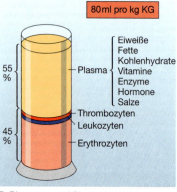

F Blutmenge und Blutbestandteile

Anatomie und Funktion der am Kreislauf beteiligten Organe

Durch die Vitalfunktion Atmung gelangt lebensnotwendiger Sauerstoff zunächst in die beiden Lungenflügel bzw. in die dortigen Lungenbläschen *(Alveolen)*. Der Transport des Sauerstoffs von den *Alveolen* zu den Zellen im übrigen Organismus, aber auch die Zufuhr vieler anderer Nährstoffe und der Abtransport von diversen Stoffwechselprodukten (z. B. Kohlendioxid) zu den jeweiligen Ausscheidungsorganen wird durch den Kreislauf sichergestellt, indem das **Herz** ständig **Blut** durch die **Gefäße** pumpt.

Wie effektiv dieses körpereigene Transport- und Versorgungssystem arbeitet, hängt dabei ab von der Schlagkraft des Herzens, der im Kreislauf zur Verfügung stehenden, d. h. zirkulierenden Blutmenge, dem Zustand der Blutgefäße (d. h. der Durchgängigkeit und ihrer Regulation durch Weit- oder Engstellung) sowie dem Blutdruck, der sich aus diesen Faktoren ergibt.

Die **Steuerung** der Herzschlagkraft, der Herzfrequenz und der Gefäßregulation erfolgt – dem jeweiligen Bedarf entsprechend – über das *vegetative* Nervensystem bzw. durch das Herz-Kreislauf-Zentrum (→ Seite 59).

Herz

Das Herz ist ein Hohlmuskel, der als »Pumpstation« für die Zirkulation des Blutes in den Gefäßen verantwortlich ist. Es befindet sich, vom Herzbeutel *(Perikard)* aus Bindegewebe umgeben, nahezu mittig im Brustkorb *(Thorax)* – im sogenannten Mittelfellraum –, wobei die Herzspitze nach links unten gerichtet ist und auf dem Zwerchfell aufliegt (A).

Funktionell lassen sich zwei Herzhälften unterscheiden, die durch die Herzscheidewand *(Septum)* voneinander abgegrenzt werden. Jede dieser Hälften besteht aus einem Vorhof *(Atrium)* und einer Kammer *(Ventrikel)*. Zwischen den Vorhöfen und den Kammern sowie an den Austrittsöffnungen des Herzens befinden sich Herzklappen, die als Rückschlagventile wirken und für einen gerichteten Blutstrom durch das Herz sorgen (B).

Normalerweise schlägt das Herz eines Erwachsenen 60 bis 80 mal pro Minute. Bei Kindern ist die Herzfrequenz höher (C). Außerdem kann sie bei psychischer oder physischer Belastung mitunter erheblich ansteigen (D).

Die Blutversorgung des Herzens erfolgt über Herzkranzgefäße *(Koronargefäße)*, die unmittelbar nach ihrem Austritt aus dem Herzen von der großen Körperschlagader *(Aorta)* abzweigen.

Das Zusammenziehen (die Kontraktion) des Herzmuskels wird durch ein eigenes und vom übrigen Körper unabhängiges *(autonomes)* Reizbildungs- und Reizleitungssystem aus Nervenzellen und Muskelfasern gesteuert. Die Phase der Herzaktion, in der sich die Kammern kontrahieren und somit Blut in die Gefäße gepumpt wird, bezeichnet man als Anspannungs- und Austreibungsphase *(Systole)*; die Phase der Herzaktion, in der die Muskulatur erschlafft und sich das Herz erneut mit Blut füllt, nennt man Entspannungs- und Füllungsphase *(Diastole)* (E).

Blut

Das Blut erfüllt als körpereigene Flüssigkeit im wesentlichen vier Funktionen:
- Blut ist ein **Transportmittel** für Sauerstoff, Kohlendioxid, Nährstoffe und Abfallprodukte des Stoffwechsels.
- Blut ist an der **Wärmeregulation** des Menschen beteiligt.
- Blutbestandteile dienen der **Abwehr** von in den Körper eingedrungenen Krankheitserregern.
- Blutbestandteile sorgen für die **Blutgerinnung**, d. h. für den Verschluß von Blutgefäßdefekten bzw. Wunden.

Etwa 55 % des gesamten Blutvolumens ist flüssiges Blutplasma, das aus Wasser besteht, in dem u. a. Eiweiße (Proteine, z. B. *Fibrinogen*), Fette, Kohlenhydrate (Glukose), Vitamine, Enzyme, Hormone und Salze *(Elektrolyte)* gelöst bzw. emulgiert sind.

Zu den festen Bestandteilen, die etwa 45 % des gesamten Blutvolumens ausmachen und primär im Knochenmark eines Menschen gebildet werden, zählen rote Blutkörperchen *(Erythrozyten)*, die für den Transport des Sauerstoffs zuständig sind, weiße Blutkörperchen *(Leukozyten)* zur Abwehr von Krankheitserregern sowie Blutplättchen *(Thrombozyten)*, die gemeinsam mit anderen im Blut gelösten Stoffen, v. a. Fibrinogen, für die Blutgerinnung sorgen (F).

Durchschnittlich hat ein Erwachsener 5 bis 7 Liter Blut in seinem Körper. Die Menge entspricht etwa 80 ml Blut pro Kilogramm des Körpergewichts (KG).

108 Kreislauf – Kreislaufstörungen

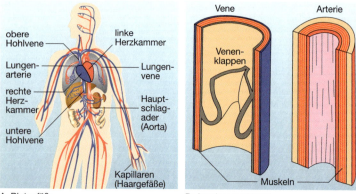

A Blutgefäße

B Arterien und Venen

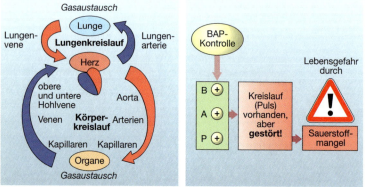

C Schematischer Blutkreislauf

D Gefahr von Kreislaufstörungen

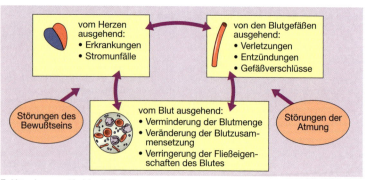

E Ursachen von Kreislaufstörungen

Blutgefäße (A)

Blutgefäße, die vom Herzen weg führen, bezeichnet man als **Arterien** (B). Durch die Schlagkraft des Herzens herrscht in ihnen ein relativ hoher Druck. Sie haben dicke, elastische Wände mit einer starken Muskelschicht. Das *vegetative* Nervensystem (→ Seite 59) reguliert durch Veränderungen der Spannung in dieser Muskelschicht den Durchmesser der Arterien, um die Durchblutung in bestimmten Bereichen dem jeweiligen Bedarf anzupassen.
Venen (B) transportieren das Blut zum Herzen zurück. Der Druck in ihnen ist so gering, daß teilweise *Venenklappen* erforderlich sind, um einen korrekt gerichteten Blutstrom aufrechtzuerhalten. Die Wände der Venen sind dünner als die der Arterien und sie haben eine deutlich schwächere Muskelschicht.
Der Gasaustausch von Sauerstoff und Kohlendioxid, d. h. die innere und äußere Atmung (→ Seite 81) findet über die feinen Haargefäße *(Kapillargefäße)* statt, deren Wände so dünn sind, daß die jeweiligen Stoffe durch sie hindurch in die Zellen diffundieren können.

Kreislauf

Von der linken Herzkammer ausgehend wird das Blut in die große Körperschlagader *(Aorta)* gepumpt. Sie verzweigt sich in mehrere, immer kleiner werdende Arterien, die schließlich in den arteriellen Anteil der *Kapillargefäße* münden, wo der Gas- und Stoffaustausch stattfindet. Nachdem der Sauerstoff an die Zellen abgegeben und Kohlendioxid in die Blutbahn aufgenommen wurde, durchfließt das Blut den venösen Anteil der *Kapillargefäße* und gelangt dann in immer größere Venen, bis die obere und die untere Hohlvene schließlich in den rechten Vorhof des Herzens münden. Von dort gelangt das Blut in die rechte Herzkammer und durch die Lungenarterie zur Lunge, wo erneut ein Gasaustausch stattfindet: Kohlendioxid wird zur Ausatmung in die *Alveolen* abgegeben, und Sauerstoff diffundiert erneut in die Blutbahn. Über die Lungenvene fließt das Blut zum linken Vorhof und von dort in die linke Herzkammer, so daß der Kreislauf erneut beginnt (C).
Somit lassen sich innerhalb des *einen* Blutkreislaufs *zwei*, ein größerer und ein kleinerer, voneinander abgrenzen:

Den Weg von der rechten Herzkammer ausgehend über Lunge und zurück zum linken Vorhof des Herzens bezeichnet man als (kleinen) Lungenkreislauf. Den Weg von der linken Herzkammer ausgehend in den gesamten Körper und zurück zum rechten Vorhof des Herzens nennt man (großen) Körperkreislauf.

Kreislaufstörungen

Eine Störung des Kreislaufs bzw. ungenügende Kreislauftätigkeit führt innerhalb weniger Minuten zu einem lebensbedrohlichen Sauerstoffmangel (D). Eine Kreislaufstörung kann natürlich auch durch eine Minderversorgung mit Sauerstoff ausgelöst werden.
Als weitere Ursachen für Kreislaufstörungen sind folgende Notfallsituationen zu nennen, die sich auch wechselseitig bedingen oder beeinflussen können (E):

- **Vom Herz ausgehend:** Erkrankungen (Herzinfarkt und *Angina pectoris* als Folge der koronaren Herzkrankheit, KHK), unzureichende Herzleistung *(Herzinsuffizienz)* sowie akute Herzrhythmus- und Frequenzstörungen.
- **Von den Blutgefäßen ausgehend:** Verletzungen mit großem Blutverlust bzw. daraus resultierendem Schock, Störungen der Gefäßregulation sowie Gefäßverschlüsse.
- **Vom Blut ausgehend:**
  - Akute **Verringerung des im Kreislauf zirkulierenden Blutvolumens**, z. B. bei einem Schock.
  - Durch Erkrankungen oder Vergiftungen ausgelöste **Veränderungen der Blutzusammensetzung**, die wiederum **eine Verringerung der Transportkapazität des Blutes** zur Folge haben, z. B. Kohlenmonoxidvergiftungen (→ Seite 195), Mangel an *Erythrozyten* bei Blutarmut *(Anämie)* und krankhaften Zersetzungsprozessen von Blutbestandteilen *(Hämolyse)*.
  - **Verschlechterung der Fließeigenschaften des Blutes**, z. B. bei Flüssigkeitsverlust und Bluteindickung bei Verbrennungen oder durch verstärkte Blutgerinnung *(Verbrauchskoagulopathie)* als Folgeerscheinung eines Schocks.
- **Alle Störungen des Bewußtseins** (→ Seite 61) **und der Atmung** (→ Seite 85): Als Vitalfunktionen hängen sie unmittelbar mit dem Kreislauf zusammen.

110 Kreislauf – Kreislaufstörungen

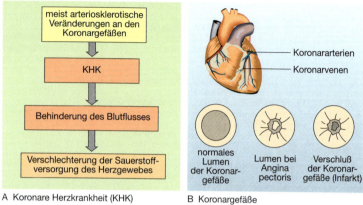

A Koronare Herzkrankheit (KHK)

B Koronargefäße

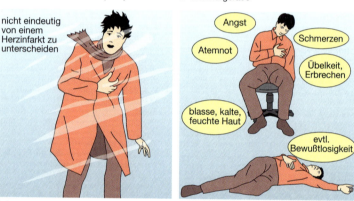

C Angina pectoris

D Herzinfarkt

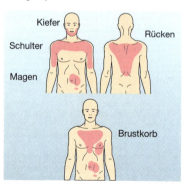

E Schmerzausstrahlung

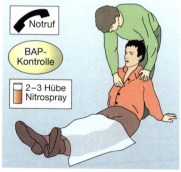

F Maßnahmen bei einem Herzinfarkt

Koronare Herzkrankheit, Angina pectoris und Herzinfarkt

Die **koronare Herzkrankheit (KHK)** ist eine Volkskrankheit, bei der es – meist durch arteriosklerotische Veränderungen an den Herzkranzgefäßen *(Koronargefäßen)* – zur Behinderung des Blutflusses kommt. Die Folge ist eine Verschlechterung der Sauerstoffversorgung des Herzgewebes (A). Verursacht dabei der vollständige Verschluß eines Koronargefäßes das Absterben von Herzmuskelanteilen, bezeichnet man dies als Herzinfarkt.

Im deutschsprachigen Raum erleiden von 100 000 Menschen jährlich rund 400 einen Herzinfarkt. Ein Drittel der Betroffenen stirbt daran; viele erlangen nach einem Herzinfarkt ihre früher bestehende Leistungsfähigkeit nicht mehr, werden evtl. arbeitsunfähig oder pflegebedürftig.

Etwa 75% der Todesfälle ereignen sich schon vor der Aufnahme in ein Krankenhaus, zwei Drittel davon in der ersten Stunde nach Infarktbeginn. Die meisten dieser Todesfälle treten im Rahmen prinzipiell beherrschbarer Herzrhythmusstörungen auf. Dafür gibt es mittlerweile zwar sehr effektive Behandlungsmethoden; die Voraussetzung für eine erfolgreiche Behandlung ist allerdings ein Beginn möglichst früh nach Einsetzen des Infarktereignisses. Daher kommt der schnellen und richtigen Interpretation der Symptome, adäquaten Erste-Hilfe-Maßnahmen sowie dem baldigen Transport des Betroffenen durch den Rettungsdienst in ein Krankenhaus höchste Bedeutung zu.

Abgesehen von etwa 20% aller Herzinfarkte, die (häufig bei Zuckerkranken) »stumm«, d.h. schmerzlos oder schmerzarm verlaufen, löst der Sauerstoffmangel im Herzen meistens eine charakteristische (v.a. Schmerz-) Symptomatik aus, die als *Angina pectoris* (»Herz- oder Brustenge«) bezeichnet wird.

Obwohl diese *Angina pectoris* das Leitsymptom einer schon bedrohlichen Durchblutungsstörung am Herzen ist, wird der Begriff häufig auch verharmlosend, da gleichbedeutend mit einer *reversiblen* Durchblutungsstörung des Herzens, verwendet – im Gegensatz zum Infarkt als *irreversiblem* Verschluß eines *Koronargefäßes* (B). Die Ausprägung der *Angina-pectoris*-Beschwerden läßt aber keine sicheren Rückschlüsse auf den Schweregrad der Durchblutungsstörung des Herzmuskels zu. Aufgrund der *Angina-pectoris*-Symptomatik allein kann ein Herzinfarkt somit niemals sicher ausgeschlossen oder nachgewiesen werden.

Erkennungsmerkmale eines Herzinfarktes (C, D)
- Typische auslösende Situationen sind (ungewohnte) körperliche oder psychische Anstrengungen, plötzliche Kälteexposition sowie opulente Mahlzeiten. Ein Infarkt kann aber auch aus völliger Ruhe heraus, z.B. nachts, auftreten
- starkes Druck- oder Engegefühl auf der Brust (»Eisenring um die Brust«)
- starker, meist anhaltender Schmerz hinter dem Brustbein, evtl. mit (linksseitiger) Ausstrahlung in Schultern, Arme, Hals, Kiefer, Rücken oder Oberbauch (E)
- kaltschweissige, blasse, evtl. bläuliche *(cyanotische)* Haut
- akute Atemnot
- Übelkeit, Erbrechen
- Vernichtungsgefühl, Todesangst
- evtl. unregelmäßiger Puls
- evtl. Bewußtlosigkeit.

Achtung: Die Ausprägung der Symptome muß keineswegs der aktuellen Gefährdung des Betroffenen entsprechen! Auch bei nur leichten Beschwerden können plötzlich lebensbedrohliche Situationen entstehen. Sehr häufig werden die Symptome von den Betroffenen bzw. ihren Angehörigen als »Grippe mit Halsschmerzen«, »Wirbelsäulenbeschwerden« oder »Magengeschwür« fehlgedeutet.

Maßnahmen bei einem Herzinfarkt (F)
- Notruf absetzen: Keine Angst vor »falschem Alarm«!
- den Betroffenen betreuen und beruhigen (→ Seite 47, 49)
- Ruhe ausstrahlen
- den Betroffenen mit erhöhtem Oberkörper in der atemerleichternden Sitzhaltung (→ Seite 57) lagern
- beengende Kleidung öffnen, evtl. leicht zudecken
- den Betroffenen nicht mehr aufstehen oder herumlaufen lassen
- falls vorhanden, Gabe von 2 bis 3 Hüben Nitrospray auf die Zunge
- weitere Maßnahmen nach Notwendigkeit leisten (z.B. Herstellen der stabilen Seitenlage bei Bewußtlosigkeit, Atemspende bei Atemstillstand oder Herz-Lungen-Wiederbelebung bei eingetretenem Herz-Kreislauf-Stillstand).

Kreislauf – Kreislaufstörungen

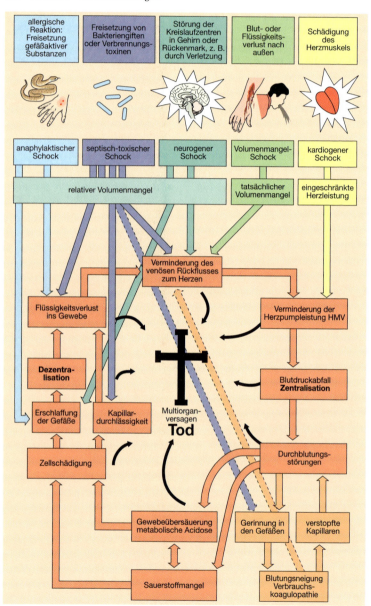

Schock - Teufelskreislauf

Schock I

Als **Schock** bezeichnet man einen akut lebensbedrohlichen Zustand, bei dem – bedingt durch eine Kreislaufstörung – die Sauerstoffversorgung oder -verwertung in mehreren Organen gleichzeitig vermindert ist, so daß im Gewebe Sauerstoffmangel auftritt. Dadurch kommt es zur Bildung saurer Stoffwechselprodukte und zunächst zu Störungen der Funktion, letztlich aber zum irreparablen Funktionsverlust bzw. Absterben der betroffenen Körperzellen.

Einfacher formuliert: Es besteht ein Mißverhältnis zwischen dem benötigten und dem verfügbaren Sauerstoff im Körper, weil ein Mißverhältnis zwischen dem im Kreislauf zirkulierenden und dem zur ausreichenden Durchblutung *aller* Organe benötigten Blutvolumen vorliegt.

Insgesamt ist die Schockentstehung eine »chaotische Angelegenheit« mit vielen Haupt- und Nebenschauplätzen, die im Rahmen des jeweiligen Geschehens unterschiedliche Bedeutung erlangen. Trotzdem gibt es einige typische Schritte, die der Organismus bei der Entwicklung zum Vollbild eines Schocks durchläuft. Man kann dies anhand eines Schemas verdeutlichen:

Aufgrund eines *absoluten* (z. B. bei einer Blutung) oder *relativen* (z. B. durch Gefäßerweiterung und »Versacken« des Blutes) Blutvolumenmangels oder als Folge einer eingeschränkten Herzleistung (z. B. nach einem Herzinfarkt) kommt es zu einer Verringerung des pro Minute durch den Körper gepumpten Blutes *(Herzminutenvolumen, HMV)*. Den dadurch entstehenden Blutdruckabfall mit einer Verschlechterung der Sauerstoffversorgung versucht der Organismus über die Engstellung der Blutgefäße und eine Beschleunigung der Herzfrequenz zu kompensieren. Hierzu werden – bei Fortbestehen der schockauslösenden Ursache – immer mehr periphere Durchblutungsgebiete »abgeschaltet«, bis nur noch ein minimaler »Notkreislauf« zwischen Herz, Lunge und Gehirn besteht. Diesen Vorgang bezeichnet man als *Zentralisation*, die mehr oder weniger dramatisch, jedoch stets mit der Folge ernster Gewebeschäden durch Sauerstoffmangel, abläuft.

Werden nicht spätestens zu diesem Zeitpunkt Hilfsmaßnahmen von außen durchgeführt, kommt es aufgrund der zunehmenden Gewebeübersäuerung zu einer Erschlaffung der vorher eng gestellten kleinen Arterien und zur Durchlässigkeit der Kapillargefäßwände. Flüssigkeit tritt nun aus den Blutgefäßen ins Gewebe aus, die Fließeigenschaften des Blutes bzw. der Blutfluß verschlechtern sich und somit wird auch die Sauerstoffversorgung weiter reduziert. Diesen Vorgang bezeichnet man als *Dezentralisation*.

Gleichzeitig können durch Stoffwechselprodukte, chemische »Hilferufe« der ums Überleben kämpfenden Zellen *(Mediatoren)* und durch den langsamen Blutfluß Gerinnungsvorgänge in den *Kapillargefäßen* ausgelöst werden, die Gefäßverstopfungen und eine noch schlechtere Durchblutung (also eine noch schlechtere Sauerstoffversorgung) zur Folge haben.

Da durch diese Vorgänge große Mengen an Gerinnungsfaktoren und Blutplättchen verbraucht werden, kann sich außerdem noch eine massive Blutungsneigung mit zusätzlicher Gefährdung des Organismus entwickeln *(Verbrauchskoagulopathie)*.

Durch Blut- und Flüssigkeitsverluste ins Gewebe vermindert sich die Menge des zum Herzen zurückströmenden Blutes (verminderter venöser Rückstrom), und das Herzminutenvolumen wird nochmals reduziert.

So schließt sich der Teufelskreis, der ohne Hilfe von außen zwangsläufig zum Tod des Betroffenen führt. Um evtl. bereits in der *Zentralisationsphase* entstehende irreversible Gewebeschäden zu verhindern (betroffen sind vor allem Nieren, Herz, Lunge, Leber sowie der Magen-Darm-Trakt), muß der Teufelskreis **möglichst frühzeitig** durchbrochen werden. Kommt es erst einmal zum Versagen mehrerer Organe (Multiorganversagen), hat selbst der Einsatz modernster intensivmedizinischer Behandlungsverfahren wenig Aussichten auf Erfolg.

Es gibt viele konkrete Schockursachen, die sich einer oder mehrerer »Schockarten« zuordnen lassen. Zu nennen sind der
- *Volumenmangelschock,*
- *kardiogene* Schock (»Herzschock«),
- *septisch-toxische* Schock,
- *anaphylaktische* Schock sowie der
- *neurogene* Schock.

Im folgenden Textabschnitt werden zunächst *allgemeine* Erkennungsmerkmale und Maßnahmen bei einem Schock genannt; *besondere* Hinweise zu den einzelnen Schockarten schließen sich an.

114 Kreislauf – Kreislaufstörungen

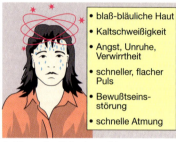

A Allgemeine Schockanzeichen

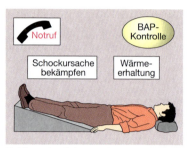

B Allgemeine Schockmaßnahmen

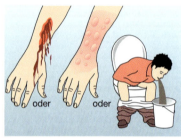

C_1 Besondere Erkennungsmerkmale

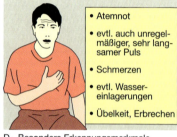

D_1 Besondere Erkennungsmerkmale

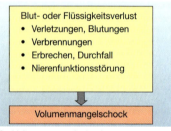

C_2 Volumenmangelschock

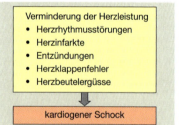

D_2 Kardiogener Schock

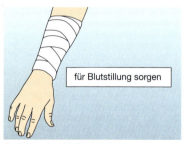

C_3 Besondere Maßnahmen

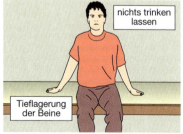

D_3 Besondere Maßnahmen

Schock II

Allgemeine Erkennungsmerkmale eines Schocks (A)
- Symptome der *Zentralisation* (→ Seite 113)
  - blasse oder bläulich verfärbte *(cyanotische)* Haut
  - schneller, flacher und kaum tastbarer Puls
- Kaltschweißigkeit
- Angst, Unruhe, Verwirrtheit
- später Apathie, Bewußtseinsstörung bis hin zur Bewußtlosigkeit
- beschleunigte Atmung.

Allgemeine Maßnahmen bei einem Schock (B)
- Wenn möglich, die evtl. noch bestehende Schockursache bekämpfen
- Schocklagerung herstellen (flach, mit angehobenen Beinen). **Achtung:** Nicht bei kardiogenem Schock. Zu beachten ist auch die »6-B-Regel«: Bei Verletzungen oder Erkrankungen im Bereich der **B**eine, des **B**eckens, des **B**auches, der **B**rust, des »**B**uckels« (Wirbelsäule) und der »**B**irne« (Kopf) soll i.d.R. keine Schocklage hergestellt werden
- beruhigende Betreuung (→ Seite 47–49)
- den Betroffenen nicht alleine lassen
- Wärmeerhaltung
- ständige Kontrolle von Bewußtsein, Atmung und Puls
- Notruf absetzen
- weitere Maßnahmen nach Notwendigkeit leisten, z.B. bei Bewußtlosigkeit Herstellen der stabilen Seitenlage.

Besondere Hinweise zum Volumenmangelschock (C_2)
Der *Volumenmangelschock* wird ausgelöst durch größere Verluste von Blut (z.B. bei Verletzungen oder inneren Blutungen), Blutplasma, Wasser oder Mineralien (z.B. bei Verbrennungen, starkem Erbrechen, Durchfall oder Nierenfunktionsstörungen). Bei akuten Magen-Darm-Erkrankungen mit massivem Brechdurchfall kann sich v.a. bei Kindern und älteren Menschen mitunter sehr schnell ein bedrohlicher Volumenmangel entwickeln.

Besondere Erkennungsmerkmale eines Volumenmangelschocks (C_1)
- Eine sichtbare Quelle der Blut- oder Flüssigkeitsverluste
- mitunter sind auch die Hinweise von Angehörigen des Betroffenen oder von Umstehenden (z.B. auf vorangegangenes Erbrechen oder eine Durchfallerkrankung) zu berücksichtigen.

Besondere Maßnahme bei einem Volumenmangelschock (C_3)
- Bei bestehenden Blutungen ist schnellstmöglich für die Blutstillung (→ Seite 135–149) zu sorgen.

Besondere Hinweise zum kardiogenen Schock (D_2)
Der *kardiogene* Schock kann durch einen kritischen Abfall der Herzpumpleistung entstehen, z.B. bei schweren Herzrhythmusstörungen, Herzmuskelschwäche unterschiedlicher Ursache (Herzinfarkte, Entzündungen), Herzklappenfehlern, Herzbeutelergüssen, als Folge von *Lungenembolien* oder Aufweitungen der großen Körperschlagader *(Aorta)*.

Ein manifester *kardiogener* Schock ist therapeutisch nur schlecht beeinflußbar und endet bei mehr als 80% der Betroffenen tödlich.

Besondere Erkennungsmerkmale eines kardiogenen Schocks (D_1)
- Unregelmäßiger, sehr schneller oder – abweichend von den übrigen Schockarten – auch sehr langsamer Puls
- evtl. treten Wassereinlagerungen in den Beinen auf
- der Betroffene klagt häufig über akute Atemnot (→ Seite 87)
- Übelkeit und Erbrechen
- Schmerzen im Brustbereich
- weitere Erkennungsmerkmale sind den Textabschnitten zum Herzinfarkt (→ Seite 111), zum *Lungenödem* (→ Seite 89) und zur *Lungenembolie* (→ Seite 99) zu entnehmen.

Besondere Maßnahmen bei einem kardiogenen Schock (D_3)
- **Keine** Schocklage durchführen: Im Gegensatz zu den übrigen Schockarten Lagerung mit erhöhtem Oberkörper in der atemerleichternden Sitzhaltung (→ Seite 57) und möglichst herabhängenden Beinen (»Herzbett«)
- den Betroffenen nichts trinken lassen!

116 Kreislauf – Kreislaufstörungen

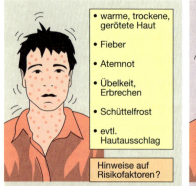

- warme, trockene, gerötete Haut
- Fieber
- Atemnot
- Übelkeit, Erbrechen
- Schüttelfrost
- evtl. Hautausschlag

Hinweise auf Risikofaktoren?

A₁ Besondere Erkennungsmerkmale

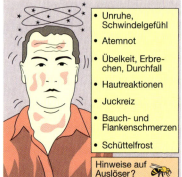

- Unruhe, Schwindelgefühl
- Atemnot
- Übelkeit, Erbrechen, Durchfall
- Hautreaktionen
- Juckreiz
- Bauch- und Flankenschmerzen
- Schüttelfrost

Hinweise auf Auslöser?

B₁ Besondere Erkennungsmerkmale

Freisetzung von Giften im Rahmen schwerer Infektionen:
- Weichteilverletzungen
- Verbrennungen
- Tumorerkrankungen
- schlechte allgemeine Abwehrlage
- große operative Eingriffe

⬇

septisch-toxischer Schock

A₂ Septisch-toxischer Schock

allergische Abwehrreaktion des Organismus auf:
- Medikamente
- Insekten- und Schlangengifte
- Organextrakte
- Nahrungsmittel

⬇

anaphylaktischer Schock

B₂ Anaphylaktischer Schock

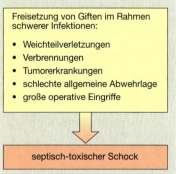

septisch-toxischer Schock?

A₃ Besondere Maßnahmen

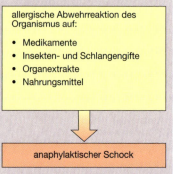

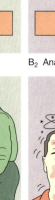

anaphylaktischer Schock?

Ursache ausschalten!

in besonders kurzen Abständen:

BAP-Kontrolle

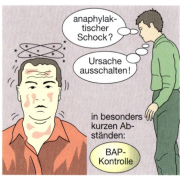

B₃ Besondere Maßnahmen

Besondere Hinweise zum septisch-toxischen Schock (A₂)

Der *septisch-toxische* Schock wird bei schweren Infektionen durch Bakteriengifte verursacht. Diese Gifte führen u. a. zur Gefäßerweiterung, zum Flüssigkeitsaustritt aus der Blutbahn ins Gewebe sowie zur frühzeitig auftretenden *Verbrauchskoagulopathie* (→ Seite 113).

Risikofaktoren für die Entstehung eines *septisch-toxischen* Schocks sind z. B. ausgedehnte Weichteilverletzungen, Verbrennungen, Tumorerkrankungen, ein geschwächtes Immunsystem sowie große operative Eingriffe.

Die Sterblichkeitsrate bei *septisch-toxisch* bedingten Schockgeschehen liegt bei ca. 30 bis 50%.

Besondere Erkennungsmerkmale bei einem septisch-toxischen Schock (A₁)

- Zu Beginn des Schockgeschehens häufig *keine* Anzeichen der *Zentralisation*, aber:
  – warme, trockene, gerötete Haut
  – Schüttelfrost, Fieber
- Anzeichen der *Zentralisation* des Kreislaufs treten meist erst später auf, dann allerdings häufig zusammen mit Bewußtseinsstörungen
- evtl. schnell zunehmende akute Atemnot
- Übelkeit und Erbrechen
- evtl. Hautausschlag mit Pusteln, meist punktförmigen oder auch flächigen Hauteinblutungen
- evtl. lassen sich aus der Situation heraus oder durch Angaben Angehöriger Rückschlüsse auf »Risikofaktoren« für einen *septisch-toxischen* Schock ziehen (→ oben).

Besondere Maßnahme bei einem septisch-toxischen Schock (A₃)

- Treten beim Betroffenen die genannten Anzeichen auf, sollte man stets an die Möglichkeit eines *septisch-toxischen* Schocks denken, ansonsten sind nur die allgemeinen Maßnahmen zur Schockbekämpfung durchzuführen.

Besondere Hinweise zum anaphylaktischen Schock (B₂)

Der *anaphylaktische* Schock tritt als Folge einer übersteigerten *(allergischen)* Abwehrreaktion *(Antigen-Antikörperreaktion)* des Organismus auf. U. U. werden dabei schlagartig sogenannte *Mediatorsubstanzen* aus bestimmten Körperzellen freigesetzt, die zu einer massiven allgemeinen Gefäßerweiterung und einer Engstellung der *Bronchien* führen.

Auslöser sind meist Medikamente (z. B. Antibiotika, Röntgenkontrastmittel und Blutprodukte) oder andere Fremdstoffe wie z. B. Insekten- und Schlangengifte, Organextrakte (»Frischzellen«) sowie Nahrungsmittel.

Der *anaphylaktische* Schock entwickelt sich u. U. extrem schnell und kann innerhalb weniger Minuten zum Herz-Kreislauf-Stillstand führen.

Besondere Erkennungsmerkmale bei einem anaphylaktischen Schock (B₁)

- Beginn des Schockgeschehens meist mit Unruhe, Juckreiz, Schwindel, Schüttelfrost sowie Bauch- bzw. Flankenschmerzen
- Hautreaktionen wie z. B. Rötungen, Schwellungen oder Quaddelbildung
- akute Atemnot, evtl. mit pfeifenden Atemgeräuschen oder *Stridor* (→ Seite 87)
- Übelkeit, Erbrechen und Durchfall
- evtl. lassen sich aus der Situation heraus oder durch Angaben Angehöriger bzw. Umstehender Rückschlüsse auf den Auslöser des anaphylaktischen Schocks ziehen, vielleicht hat z. B. jemand gesehen, wie der Betroffene von einem Insekt gestochen wurde
- evtl. ist eine *extrem rapide* Entwicklung *aller*, d. h. auch der allgemeinen Schockanzeichen (→ Seite 115) bis hin zum Herz-Kreislauf-Stillstand zu beobachten!

Besondere Maßnahmen bei einem anaphylaktischen Schock (B₃)

- Beim Auffinden eines Betroffenen mit entsprechenden Anzeichen ist stets an die Möglichkeit eines *anaphylaktischen* Schocks zu denken
- ggf. ist die weitere Zufuhr des auslösenden Stoffs zu unterbinden
- Bewußtsein, Atmung und Puls müssen ständig – in besonders kurzen Abständen – überprüft werden
- der frühzeitige Beginn der allgemeinen Maßnahmen zur Schockbekämpfung (→ Seite 115) ist hier von besonders großer Bedeutung.

118   Kreislauf – Kreislaufstörungen

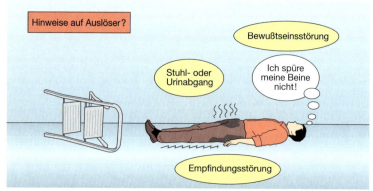

A Besondere Erkennungsmerkmale

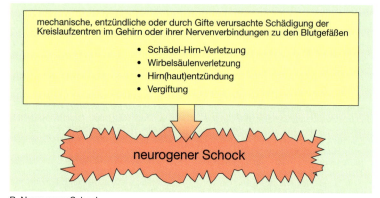

B Neurogener Schock

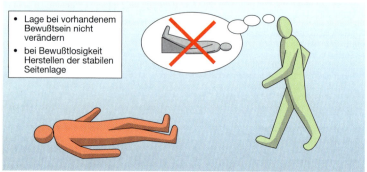

C Besondere Maßnahmen

Besondere Hinweise zum neurogenen Schock (B)

Eine mechanische, entzündliche oder durch Gifte verursachte Schädigung der Kreislaufzentren im Gehirn oder ihrer Nervenverbindungen (Nervenbahnen) zu den Blutgefäßen führt zur Erweiterung *peripherer* Gefäße, die schließlich den *neurogenen* Schock hervorruft.

Konkrete Ursachen sind z.b. ein Schädel-Hirn-Trauma oder Wirbelsäulenverletzungen, Hirn(haut)entzündungen sowie Vergiftungen mit Schlaf- oder Blutdruckmitteln.

Besondere Erkennungsmerkmale bei einem neurogenen Schock (A)

- Häufig Hinweise auf Störungen der Gehirn- oder Rückenmarksfunktion wie z.B. Bewußtseinsstörungen, Empfindungsstörungen, Einnässen oder Einkoten
- zu Beginn des Schockgeschehens häufig *keine* Anzeichen der *Zentralisation* (→ Seite 113).

Besondere Maßnahmen bei einem neurogenen Schock (C)

- **Keine** Schocklage durchführen: Die Lage des Betroffenen darf nicht verändert werden! (Ausnahme: stabile Seitenlage bei Bewußtlosen)
- weitere Maßnahmen → Seite 169 (Schädelbruch, Schädelbasisbruch und Wirbelbruch).

Die besonderen Symptome und Maßnahmen bei den einzelnen Schockarten sind in der folgenden Tabelle nochmals zusammengefaßt.

Schockart	Volumenmangelschock	Kardiogener Schock	Septisch-toxischer Schock	Anaphylaktischer Schock	Neurogener Schock
Ursache	Blut- oder Flüssigkeitsverlust	Schädigung des Herzmuskels	Freisetzung von Bakteriengiften oder Verbrennungstoxinen	allergische Reaktion: Freisetzung gefäßaktiver Substanzen	Störung der Kreislaufzentren im Gehirn oder Rückenmark
Besondere Symptome	• sichtbare Quelle des Blut- oder Flüssigkeitsverlustes, z. B. eine Wunde	• Puls evtl. unregelmäßig oder auch sehr langsam • Schmerzen	• warme, trockene, gerötete Haut • Schüttelfrost, Fieber • Hautausschlag	• zu Beginn Unruhe, Juckreiz, Schwindel • Schüttelfrost, Bauch- oder Flankenschmerzen • Hautreaktionen	• Hinweise auf Störungen der Gehirn- oder Rückenmarksfunktion, wie z. B. Bewußtseinsstörungen, Empfindungsstörungen, unkontrollierter Abgang von Stuhl und Urin
		• Atemnot	• Atemnot	• Atemnot	
	• Übelkeit, Erbrechen als Ursache	• Übelkeit, Erbrechen	• Übelkeit, Erbrechen	• Übelkeit, Erbrechen, Durchfall	
		• evtl. Wassereinlagerung in den Beinen	• Anzeichen der Zentralisation erst später, dann aber meist mit Bewußtseinsstörung	• besonders schnelle Entwicklung der Symptomatik!	• zu Beginn häufig keine Anzeichen der Zentralisation
Besondere Maßnahmen	• ggf. Blutstillung	• keine Schocklage! • Lagerung des Betroffenen mit erhöhtem Oberkörper und herabhängenden Beinen		• Zufuhr des auslösenden Stoffes unterbinden • Vitalfunktionen in besonders kurzen Abständen kontrollieren • besonders früh mit Schockbekämpfung beginnen!	• keine Schocklage! • Lage des Betroffenen nicht verändern • Maßnahmen wie bei Verletzungen des Schädels bzw. der Wirbelsäule

Besondere Symptome und Maßnahmen bei den verschiedenen Schockarten

120 Kreislauf – Kreislaufstörungen

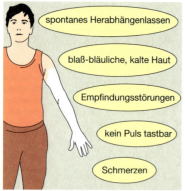

A₁ Erkennungsmerkmale

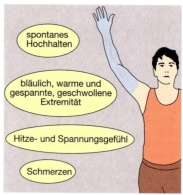

B₁ Erkennungsmerkmale

- Herzerkrankungen
- arteriosklerotische Gefäßveränderungen
- Störungen des vegetativen Nervensystems
- Medikamente

↓

Arterienverschluß

↓ ↓ ↓

| Absterben von Gewebe | Schmerzen | Druckgeschwüre |

A₂ Arterienverschluß

- erhöhte Blutgerinnungsneigung
- Operationen
- Tumorerkrankungen
- Medikamente

↓

Venenverschluß

↓

Gefahr: Verschleppung von Gerinnselteilen

↓

Lungenembolie

B₂ Venenverschluß

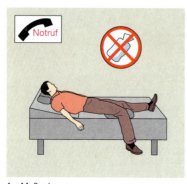

A₃ Maßnahmen

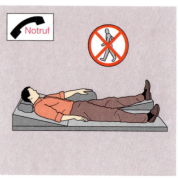

B₃ Maßnahmen

Gefäßverschluß 121

Grundsätzlich ist zu unterscheiden zwischen dem **Verschluß** eines **arteriellen** (vom Herzen wegführenden) und eines **venösen** (zum Herzen zurückführenden) **Blutgefäßes**.
Verursacht durch unterschiedliche Erkrankungen (z.b. *Arteriosklerose* und Gefäßentzündungen), nervliche oder medikamentöse Einflüsse oder die Einengung eines Blutgefäßes durch Druck von außen, führt meist ein Blutgerinnsel *(Thrombus)* zum kompletten Verschluß eines Blutgefäßes *(Thrombose).* Aber auch *Thromben*, die sich irgendwo gebildet haben (z.b. im Herzen, in der großen Körperschlagader oder in Bein- oder Beckenvenen), können sich lösen (der *Thrombus* wird zum *Embolus*), mit dem Blutstrom in andere Gefäße verschleppt werden (z. B. in Gehirn, Eingeweide, Arme, Beine, Lunge) und dort zum Verschluß führen *(Embolie).*
Im folgenden werden Gefäßverschlüsse der *Extremitäten* angesprochen. Durchblutungsstörungen bzw. Gefäßverschlüsse in anderen Organen werden v. a. im Textabschnitt zum Schlaganfall (→ Seite 67), zur *Lungenembolie* (→ Seite 99) und zum Herzinfarkt (→ Seite 111) behandelt.

Arterieller Verschluß der Extremitäten (A_2)
Die häufigsten Ursachen eines Arterienverschlusses in Armen oder Beinen sind *Embolien* im Rahmen verschiedener Herzerkrankungen oder eine *Thrombose*, die sich auf arteriosklerotische Gefäßveränderungen aufpfropft. Seltener sind Störungen im *vegetativen* Nervensystem oder Medikamente Auslöser eines arteriellen Verschlusses.
Durch die Unterbrechung der Blutzufuhr kann der entsprechende Arm oder das Bein absterben: Nach vier bis sechs Stunden ohne Durchblutung ist die betroffene Extremität bzw. der Extremitätenabschnitt meist nicht mehr zu retten. Durch unsachgemäße Lagerung entstehen leicht Druckgeschwüre; die mitunter erheblichen Schmerzen sowie der gestörte Kreislauf führen u. U. zum Schock.

Erkennungsmerkmale eines arteriellen Gefäßverschlusses der Extremitäten (A_1)
- Die betroffene Extremität
  - schmerzt meist plötzlich und sehr heftig
  - wird spontan nach unten gehalten
  - ist blaß-bläulich und kalt
- am betroffenen Arm oder Bein ist kein Puls tastbar (Handgelenks- bzw. Fußrückenpuls)
- Angabe von Empfindungs- und Beweglichkeitsstörungen in der betroffenen Extremität.

Maßnahmen bei einem arteriellen Gefäßverschluß der Extremitäten (A_3)
- Notruf absetzen
- Lagerung mit herabhängendem Arm oder Bein
- Polsterung der betroffenen Extremität mit weichem Material
- **verboten ist** äußere Wärmeanwendung, z. B. mit Heizkissen oder Wärmflaschen wegen der Gefahr von Verbrennungen; außerdem verkürzt dies die Überlebenszeit der betroffenen Extremität, da der Sauerstoffverbrauch zusätzlich »angeheizt« wird.

Venenverschluß (Phlebothrombose) (B_2)
Phlebothrombosen treten überwiegend in den Bein- oder Beckenvenen auf. Die Gefahr beim Venenverschluß besteht v. a. darin, daß sich Gerinnselteile lösen und mit dem Blutfluß in die Lunge verschleppt werden können. Die daraus resultierende *Lungenembolie* (→ Seite 99) ist absolut lebensbedrohlich.
Venenthrombosen können z. B. bei erhöhter Gerinnungsneigung des Blutes auftreten sowie nach längerer Bettruhe, größeren Operationen, bei Tumorerkrankungen oder begünstigt durch Medikamente (z. B. die »Pille«).

Erkennungsmerkmale eines Venenverschlusses der Extremitäten (B_1)
- Die betroffene Extremität
  - schmerzt, wobei sich die Schmerzen meist langsam über Stunden verschlimmern
  - wird spontan nach oben gehalten
  - ist bläulich verfärbt, warm und gespannt bzw. angeschwollen (Seitenvergleich)
- Angabe von Hitze- und Spannungsgefühl (»Zerreißschmerz«).

Maßnahmen bei einem Venenverschluß der Extremitäten (B_3)
- Notruf absetzen
- den Betroffenen nicht aufstehen lassen
- Hochlegen der betroffenen Extremität.

122 Kreislauf – Kreislaufstörungen

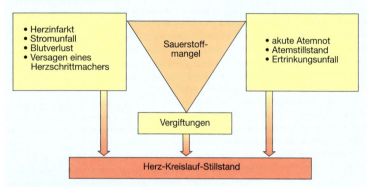

A Ursachen eines Herz-Kreislauf-Stillstands

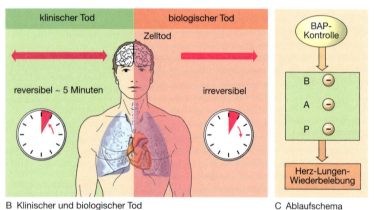

B Klinischer und biologischer Tod

C Ablaufschema

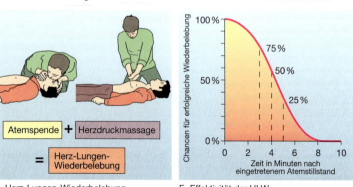

D Herz-Lungen-Wiederbelebung

E Effektivität der HLW

Wenn das Herz kein Blut mehr durch den Kreislauf pumpt, werden die einzelnen Körperzellen nicht mit dem lebenswichtigen Sauerstoff versorgt. Der Betroffene wird innerhalb weniger Sekunden bewußtlos und erleidet einen Atemstillstand – sofern der Herz-Kreislauf-Stillstand nicht selbst durch Störungen des Bewußtseins oder der Atmung ausgelöst wurde.
Als häufigste Ursachen eines Herz-Kreislauf-Stillstands lassen sich folgende Mechanismen nennen, die letztlich alle in direktem Zusammenhang mit einem Sauerstoffmangel stehen (A):
- Durchblutungsstörungen des Herzens (Herzinfarkt) (→ Seite 111)
- Atemstillstand mit den entsprechenden eigenen Ursachen (→ Seite 103)
- akute Atemnot bzw. unzureichende Atmung (Ateminsuffizienz) mit den entsprechenden Ursachen (→ Seite 85)
- Vergiftungen (→ Seite 191–203)
- Stromunfälle (→ Seite 185)
- erheblicher Blutverlust (Schock) (→ Seite 113–119)
- Ertrinkungsunfälle (→ Seite 97).

Klinischer und biologischer Tod (B)
Sind die Vitalfunktionen Bewußtsein, Atmung und Kreislauf ausgefallen, bezeichnet man dies als **klinischen Tod**. Hier besteht die Chance, Wiederbelebungsmaßnahmen erfolgreich durchzuführen.
Der endgültige und irreversible **(biologische) Tod** ist erst dann eingetreten, wenn keine Gehirnströme mehr meßbar sind. Ein Ersthelfer kann den klinischen Tod jedoch nicht vom biologischen Tod unterscheiden, daher geht man in der Ersten Hilfe beim Auffinden einer leblosen Person grundsätzlich vom klinischen Tod aus. Der Ersthelfer muß also stets mit Wiederbelebungsmaßnahmen beginnen; der Tod eines Menschen darf nur von einem Arzt festgestellt werden.
Ausnahmen sind (seltene) Verletzungen (wie z. B. die Abtrennung des Kopfes vom übrigen Körper), die *eindeutig* nicht mit dem Leben zu vereinbaren sind.

Erkennungsmerkmale des Herz-Kreislauf-Stillstands
- **Bewußtlosigkeit:** Der Betroffene ist nicht erweckbar, er reagiert nicht und bewegt sich nicht (→ Seite 63)
- **Atemstillstand:** Keine Atembewegungen, keine Atemgeräusche, keine Ausatmungsluft zu spüren (→ Seite 103)
- **Herzstillstand:** Kein Puls auf beiden Seiten des Halses beim Erwachsenen bzw. kein oder ein nur sehr langsamer Puls bei Kleinkindern und Säuglingen (eine Herzfrequenz unter 60/min. bei Kleinkindern und unter 80/min. bei Säuglingen bedeutet, daß bereits kein ausreichender Blutkreislauf mehr besteht und Wiederbelebungsmaßnahmen eingeleitet werden müssen)
- nur evtl. ist der Betroffene blaß-grau oder bläulich *(cyanotisch)* verfärbt (je nachdem, wie lange der Herz-Kreislauf-Stillstand schon besteht und aufgrund welcher Ursache er eingetreten ist); *Cyanose* tritt dabei besonders auffällig an den Lippen, Fingernägeln und den Ohrläppchen auf (→ Seite 87).

Grundsätzliches zur Herz-Lungen-Wiederbelebung
Bei einem Herz-Kreislauf-Stillstand muß so schnell wie möglich der Notruf abgesetzt und mit der Herz-Lungen-Wiederbelebung *(kardiopulmonale Reanimation)* begonnen werden (C). Geschieht dies nicht, tritt zwangsläufig der biologische Tod des Betroffenen ein.
Bei der Herz-Lungen-Wiederbelebung wird die Atemspende (→ Seite 103, 105) in einem bestimmten Rhythmus mit der Herzdruckmassage kombiniert (D, → auch Seite 125, 127). Dadurch stellt man ein Sauerstoffangebot bereit, das mit der regelmäßigen Kompression des Brustkorbs durch den Körper transportiert wird.
Die ausgefallenen Vitalfunktionen Atmung und Kreislauf werden also durch die Maßnahmen des Ersthelfers ersetzt. Die so aufgebaute Blutzirkulation im Gefäßsystem ist zwar relativ schlecht, kann aber ausreichen, um den Betroffenen zumindest vorübergehend am Leben zu erhalten. Zugleich bewirkt die Herz-Lungen-Wiederbelebung *möglicherweise* ein erneutes Einsetzen der ausgefallenen Vitalfunktionen.
Die Durchführung der Herz-Lungen-Wiederbelebung muß in einem Erste-Hilfe-Lehrgang praktisch geübt werden; durch das Lesen eines Textes ist sie nicht erlernbar!
Wie *effektiv* die Herz-Lungen-Wiederbelebung ist, hängt vor allem davon ab, wie schnell mit den Maßnahmen begonnen wird (E). Wichtig ist außerdem, Wiederbelebungsmaßnahmen dem Alter des Betroffenen anzupassen (→ Seite 127).

124 Kreislauf – Kreislaufstörungen

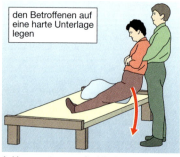

A Voraussetzungen für HLW schaffen

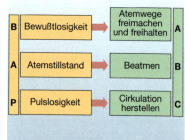

B ABC-Schema der Herz-Lungen-Wiederbelebung

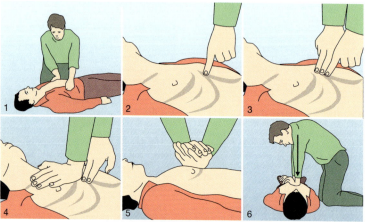

C Druckpunkt für die Herzdruckmassage suchen

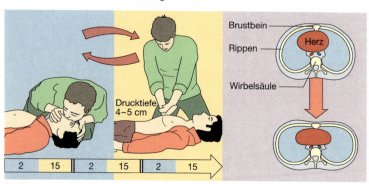

D Herz-Lungen-Wiederbelebung bei Erwachsenen (1-Helfer-Methode)

Ein-Helfer-Methode bei Erwachsenen

Voraussetzungen (A). Um eine Herz-Lungen-Wiederbelebung überhaupt sinnvoll durchführen zu können, muß man darauf achten, daß der Betroffene in Rückenlage auf einem harten Untergrund liegt. In einem Bett kann die Herzdruckmassage i.d.R. nicht effektiv durchgeführt werden, weil die elastische Matratze nachfedert und es zu keiner ausreichenden Kompression des Brustkorbs kommt:
- Der Betroffene muß ggf. auf den Rücken gedreht werden
- der Betroffene muß auf einer harten Unterlage liegen
- der Helfer kniet nun seitlich, dicht neben dem Oberkörper des Betroffenen.

Der weitere Ablauf der Herz-Lungen-Wiederbelebung läßt sich mit einem ABC-Schema verdeutlichen (B):
- **A bedeutet: Atemwege freimachen und freihalten**
- **B bedeutet: Beatmung**
- **C bedeutet: Cirkulation herstellen.**

Atemwege freimachen und freihalten
Wie auf Seite 37 beschrieben, werden die Atemwege zunächst mit dem lebensrettenden Handgriff, evtl. auch durch das manuelle Entfernen von Zahnprothesen oder Fremdkörpern aus dem Mund-Rachen-Raum freigemacht.

Beatmung
- Zunächst **zweimal** beatmen (→ ausführliche Hinweise zur Atemspende Seite 103, 105).

Cirkulation herstellen
15 Herzdruckmassagen auf einem genau definierten **Druckpunkt** durchführen, der wie folgt zu suchen ist:
- Zunächst wird der Oberkörper des Betroffenen freigemacht (C1). Es ist dabei legitim, Kleidungsstücke ggf. aufzureißen oder zu zerschneiden – die Bedrohlichkeit der Situation für das Leben des Betroffenen rechtfertigt die Beschädigung der Kleidung.
- Der Helfer fährt mit dem Zeigefinger einer Hand (Hand 1) den Rippenbogen des Betroffenen entlang, bis er den Schwertfortsatz bzw. das Ende des Brustbeins ertasten kann (C2).
- Neben diesen Finger der ersten Hand werden zwei (Quer-) Finger der zweiten Hand in Richtung Hals aufgelegt (C3).
- Man nimmt die erste Hand nun weg, streckt deren Finger aus und setzt den Handballen neben den noch immer auf dem Brustbein liegenden Fingern der zweiten Hand auf (C4).
- Jetzt wird der Handballen der zweiten Hand über den Handballen der ersten Hand gelegt (C5). Damit hat man die Ausgangsposition für die **Herzdruckmassage** erreicht (C6).

Achtung: Wenn man den Druckpunkt nicht korrekt aufgesucht hat, können bei der Herzdruckmassage Frakturen der Rippen und des Brustbeins oder Verletzungen von Leber und Milz verursacht werden.
Vor allem Rippenbrüche sind mitunter jedoch auch bei richtigem Druckpunkt nicht zu vermeiden und müssen in Kauf genommen werden, insbesondere wenn es sich um ältere Betroffene mit entsprechend starrem, nicht mehr flexiblem Knorpel zwischen Rippen und Brustbein handelt.
Die größte Gefahr bei einem Herz-Kreislauf-Stillstand ist eben nicht ein Rippenbruch, sondern der Tod des Betroffenen!
Mit senkrecht zum Brustkorb ausgestreckten Armen komprimiert der Ersthelfer nun durch Gewichtsverlagerung seines Oberkörpers den Brustkorb des Betroffenen etwa vier bis fünf Zentimeter tief. Ist folgendes zu beachten:
- Der Brustkorb muß nach jeder Kompression wieder vollständig *entlastet* werden (d.h. er muß wieder in seine ursprüngliche Position zurückkehren). Der Helfer hebt seine Hände dabei nicht vom Druckpunkt.
- Druck- und Entlastungsphase bei der Herzdruckmassage sollten möglichst gleich lang sein.
- Es ist sinnvoll, laut bis 15 mitzuzählen, um einen wirklich gleichmäßigen Rhythmus zu erreichen.

Bei der Ein-Helfer-Methode sind die zweimalige Atemspende und die 15malige Herzdruckmassage regelmäßig abzuwechseln (D). Dabei soll die Häufigkeit der Brustkorbkompressionen möglichst 100 pro Minute betragen.

126 Kreislauf – Kreislaufstörungen

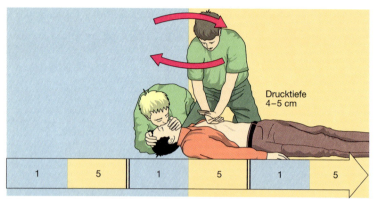

A Herz-Lungen-Wiederbelebung bei Erwachsenen (2-Helfer-Methode)

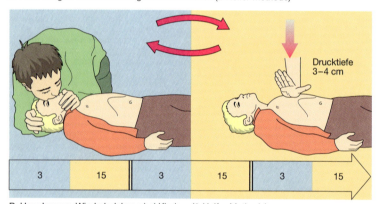

B Herz-Lungen-Wiederbelebung bei Kindern (1-Helfer-Methode)

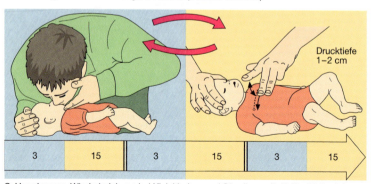

C Herz-Lungen-Wiederbelebung bei Kleinkindern und Säuglingen (1-Helfer-Methode)

Herz-Lungen-Wiederbelebung III

Zwei-Helfer-Methode bei Erwachsenen
Die zu zweit durchgeführte Herz-Lungen-Wiederbelebung ist weitaus effektiver als die Ein-Helfer-Methode. Außerdem wird die körperliche Anstrengung für den einzelnen Helfer dadurch merklich reduziert.
Die Voraussetzungen für die Zwei-Helfer-Methode und die Maßnahmen an sich sind mit denen der Ein-Helfer-Wiederbelebung identisch. Allerdings knien jetzt *zwei* Helfer beim Betroffenen, und zwar nach Möglichkeit jeder auf einer Seite. Aufgabe des einen ist es, den Betroffenen zu beatmen, der andere übernimmt die Herzdruckmassage.

Bei der Zwei-Helfer-Methode sind die einmalige Atemspende und die fünfmalige Herzdruckmassage regelmäßig abzuwechseln (A)!

Herz-Lungen-Wiederbelebung bei Kindern, Kleinkindern und Säuglingen (B, C)
Häufigste Ursachen eines Herz-Kreislauf-Stillstands bei Kindern sind primäre Atemstörungen, v.a. durch *Bolusgeschehen*, Ertrinkungsunfälle und Entzündungen der oberen Atemwege (→ Seite 95, 97, 101).
Im Gegensatz zur Herz-Lungen-Wiederbelebung bei Erwachsenen muß bei Kindern, Kleinkindern und Säuglingen auf folgendes geachtet werden:

- Der Kopf wird bei der Atemspende nur mäßig überstreckt (→ Seite 105)
- die Atemspende ist ggf. über Mund **und** Nase durchzuführen (→ Seite 105)
- der Druckpunkt für die Herzdruckmassage muß altersabhängig auf unterschiedliche Weise ermittelt werden
- die Frequenz der Beatmung und der Herzdruckmassage sind dem Alter des Kindes anzupassen, zudem müssen das Atemzugvolumen und die Drucktiefe bei der Brustkorbkompression reduziert werden
- der Rhythmus, mit dem Beatmung und Herzdruckmassage abgewechselt werden, ist z.T. anders als bei Erwachsenen.

Die konkreten Unterschiede der Herz-Lungen-Wiederbelebung bei Erwachsenen, Kindern, Kleinkindern und Säuglingen sind in der untenstehenden Tabelle aufgeführt.

Beendigung der Herz-Lungen-Wiederbelebung
Die Herz-Lungen-Wiederbelebung wird so lange fortgeführt, bis der Betroffene sich bewegt bzw. andere deutliche Reaktionen zeigt, der Rettungsdienst bzw. ein Arzt eintrifft und die Behandlung übernimmt oder ein **Arzt** die Beendigung anordnet.
Wenn Atmung und Puls wieder eingesetzt haben, der Betroffene aber bewußtlos bleibt, wird die stabile Seitenlage hergestellt (→ Seite 63).

	Druckpunkt	Druckmittel	Drucktiefe	Rhythmus	Frequenzen	Besonderheiten
Erwachsene	drei Finger über dem Brustbeinende	beide Handballen	4–5 cm	2:15 (ein Helfer) 1:5 (zwei Helfer)	HF[1] ca. 100/min AF[2] ca. 15/min	
Kinder	zwei Finger über dem Brustbeinende	ein Handballen	3–4 cm	3:15 (ein Helfer) 1:5 (zwei Helfer)	HF ca. 100–120/min AF ca. 25/min	Beginn bei HF < 60/min Kopf wenig überstrecken
Kleinkinder/ Säuglinge	ein Finger mittig unter der Brustwarzenlinie	zwei Finger	1–2 cm	3:15 (ein Helfer) 1:5 (zwei Helfer)	HF ca. 120–140/min AF ca. 30–40/min	Pulskontrolle am Oberarm Beginn bei HF < 60/min Kopf wenig überstrecken Mund-zu-Mund- und Nase-Beatmung

Herz-Lungen-Wiederbelebung im Überblick   [1] Herzfrequenz   [2] Atemfrequenz

128 Wunden und Blutungen

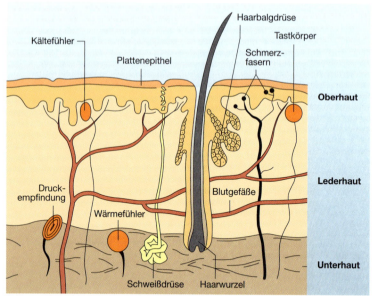

A Anatomie der Haut

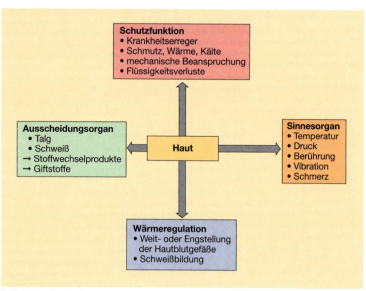

B Funktion der Haut

Die **Haut** bedeckt die gesamte Oberfläche des menschlichen Körpers. Sie besteht aus drei Hautschichten: Oberhaut, Lederhaut und Unterhaut (A).

Die Oberhaut wird aus verhornendem *Plattenepithel* gebildet, das durch Einstülpungen stark mit der Lederhaut verzahnt ist. Dadurch ergibt sich eine hohe Widerstandsfähigkeit gegen mechanische Einflüsse. Die äußere Hornschicht schilfert laufend ab und wird durch häufige Teilungen der *Plattenepithelzellen* ständig regeneriert. Die Blutgefäße reichen nur bis an die Basis des *Plattenepithels* und enden somit in der Lederhaut, in der auch die sogenannten Hautanhangsorgane wie Haare, Nägel, Talg- und Schweißdrüsen entspringen.

Zudem finden sich in Leder- und Unterhaut Schmerzfasern sowie Meßfühler *(Rezeptoren)* für Kälte, Wärme, Druck- und Tastempfindungen. Das in der Unterhaut befindliche Fettgewebe bewirkt eine gewisse Wärmeisolation des Körpers.

Auch im Innern des Körpers (Nasen-Rachen-Raum, Verdauungstrakt, Harn- und Geschlechtsorgane, Brust- und Bauchfell) befindet sich Haut, die meist Hohlräume auskleidet. Hier ist weniger eine hohe mechanische Festigkeit als vielmehr eine Reinigungs- und/oder Gleit- bzw. Schmierfunktion von Bedeutung, weshalb die *Epithelschicht* nicht als verhornende, sondern als schleimbildende Schicht (Schleimhaut) ausgebildet ist.

Aufgrund ihres Aufbaus kann die Haut viele unterschiedliche Aufgaben erfüllen (B):

- Die Haut schützt den Organismus vor verschiedensten biologischen, chemischen und physikalischen Einwirkungen der Umwelt, wie z.B. Krankheitserregern, Schmutz, Wärme, Kälte, Strahlung, mechanischer Beanspruchung, und isoliert ihn gegen Flüssigkeits- und Wärmeverluste durch übermäßige Verdunstung aus dem Unterhautgewebe.
- Die bereits genannten, in der Haut befindlichen *Rezeptoren* nehmen Informationen über Temperatur, Druck, Berührung, Vibration und Schmerz auf und leiten diese Sinneseindrücke über Nervenfasern an das Gehirn weiter. Diese Daten sind für das zentrale Nervensystem (→ Seite 59), z.B. zur räumlichen Orientierung, zur Planung und Ausführung von geordneten Bewegungen im Raum sowie für Abwehr- und Fluchtreaktionen, unentbehrlich.
- Die Haut ist das wichtigste Organ für die Temperaturregulation, denn über die große Hautoberfläche kann durch Weit- und Engstellung der Hautblutgefäße jeweils mehr oder weniger Wärme an die Umgebung abgegeben werden; bei Schweißbildung entsteht Verdunstungskälte, so daß die Wärmeabgabe bei Bedarf noch weiter gesteigert werden kann (→ Seite 175).
- Über Talg und Schweiß kann die Haut als Ausscheidungsorgan Stoffwechselprodukte, aber auch manche vom Körper aufgenommenen giftigen Substanzen ausscheiden. Durch diese Ausscheidungen bildet sich eine zusätzliche, sich ständig erneuernde Schutz- und Isolierschicht um den menschlichen Körper.
Die Zusammensetzung (und damit auch der Geruch) des Schweißes macht einen Teil der Eigenart des menschlichen Individuums aus.
- Nicht zuletzt ist die Haut als »Tapete« des Körpers wichtig für das Aussehen des Menschen und den Eindruck, den er auf seine Umgebung macht. Glatte, reine Haut wirkt z.B. anziehend; rauhe, schmutzige Haut eher abstoßend.
In diesem Sinne ist die Haut nicht zuletzt auch ein wichtiges Verbindungs- und (nonverbales) Kommunikationsmittel, das bei zwischenmenschlichen Beziehungen eine durchaus große Rolle spielt. Dies zeigt sich beispielsweise beim Händedruck oder auch bei körperlichen Berührungen in Partnerschaften.
Auch spiegelt der Zustand der Haut recht deutlich das Alter des Menschen wider. Allerdings kann die Haut aufgrund äußerer Einflüsse, insbesondere durch UV-Strahlung, auch vorzeitige Alterserscheinungen wie z.B. Faltenbildung und Austrocknung zeigen.
Wenngleich es im Rahmen der Ersten Hilfe nicht ganz relevant sein dürfte, sei an dieser Stelle außerdem auf das hohe Risiko hingewiesen, durch zu langes, sehr häufiges »Sonnenbaden« oder den Verzicht auf Sonnenschutzmittel an Hautkrebs zu erkranken, der mitunter lebensbedrohlich verlaufen kann.

130 Wunden und Blutungen

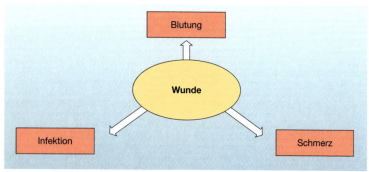

A Gefahren bei Wunden

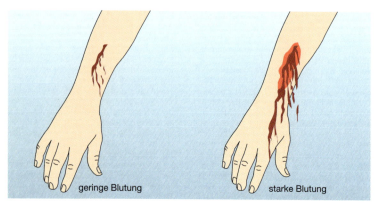

B Blutung

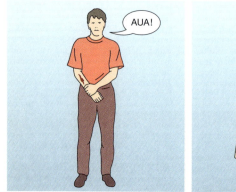

C Schmerz

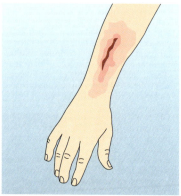

D Infektion

Durch Einwirkung äußerer Einflüsse wie mechanische Gewalt, chemische Substanzen, Kälte oder Hitze kann die Haut in unterschiedlicher Flächen- und Tiefenausdehnung geschädigt bzw. zerstört werden. Je nach Ausmaß der Schädigung kann die Haut ihre Funktion in diesem Bereich nur noch eingeschränkt oder gar nicht mehr erfüllen. Aus der Verletzung von Blutgefäßen resultiert eine unterschiedlich starke Blutung, und bei tiefen Wunden können auch tieferliegende Strukturen wie z.B. Muskeln, Knochen sowie innere Organe verletzt sein. Somit birgt die Hautverletzung vor allem drei Gefahren (A):

- **Blutung** (B): Die Gefährlichkeit der Blutung hängt vom Ausmaß, aber auch vom gesundheitlichen Allgemeinzustand des Betroffenen ab. Bei geringen Blutungen sichert das körpereigene Blutgerinnungssystem normalerweise innerhalb weniger Minuten die spontane Blutstillung. Bei starken Blutungen ist das körpereigene Gerinnungssystem allerdings überfordert, und blutstillende Maßnahmen von außen sind notwendig. Bei Menschen, deren Blutgerinnung (z.B. durch die Bluterkrankheit oder die Behandlung mit einem gerinnungshemmenden Medikament) gestört ist, müssen bereits leichte Blutungen wie starke behandelt werden.
Da Blut stark färbt, wird die verlorene Blutmenge häufig überschätzt (z.B. bei Unfällen auf der Straße oder im Badezimmer). Wenn es aber z.B. von der Kleidung aufgesogen wird, kann der Blutverlust durchaus auch unterschätzt werden. Spätestens bei einem akuten Blutverlust von einem Liter, bei Kindern und Kranken u.U. schon bei wesentlich geringeren Mengen, entsteht ein *Volumenmangelschock* (→ Seite 113, 115), der die eigentliche Todesursache beim »Verbluten« ist.
- **Schmerz** (C): Das Ausmaß des Schmerzes hängt von der Ausdehnung und vom Ort der Verletzung, aber auch von der individuellen Empfindlichkeit des Verletzten ab. Schmerzen können einen Schock mitauslösen oder verschlimmern.
- **Infektion** (D): Durch die Verletzung selbst oder durch eine nachträgliche Verunreinigung können Keime in die Wunde eindringen. Neben Wundheilungsstörungen mit lokalen Eiterungen droht eine Blutvergiftung *(Sepsis)*.

Besonders gefährliche Wundinfektionen sind:
Wundstarrkrampf *(Tetanus)*: Die Tetanuserreger sind Bakterien. Wenn sie sich in einer Wunde vermehren, können sie durch Absonderung eines stark wirksamen Krampfgiftes lebensgefährlich werden. Die Erreger befinden sich fast überall, v.a. in der (Garten-) Erde, in altem Holz oder auch (Straßen-) Staub. Ist diese Erkrankung einmal ausgebrochen, verläuft sie trotz intensivmedizinischer Behandlungsmaßnahmen häufig tödlich.
Eine Impfung bietet einen fast hundertprozentigen Schutz gegen Tetanusinfektionen. Im Kindesalter ist dies noch am besten gewährleistet, da die Impfung aber alle zehn Jahre aufgefrischt werden muß, bestehen vor allem bei Erwachsenen größere Impflücken. Ist der Impfschutz im Falle einer Verletzung nicht ausreichend, muß neben der aktiven Auffrischung oder Neuimpfung möglichst schnell auch passiv geimpft werden, um die evtl. in die Wunde eingedrungenen Tetanusbakterien sofort zu bekämpfen. Dies ist einer der Gründe, weshalb jede (auch banal erscheinende) Verletzung ärztlich beurteilt werden sollte.
Tollwut *(Lyssa, Rabies)*: Hierbei handelt es sich um eine heute seltene Viruserkrankung. Erkrankte (Wild-) Tiere können sie durch Bisse oder Kratzwunden auf andere Tiere (z.B. Ratten, Füchse oder streunende Hunde) aber auch auf den Menschen übertragen.
Ist die Tollwut einmal ausgebrochen, verläuft sie trotz aller Behandlungsmaßnahmen in fast allen Fällen tödlich. Bei Bißverletzungen durch verdächtige Tiere sollte daher möglichst schnell eine aktive und passive Impfung durchgeführt werden. Weitere Maßnahmen bei Bißverletzungen → Seite 147.
Gasbrand: Es gibt mehrere Bakterienarten, die sich unter Luftabschluß z.B. in einer tiefen oder großflächigen Wunde ohne Sauerstoff vermehren und dabei Gas bilden. Die Wundumgebung erscheint dabei aufgetrieben und knistert bei Berührung.
Die Erkrankung kann schnell zu einer tödlichen Blutvergiftung führen, wenn nicht eine konsequente chirurgische Wundversorgung, evtl. mit Amputation der betroffenen Gliedmaßen, erfolgt.

132 Wunden und Blutungen

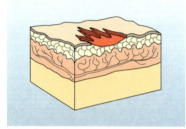

A Schürfwunde

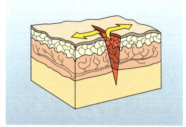

B Schnittwunde

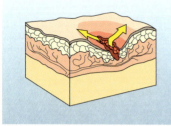

C Quetschwunde

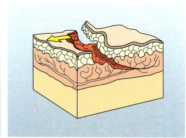

D Rißwunde

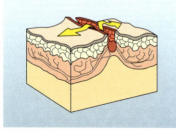

E Platzwunde

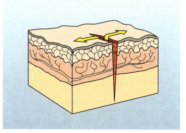

F Stichwunde

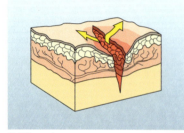

G Bißwunde

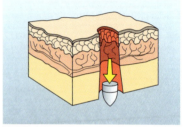

H Schußwunde

Je nach Art der Entstehung und Aussehen einer Hautwunde unterscheidet man:
- **Schürfwunden** (A): Es handelt sich um oberflächliche Hautverletzungen durch tangentiale Gewalteinwirkung oft rauher Gegenstände oder Flächen. Schürfwunden bluten meist nur wenig, sind aber häufig sehr schmerzhaft. Trotz fast immer verunreinigter Wundfläche sind gravierende Wundinfektionen selten, weil die Abwehrfunktion der Haut noch großenteils erhalten ist.
- **Schnittwunden** (B): Durch Einwirkung scharfkantiger Gegenstände (z. B. Messer, Scheren) entstehen mehr oder weniger tiefreichende Hautverletzungen mit glatten Wundrändern, die häufig klaffen und stark bluten. Aufgrund der Blutung und der meist relativ sauberen Schneidwerkzeuge ist die Infektionsgefahr (bei sachgemäßer Erstversorgung) eher gering. Die Schmerzen hängen vom Ausmaß der Verletzung ab, sind aber ebenfalls meist nicht sehr ausgeprägt.
- **Quetschwunden** (C): Sie entstehen durch stumpfe Gewalteinwirkung bzw. eine Einklemmung mit Quetschung der Haut. Dadurch wird Gewebe zerstört und Blutgefäße reißen. Die Wundränder sind sehr unregelmäßig und meist auch in den tieferen Hautschichten verschmutzt, was zu erheblicher Infektionsgefahr führt. Quetschwunden sind recht schmerzhaft.
- **Rißwunden** (D): Durch Überbeanspruchung der Elastizität der Haut im Rahmen einer tangentialen Gewalteinwirkung durch meist spitze Gegenstände kommt es zum Einreißen mit entsprechend unregelmäßigen Wundrändern und häufig deutlicher Wundverschmutzung. Die Infektionsgefahr ist hoch und die Wunde schmerzt recht stark.
- **Platzwunden** (E): Platzwunden sind Riß-Quetschwunden. Sie entstehen meist durch Einwirkung stumpfer Gewalt in Bereichen, in denen direkt unter der Haut ein Knochen liegt, so daß die unter der Haut liegenden Gewebeschichten nicht als »Stoßdämpfer« wirken können. Die Wundränder sind zumindest leicht unregelmäßig, die Schmerzen sind vor allem dann ausgeprägt, wenn auch der unter der Wunde liegende Knochen mitverletzt wurde. Die Infektionsgefahr ist abhängig vom Ausmaß der Wundverschmutzung.
- **Stichwunden** (F): Durch Einwirkung spitzer Gegenstände (Nägel, Spieße, Messer) kann es zu Stichwunden kommen. Die Wunden sind dabei glattrandig, reichen häufig recht tief und bluten nach außen meist wenig. Das harmlose Aussehen darf allerdings nicht über die Gefährlichkeit von Stichverletzungen hinwegtäuschen, insbesondere wenn Körperhöhlen oder Gelenke in der Nähe der Wunde liegen. Erhebliche Blutungen nach innen werden u. U. leicht übersehen. Da Keime tief in den Körper vordringen können, ist auch die Infektionsgefahr hoch. Die Schmerzen korrelieren nicht mit der Schwere der Verletzung!
- **Bißwunden** (G): Es handelt sich um meist durch Tiere verursachte Stich-Quetschwunden mit erheblicher Infektionsgefahr, die – wegen der Quetschung – von starken Schmerzen begleitet werden. Einerseits können Keime, die aus dem Rachen- und Zahnbereich des Tieres stammen, regelrecht in die Wunde »eingeimpft« werden, zum anderen ist immer an eine eventuelle Übertragungsmöglichkeit von *Tetanus* und *Tollwut* zu denken.
Eine Besonderheit stellen Schlangenbisse dar. Es handelt sich hierbei nur um geringfügige und wenig blutende Hautwunden. Eine bedrohliche Gefahr besteht jedoch v. a. durch die Wirkung des Schlangengifts (→ Seite 203).
- **Schußwunden** (H): Während im Bereich der Eintrittsstelle des Projektils eine eher kleine und glattrandige Wunde zu finden ist (evtl. durch Pulverdampf verschmutzt), zeigt die Austrittsstelle meist ein deutlich größeres, unregelmäßiges Wundgebiet mit Hautrissen, Quetschungen und Blutergüssen. Ist eine Ausschußwunde nicht zu finden, muß sich das Geschoß noch im Körper befinden. I. d. R. sind dabei auch innere Verletzungen zu erwarten. Schußverletzungen führen u. U. zu erheblichen Blutverlusten, deren Ausmaß meist schwer abzuschätzen ist. Vor allem bei einer Mitverletzung von Bauchorganen wie der Leber oder der Milz kann sich innerhalb kürzester Zeit ein manifester *Volumenmangelschock* entwickeln.
- **Brandwunden** werden auf den Seiten 181 und 183 beschrieben.
- **Ätzwunden** → Seite 205.

134 Wunden und Blutungen

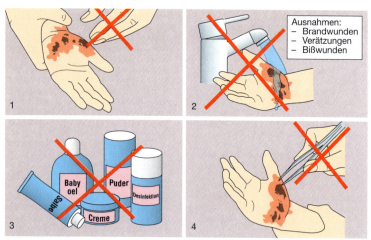

A Verbote bei der Wundversorgung

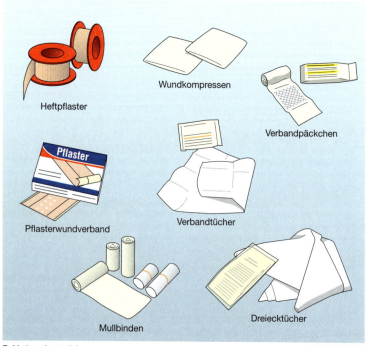

B Verbandmaterial

Wundversorgung. Verbände I

Grundsätze der Wundversorgung
Die Erstversorgung von Wunden gehört zu den wichtigsten und effektivsten Aufgaben des Ersthelfers. Die schnelle Durchführung einer Blutstillung, das keimfreie Abdecken und die Ruhigstellung einer Wunde verhindern größere Blutverluste, reduzieren Schmerzen und vermindern Komplikationen bei der späteren Wundheilung. Folgende Grundsätze der Wundversorgung sind zu beachten:
- Bei der Erstversorgung sollte der Verletzte **liegen** oder zumindest **sitzen.**
- Der Helfer muß sich **vor dem Verletzten** befinden, um ihn ständig beobachten zu können (Übelkeit/Erbrechen/drohende Bewußtlosigkeit?).
- Um den Verletzten vor Infektionen zu schützen, aber auch zum eigenen Schutz, sollte der Ersthelfer **Schutzhandschuhe** tragen.
- Jede Wunde wird *so,* wie sie vorgefunden wird, möglichst bald und möglichst mit **sterilem** (keimfreiem) Verbandmaterial abgedeckt. Dabei darf die Wunde selbst wegen der drohenden Infektionsgefahr nicht mit der Hand berührt werden (A_1), und der Helfer sollte während der Wundversorgung nicht sprechen, damit keine Speicheltröpfchen in die Wunde gelangen.
- **Keine Wundbehandlung durch Laien:**
  - **Die Wunde darf nicht ausgewaschen oder gereinigt werden** (Ausnahme sind Verbrennungen, Verätzungen und Bißwunden, A_2)
  - **keine Hausmittel oder Medikamente anwenden** (z.B. Puder, Sprays, Salben, Desinfektionsmittel, A_3)
  - **keine Fremdkörper aus der Wunde entfernen** (größere Fremdkörper tamponieren evtl. den Wundbereich und vermindern somit eine Blutung; kleinere Fremdkörper kann der Helfer kaum steril entfernen, A_4)
- **Jede Wunde** sollte innerhalb von sechs Stunden **ärztlich beurteilt und** – sofern notwendig – endgültig (chirurgisch) **versorgt** werden. Hierbei wird auch überprüft, ob der Impfschutz (z.B. gegen eine Tetanusinfektion) ausreicht. Auf die Notwendigkeit der ärztlichen Wundversorgung sollte der Ersthelfer den Verletzten eindringlich hinweisen.

Verbandmaterial
Für die Erstversorgung von Wunden steht ein umfangreiches Sortiment an Verbandmaterial zur Verfügung (B). Der Inhalt der Verbandkästen für Kfz ist nach DIN 13164 und der für Betriebe nach DIN 13157 sowie DIN 13169 vorgeschrieben (→ Seite 220).

Heftpflaster ist ein einseitig klebender Pflasterstreifen, der zum Befestigen von Wundauflagen oder sonstigem Verbandmaterial dient.

Der **Pflasterwundverband** (Wundschnellverband) ist eine kleine Wundauflage mit seitlichen Pflasterstreifen. Er ist entweder in verschiedenen Größen einzeln verpackt oder als größerer Streifen erhältlich. Die Wundauflage beim Pflasterwundverband ist i.d.R. nicht steril, sondern lediglich keimarm.

Wundkompressen sind viereckige Mullauflagen in verschiedenen Größen. Sie sind in kleinen Verpackungseinheiten steril verpackt oder unsteril in größeren Päckchen erhältlich.

Mullbinden sind unterschiedlich elastische, 4 m lange, unsterile Mullstreifen in verschiedenen Breiten, die für Wickelverbände zur Fixierung einer Wundkompresse benötigt werden. Für Druckverbände können sie – in der Verpackung belassen – auch als Druckpolster verwendet werden.

Bei **Verbandpäckchen** sind eine oder zwei Wundauflagen an einem Ende einer Mullbinde befestigt. Sie sind steril verpackt.

Verbandtücher sind unterschiedlich große, sterile Tücher aus fusselfreiem Stoff. Sie dienen zum Abdecken größerer Wundflächen.

Dreiecktücher werden für unterschiedliche Verbände benötigt und sind als Fixierung von Wundkompressen sowie zur Ruhigstellung von Verletzungen vielseitig verwendbar. Die Größe ist einheitlich vorgeschrieben. Sie sind einzeln unsteril verpackt.

Im Fachhandel erhältlich ist außerdem spezielles Verbandmaterial, das sich von den üblichen Materialien durch eine metalline Beschichtung auf der Wundauflage unterscheidet. Diese verhindert das Verkleben des Verbands v.a. mit stark nässenden Wundflächen. Deshalb ist solches Verbandmaterial besonders für Brandwunden geeignet. In den Verbandkästen nach DIN sind diese Verbandmittel in der Regel nicht enthalten. Gegenüber gewöhnlichem Verbandmaterial sind sie relativ teuer.

136 Wunden und Blutungen

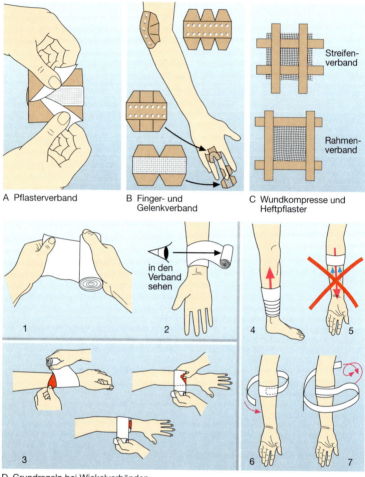

A Pflasterverband   B Finger- und Gelenkverband   C Wundkompresse und Heftpflaster

Streifenverband
Rahmenverband

in den Verband sehen

D Grundregeln bei Wickelverbänden

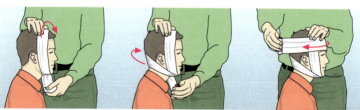

E Kopfverband

Wundversorgung bei geringer Blutung
Bei kleinen Verletzungen mit geringen Blutungen, die im Alltag überaus häufig auftreten, sind **Verbände mit Pflasterwundverband** häufig schon ausreichend. Die Wundauflage des Pflasterwundverbands muß dabei stets größer sein als die Wunde, und beim Entfernen der Schutzfolie auf den Heftpflasterstreifen darf die Wundauflage nicht berührt werden (A). Nach Möglichkeit sollte der Pflasterwundverband faltenfrei aufgebracht werden.

- Beim **Fingerkuppenverband** schneidet man aus der Mitte des Klebestreifens eines ausreichend langen Pflasterstücks (8–10 cm) beidseits ein keilförmiges Stück heraus. Nach Abziehen der Schutzfolie klebt man zunächst die Hälfte des Wundverbands um den verletzten Finger, klappt dann die überstehende Hälfte über die Fingerkuppe und klebt diese ebenfalls um den Finger (B).
- Wie man den Pflasterwundverband einschneiden muß, **um ihn zwischen zwei Fingern oder über ein Gelenk** (z.B. am Ellenbogen) kleben zu können, geht ebenfalls aus Abbildung B hervor.

Zum raschen und einfachen Abdecken etwas größerer, aber ebenfalls nur gering blutender Wunden auf wenig behaarter Haut eignen sich **Verbände mit Wundkompressen und Heftpflaster** (C).

- Beim **Streifenverband** legt man eine sterile Wundkompresse vorsichtig auf die Wunde und fixiert sie mit zwei (oder auch mehreren) ausreichend langen, parallel über Wundkompresse und Haut geklebten Heftpflasterstreifen.
- Beim **Rahmenverband** klebt man vier ausreichend lange Heftpflasterstreifen so auf die Ränder der Wundauflage, daß sie jeweils etwa zur Hälfte auf der Haut und auf der Wundauflage haften.

Bei **Verbänden mit Verbandpäckchen oder Wundkompressen und Mullbinden** (sogenannte Wickelverbände) sind einige Grundregeln zu beachten:

- Man nimmt den Bindenanfang in eine Hand und den Bindenkopf, d.h. den noch aufgewickelten Teil der Binde, in die andere (D 1).
- Man legt den Bindenanfang so auf, daß man während des Wickelns »in den Verband« sehen kann (D 2).
- Man fixiert den Bindenanfang so wie in Abbildung D 3 ersichtlich.
- Bei Verbänden an den Extremitäten wird stets von der Hand bzw. dem Fuß weg und zum Herzen hin gewickelt (D 4).
- Bei Verbänden über Gelenke muß so gewickelt werden, daß das Strecken und Beugen noch möglich ist und der Verband dabei nicht verrutscht, sich lockert oder festzieht.
- Der Verband darf nur so fest gewickelt werden, daß die betroffenen Bereiche nicht eingeschnürt, gestaut oder abgebunden werden (D 5).
- Wenn eine Binde nicht ausreicht, legt man den Anfang der zweiten unter das Ende der ersten Binde und befestigt es mit dem nächsten Gang der zweiten Binde (D 6).
- Zuletzt steckt man das Ende des Verbandes unter oder klebt es mit Heftpflaster fest. Alternativ kann man das Bindenende auch mit einer durch den vorletzten Bindengang gebildeten Schlaufe verknoten (D 7).

Es folgt eine Auswahl von Verbänden mit Verbandkompressen und Mullbinden. Um sie sicher zu beherrschen, sollten sie in einem Erste-Hilfe-Lehrgang unter Anleitung eines fachkundigen Ausbilders mehrfach geübt werden.

- **Kopfverband** (E): Nach Auflegen einer sterilen Wundkompresse auf die Wunde führt man die Binde zunächst zweimal unter das Kinn und über den Scheitel (Vertikalgang), dann kreuzt man sie vom Kinn hinter dem Ohr vorbei zum Hinterkopf in den Horizontalgang, ohne den Hals zu umwickeln. Der Horizontalgang verläuft vom Hinterkopf über die Stirn und zurück. Vom Hinterkopf aus kreuzt man hinter dem anderen Ohr zum Vertikalgang zurück. Beim Kreuzen ist darauf zu achten, daß der Verband nicht zu steil geführt wird, damit er nicht abrutscht. Man wiederholt diesen Ablauf, bis die Binde aufgebraucht ist und fixiert sie schließlich mit Heftpflaster. Durch leicht versetzte Anordnung der Bindengänge können fast alle Kopfanteile einschließlich der Wangen, der Stirn und des Unterkiefers abgedeckt bzw. Wundkompressen fixiert werden.

138 Wunden und Blutungen

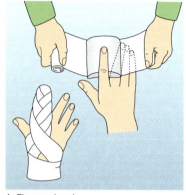

A Fingerverband

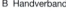

B Handverband

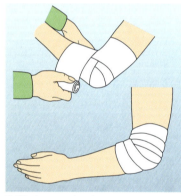

C Ellenbogenverband

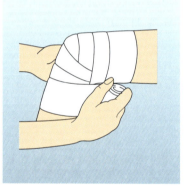

D Knieverband

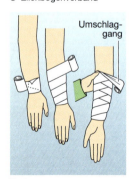

E Unterarm- und
  Oberarmverband

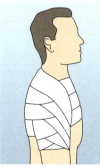

F Oberarm- und
  Schulterverband

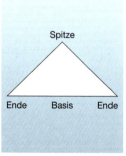

G Dreiecktuch

- **Fingerverband** (A): Man benötigt eine schmale Mullbinde bzw. ein kleines Verbandpäckchen. Nach Auflegen der sterilen Wundkompresse auf die Fingerwunde hält man die Binde am kurzen Ende fest und wickelt den Bindenkopf 2–3mal über die Wundkompresse. Nach Einschlagen des kurzen Endes führt man die Binde nun über den Handrücken zum Handgelenk und nach einmaligem Umwickeln des Handgelenks wieder zur Fingerkuppe. Von hier folgt eine Kreistour um den Finger, danach wickelt man wieder zum Handgelenk und um dieses herum. Dieser Ablauf erfolgt so oft mit leicht versetztem Verlauf der Bindengänge, bis die Wundauflage bedeckt ist. Der Verband endet am Handgelenk.
- **Handverband** (B): Man verwendet kleine oder mittlere Verbandpäckchen bzw. Mullbinden. Nach Auflegen der Wundkompresse führt man den Bindenkopf zunächst 2–3mal um das Handgelenk, dann über die Wundauflage zu den Fingern. Nach zweimaligem Umwickeln der Finger verläuft der Gang über den Handrücken zum Handgelenk zurück, darum herum und wieder über den Handrücken zu den Fingern in jeweils leicht versetzter Anordnung, bis die Wundauflage bedeckt ist. Der Verband endet am Handgelenk.
- **Ellbogenverband** (C): Die Größe der Mullbinde bzw. des Verbandpäckchens hängt vom Ausmaß der Wunde ab. Nach dem sterilen Bedecken der Wunde umwickelt man die Wundauflage in leichter Beugestellung des Ellbogengelenks zunächst 2–3mal. Das kurze Bindenende schlägt man daran ein und führt den Bindenkopf zum Unterarm. Nach einmaligem Umwickeln kreuzt man über die Ellenbeuge zum Oberarm, umwickelt hier ebenfalls einmal und führt die Binde wieder über die Ellenbeuge zum Unterarm. Dies erfolgt wiederum in leicht versetzter Anordnung der einzelnen Touren, bis die Wundauflage bedeckt ist. Der Verband kann an Unter– oder Oberarm enden. Es ist besonders darauf zu achten, daß es durch zu strammes Wickeln nicht zu einer Stauung kommt.
Analog dazu wird ein **Knieverband** (D) angelegt.
- **Unterarm- und Oberarmverband** (E): Nach zwei bis drei Kreisgängen wickelt man spiralförmig von der Peripherie in Richtung Rumpf, wobei jeder Bindengang den vorherigen etwa zur Hälfte bedecken soll. Bei zunehmender Verdickung der Extremität muß man durch Umschlagen der Binde um 180° (Umschlaggang) gelegentlich einer »Tütenbildung« und daraus resultierendem schlechterem Halt des Verbands entgegenwirken.
Verbände an Ober- und Unterschenkeln werden auf die gleiche Weise gewickelt.
- **Oberarm- und Schulterverband** (F): Nach zwei Befestigungsgängen am Oberarm Binde möglichst hoch am Oberarm führt man diese über die Schulterkuppe unter der gegenüberliegenden Achselhöhle hindurch und über die Schlüsselbeingegend nun zur verletzten Schulter zurück, von dort unter der Achsel hindurch zum Oberarm. Nach einem Kreisgang wiederholt man dies, wobei der vorhergehende Bindengang ungefähr zur Hälfte überdeckt werden soll, bis die Wundkompresse bedeckt ist. Der Verband endet an Brustkorb oder Oberarm.

Mit **Dreiecktuchverbänden** können Wunden an fast allen Körperregionen schnell und vor allem recht einfach abgedeckt werden, so daß sie in der Ersten Hilfe auch heute noch unverzichtbar sind. Der Ersthelfer sollte bei der Anwendung vor allem beachten,
- daß ein zweiter Helfer oder der Verletzte selbst beim Anlegen eines Verbands mithelfen kann, indem er die Wundauflage oder das Dreiecktuch festhält, und
- daß evtl. nötige Knoten nicht im Bereich der Wunde oder an Körperstellen, wo sie Druckschmerzen verursachen können, zu liegen kommen; ggf. müssen Knoten mit weichem Material wie z.B. einem weiteren, mehrfach gefalteten Dreiecktuch, Papier- oder Stofftaschentüchern unterpolstert werden.

Dreiecktücher haben nach DIN festgelegte Größen. Die längere Seite wird als *Basis*, die ihr gegenüberliegende Ecke als *Spitze* und die beiden anderen Ecken werden als *Enden* bezeichnet (G).

140 Wunden und Blutungen

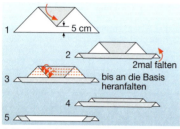

A Dreiecktuchkrawatte

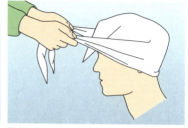

B Kopfverband

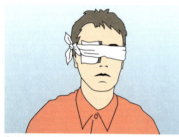

C Augenverband

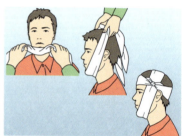

D Kinnverband

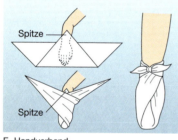

E Handverband

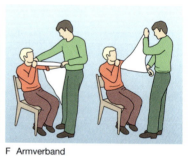

F Armverband

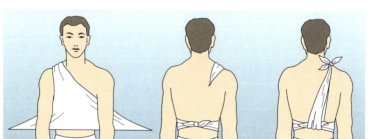

G Brustverband

Für verschiedene Verbände wird das Dreiecktuch zur **Dreiecktuchkrawatte** gefaltet (A). Hierzu schlägt man die Spitze zur Basis hin ein, so daß sie etwa 5 cm Abstand behält. Dann faltet man die Basis zweimal über die Spitze hinweg, jeweils in einer Breite von ebenfalls ca. 5 cm. Anschließend faltet man von der anderen Seite her weiter, bis die etwa 5 cm breite Krawatte fertiggestellt ist.

Im folgenden werden einige Verbände mit Dreiecktüchern beschrieben:

- **Kopfverband** (B): Nach Bedecken der Wunde mit einer sterilen Kompresse legt man das Dreiecktuch so auf den Kopf, daß die Basis tief im Nacken liegt, während die Spitze über die Stirn in das Gesicht hängt. Man faßt die Enden, schlägt die Basis unter Einbeziehung der Ohren evtl. leicht um, legt sie nach vorn und strafft sie durch Zug. Dann verknotet man die Enden über der Stirn (nicht genau über der Wunde!). Die Spitze klemmt man hinter den Knoten, und die Enden steckt man abschließend in die seitlich entstehenden Taschen des Verbands.

- **Augenverband** (C): Hierzu faltet man ein Dreiecktuch wie oben beschrieben zur Krawatte. Nach Aufbringen einer möglichst zusätzlich gepolsterten Wundkompresse auf das kranke Auge legt man die Krawatte über **beide** Augen und verknotet sie **seitlich** am Kopf: Am Hinterkopf würde ein Knoten stören, wenn der Verletzte liegend transportiert werden muß. Der Verband darf keinen Druck auf das verletzte Auge ausüben!

- **Kinnverband** (D): Man bedeckt die Wunde mit einer Kompresse. Dann steckt man beide Zeigefinger in die Spalte eines zur Krawatte gefalteten Dreiecktuchs, öffnet sie taschenförmig um das Kinn, führt die Enden der Krawatte unter leichtem Zug nach oben und verknotet sie am höchsten Punkt des Kopfes (nicht am Hinterkopf). Um den Verband noch zusätzlich zu sichern, kann man eine zweite Krawatte als Stirnband darüberlegen.
  Mit diesem Verband können auch Wundkompressen im Bereich der Wangen befestigt werden.

- **Handverband** (E): Nach Aufbringen der Wundkompresse wird die verletzte Hand auf ein ausgebreitetes Dreiecktuch gelegt, und zwar so, daß die Fingerspitzen zur Spitze des Dreiecktuchs weisen. Man schlägt die Spitze bis zum Handgelenk um (am besten wird sie vom Verletzten selbst oder einem Helfer dort gehalten), faßt beide Enden des Dreiecktuchs dicht an der Hand, kreuzt sie unter Zug, während man sie langsam durch die Finger gleiten läßt, über dem Handgelenk, wickelt sie einmal um das Handgelenk herum und verknotet sie abschließend auf der Oberseite des Handgelenks.

- **Armverband** (F): Nach Bedecken der Wunde mit einer Wundkompresse legt man das Dreiecktuch so auf den gestreckten Arm, daß die Spitze am Handgelenk und ein Ende auf der Schulter liegt, während das andere Ende frei nach unten hängt. Das Ende auf der Schulter wird dabei vom Verletzten selbst oder einem weiteren Helfer festgehalten. Man hält dann die Spitze am Handgelenk fest, faßt das herunterhängende Ende und wickelt es unter Zug zunächst einmal um die Spitze und dann in Richtung Schulter um den Arm. Schließlich wickelt man das auf der Schulter liegende Ende entgegengesetzt um den Oberarm und verknotet es mit dem anderen Ende, wobei der Knoten nicht in der Ellenbeuge liegen darf.

- **Brustverband** (G): Ein Dreiecktuch wird so auf die Brust des Betroffenen gelegt, daß die Spitze auf einer Schulter und die Basis parallel zum Hosenbund liegt. Dann verknotet man die beiden Enden des Dreiecktuchs auf dem Rücken. Nun legt man eine Dreiecktuchkrawatte wie eine Schlaufe so über die verknoteten Enden des ersten Dreiecktuchs, daß ihre beiden Enden auf der Schulter mit der Spitze des ersten Dreiecktuchs verknotet werden können. Ein Rückenverband ist analog anzulegen.

142 Wunden und Blutungen

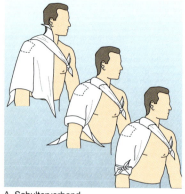

A Schulterverband

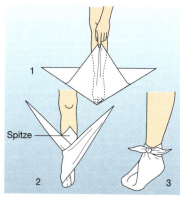

B Fußverband für den Vorfuß

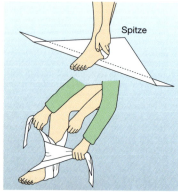

C Fußverband für die Ferse

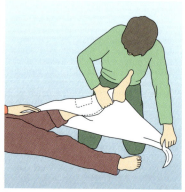

D Unterschenkelverband

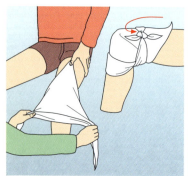

E Knieverband

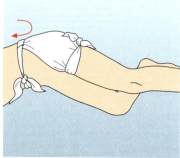

F Hüftverband

- **Schulterverband** (A): Hierfür benötigt man ein offenes und ein zur Krawatte gefaltetes Dreiecktuch. Nach dem sterilen Abdecken der Wunde mit einer Kompresse legt man das offene Dreiecktuch mit der Spitze hoch zum Hals auf die verletzte Schulter. Die Enden schlingt man möglichst weit oben um den Oberarm und verknotet sie miteinander. Die Krawatte legt man nun so über die Schulter, daß 2/3 nach hinten, 1/3 nach vorn herunterhängen. Nun legt man die Spitze des offenen Tuchs in die Tasche der Krawatte ein und schlägt die Krawatte so oft nach außen um, bis das Tuch auf der Schulter fest aufliegt. Dann bringt man das hintere Ende der Krawatte unter der gegenüberliegenden Achselhöhle hindurch nach vorn und verknotet es mit dem vorderen vor dem Brustkorb.
- **Fußverband für den vorderen Fuß** (B): Dieser Verband gleicht dem Handverband. Nach dem Auflegen der Wundkompresse wird der verletzte Fuß mit den Zehen in Richtung Spitze auf das Dreiecktuch gestellt. Die Spitze wird zum Schienbein hochgezogen und vom Verletzten oder einem weiteren Helfer gehalten. Die Enden werden dicht am Fuß gefaßt und, während sie unter Zug durch die Finger gleiten, über dem Fußrücken gekreuzt, um das Fußgelenk gewickelt und vorn verknotet.
- **Fußverband für die Ferse** (C): Die Wundkompresse wird aufgebracht und vom Verletzten oder einem Helfer festgehalten. Nach dem Ausbreiten des Dreiecktuchs und Umschlagen der Basis um etwa 5 cm nach außen wird der Fuß so auf das Tuch gestellt, daß die Ferse nach der Spitze zeigt und die Basis knapp hinter den Ballen liegt. Die Tuchspitze schlägt man zur Wade hoch, wo sie vom Verletzten oder einem Helfer festgehalten wird, während man die Enden kurz faßt, unter Zug durch die Finger gleiten läßt und dabei über dem Fußrücken kreuzt, um das Fußgelenk wickelt und vorn verknotet.
- **Unterschenkelverband** (D): Die Wundkompresse wird aufgebracht und das Bein gestreckt. Dann legt man das Dreiecktuch mit der Spitze zum Fußgelenk und mit einem Ende auf den Oberschenkel, während das andere Ende herunterhängt. Das Ende am Oberschenkel wird möglichst vom Verletzten oder einem Helfer festgehalten. Mit einer Hand hält man nun die Spitze am Fußgelenk, mit der anderen wickelt man das herunterhängende Ende gestrafft zunächst über die Spitze und anschließend mehrmals in Richtung Oberschenkel um das Bein. Schließlich wickelt man das andere Ende entgegengesetzt herum und verknotet beide Enden miteinander (nicht am Kniegelenk).
- **Knieverband** (E): Dieser Verband sollte möglichst bei gebeugtem Knie, d. h. am sitzenden Verletzten angelegt werden. Nach sterilem Bedecken der Wunde legt man die Spitze des Dreiecktuchs hoch auf den Oberschenkel. Dort hält sie der Verletzte oder ein Helfer fest. Die Basis schlägt man etwa 5 cm nach außen um und wickelt sie dann etwa handbreit unterhalb des Knies um den Unterschenkel. Nun faßt man die Enden körpernah unter Zug, läßt sie durch die Finger gleiten, kreuzt sie unter der Kniekehle und verknotet sie anschließend etwa handbreit oberhalb des Knies auf dem Oberschenkel. Abschließend schlägt man die Spitze hinter dem Knoten ein.
- **Hüftverband** (F): Analog zum Schulterverband benötigt man wieder ein offenes sowie ein zur Krawatte gefaltetes Dreiecktuch. Der Verletzte sollte hierzu auf der unverletzten Seite dem Helfer zugewandt liegen. Man deckt die Wunde steril ab und legt das offene Tuch mit der Spitze zur Achsel zeigend auf die Hüftgegend. Die Enden wickelt man so hoch wie möglich um den Oberschenkel und verknotet sie außen. Die Krawatte legt man nun so um die Taille des Verletzten, daß 2/3 zum Rücken, 1/3 zur Bauchseite hängen. Die Spitze des offenen Tuchs legt man in die Krawattentasche ein, dann schlägt man die Krawatte nach außen so oft um, bis das Tuch die Wundauflage fixiert. Abschließend zieht man das hintere Ende der Krawatte unter der Taille hindurch und verknotet es vorn mit dem anderen Ende. Ggf. muß eine weitere Krawatte als Verlängerung dazwischengeknotet werden.

144 Wunden und Blutungen

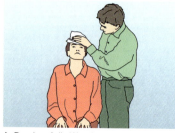

A Druck auf die Wunde

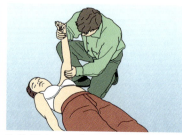

B Abdrücken am Arm

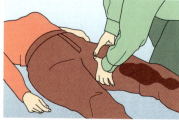

C Abdrücken am Bein

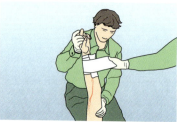

D Druckverband anlegen

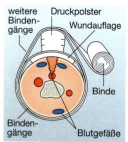

E Druckverband mit Verbandpäckchen

(weitere Bindengänge, Druckpolster, Wundauflage, Binde, Bindengänge, Blutgefäße)

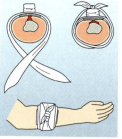

F Druckverband mit Dreiecktuchkrawatte

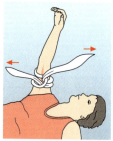

G Abbinden am Oberarm

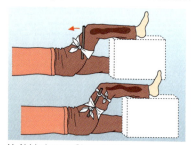

H Abbinden am Oberschenkel

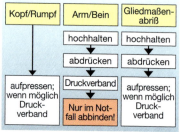

I Maßnahmen bei stark blutenden Wunden

Kopf/Rumpf	Arm/Bein	Gliedmaßenabriß
	hochhalten	hochhalten
	abdrücken	abdrücken
aufpressen; wenn möglich Druckverband	Druckverband — Nur im Notfall abbinden!	aufpressen; wenn möglich Druckverband

Starke Blutungen 145

Wundversorgung bei starker Blutung
Die meisten starken, d. h. schnell tropfenden, fließenden oder spritzenden Blutungen, lassen sich durch direkten Druck auf die Wunde mit den Fingern, möglichst mit Hilfe sterilen Verbandmaterials, stoppen. Allerdings muß dieser Druck bis zur weiteren Versorgung durch den Rettungsdienst aufrechterhalten werden. Als Alternative bzw. Ergänzung ist v. a. an den Extremitäten das Abdrücken der zuführenden Schlagader, die Anlage eines Druckverbands und im Extremfall das Abbinden der verletzten Extremität durchzuführen. Folgende konkrete Vorgehensweise ist empfehlenswert:

Bei starken Blutungen an Kopf oder Rumpf:
- **Direkten Druck auf die Wunde ausüben**, möglichst mit sterilem oder zumindest keimarmem Material (A)
- evtl. Anlegen eines **Druckverbands**, sofern dies anatomisch möglich ist.

Bei starken Blutungen an Extremitäten:
- **Hochhalten** bzw. **Hochlagern** der verletzten Extremität
- **Abdrücken** der zuführenden Schlagader:
  - **Am Arm** wird die Schlagader mit vier Fingern einer Hand durch die Lücke der Oberarmbeuge- und -streckmuskulatur, an der Innenseite des Oberarms, gegen den Knochen abgedrückt (B). Bei korrekter Durchführung steht die Blutung sofort.
  - **Am Oberschenkel** drückt der Helfer mit beiden Daumen die Oberschenkelarterie gegen den Beckenrand ab. Dabei sollte der Helfer neben dem Oberkörper des Verletzten knien und zur Blutung schauen (C). Bei korrekter Durchführung steht die Blutung sofort.
- Während der erste Helfer die Arterie weiter abdrückt, kann ein zweiter Helfer einen **Druckverband** anlegen (D):
  - **Mit Verbandpäckchen und Druckpolster** (E): Die sterile Wundkompresse des Verbandpäckchens wird auf die Wunde gelegt und mit wenigen Bindengängen fixiert. Nach Auflage eines Druckpolsters (z. B. verschlossenes Verbandpäckchen, Zigarettenschachtel, Papiertaschentuchpackung) wickelt man unter mäßigem Zug weiter und beendet den Verband wie üblich.
  - **Mit steriler Wundkompresse, Druckpolster und Dreiecktuchkrawatte** (F): Nach Aufbringen der Wundkompresse wird das Druckpolster darauf gelegt. Die Dreiecktuchkrawatte wird anschließend unter Zug um die Extremität geschlungen und über dem Druckpolster verknotet.
- Nur in seltenen Fällen, z. B. bei stark blutenden offenen Frakturen, Gliedmaßenabriß (→ Seite 147) sowie größeren Fremdkörpern in der Wunde, reichen das Abdrücken und die Anlage eines Druckverbands nicht aus. Bei lebensgefährlichen Blutungen kommt dann als letzte Möglichkeit das **Abbinden** in Frage. Dadurch wird die Durchblutung der betroffenen Extremität verhindert, wodurch es zwangsläufig auch zu einem Sauerstoffmangel und der Anhäufung giftiger Stoffwechselprodukte kommt. Deshalb sind beim Abbinden mehrere Grundsätze zu beachten: 1. Man darf nur mit mehrere Zentimeter breitem Material, wie z. B. einer Dreiecktuchkrawatte, abbinden. Verboten sind z. B. Schnüre, Drähte o. ä. 2. Der genaue Zeitpunkt des Abbindens muß notiert, gut lesbar und möglichst sicher am Verletzten befestigt werden (z. B. mit Heftpflaster in der Nähe der Abbindung). Zusätzlich sollte der Zeitpunkt des Abbindens dem Personal des Rettungsdienstes mitgeteilt werden. 3. Die einmal angelegte Abbindung darf vom Ersthelfer keinesfalls mehr gelockert werden.
  - **Abbinden am Oberarm** (G): Man nimmt die Dreiecktuchkrawatte doppelt und legt sie um den Oberarm. Nun zieht man beide Enden erst durch die entstehende Schlinge und dann auseinander, bis die Blutung steht. Jetzt verknotet man die Enden unter Zug.
  - **Abbinden am Oberschenkel** (H): Eine Dreiecktuchkrawatte wird um den Oberschenkel geknotet und dann mit einem Knebel (z. B. Stock, Kochlöffel) bis zum Stillstand der Blutung gedreht. Mit einer zweiten Dreiecktuchkrawatte wird der Knebel anschließend fixiert.

Die Maßnahmen bei stark blutenden Wunden sind zusammenfassend in Abbildung I dargestellt.

146 Wunden und Blutungen

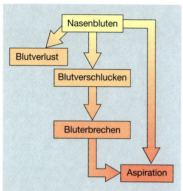

A₁ Nasenbluten

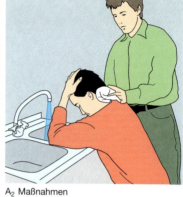

A₂ Maßnahmen

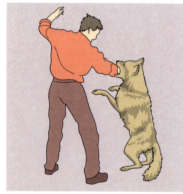

B₁ Bißwunde

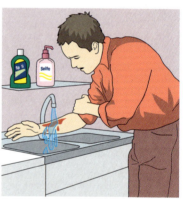

B₂ Maßnahmen

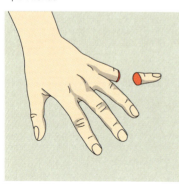

C₁ Amputationsverletzung

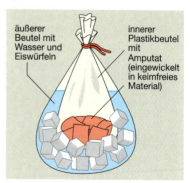

C₂ Amputationsversorgung

Nasenbluten (A₁)

Leichte Blutungen aus der Nase (spontan oder nach Verletzungen) hören meist von selbst, innerhalb weniger Minuten, wieder auf. Unterstützen kann man die Blutstillung, indem man ein kaltes, feuchtes Tuch in den Nacken des Betroffenen legt.

Seltener kommt es auch zu *starken Nasenblutungen* – u. U. mit durchaus erheblichen Blutverlusten. Kompliziert kann dies werden, wenn Blut in den Rachen abfließt. Möglicherweise verschluckt der Betroffene das Blut und erbricht es ggf. wieder, was bei einer durch die Blutung verlegten Nase leicht zur *Aspiration* ($\rightarrow$ Seite 61) führen kann.

Folgende **besondere Maßnahmen** der Wundversorgung sind durchzuführen (A_2):
- Den Betroffenen leicht nach vorn übergebeugt (z. B. vor einem Waschbecken) sitzen lassen, damit das Blut nach außen abfließen kann; ggf. auch Tücher oder ein Gefäß unterlegen. Der Betroffene sollte seine Stirn nach Möglichkeit mit den Händen abstützen
- den Betroffenen zum Atmen durch den Mund auffordern
- ein feuchtes, kaltes Tuch in seinen Nacken legen
- bei Kollaps- oder Schockgefahr den Betroffenen möglichst in Bauchlage bringen ($\rightarrow$ Seite 57)
- nicht versuchen, die Blutung durch Verbandmull o. ä. zu stillen. Dadurch wird lediglich der Blutabfluß nach außen verhindert, und man provoziert die oben beschriebenen Komplikationen, insbesondere die *Aspiration*
- die endgültige Versorgung bei starkem Nasenbluten sollte durch einen Hals-Nasen-Ohren-Arzt erfolgen.

Bißwunden (B_1)

Da durch Tierbisse Tollwutviren übertragen werden können, sind Bißwunden – abweichend von den allgemeinen Geboten der Wundversorgung – gründlich mit Seife oder Spülmittel auszuwaschen (B_2). Die Tollwuterreger können auf diese Weise abgetötet werden. Eine anschließende **ärztliche** Wundversorgung ist **unbedingt notwendig**.

Amputationsverletzungen (C_1)

Traumatisch abgetrennte Körperteile *(Amputate)* können heute mittels ausgefeilter Operationstechniken in vielen Fällen wieder angenäht *(replantiert)* werden, wobei häufig bemerkenswert gute funktionelle und auch kosmetische Ergebnisse möglich sind.

Nach der Versorgung des Verletzten – mit Maßnahmen zur Blutstillung, dem Anlegen eines sterilen Verbandes ($\rightarrow$ Seite 135–145) sowie beispielsweise der Lagerung in Schocklage ($\rightarrow$ Seite 57, 115) – muß man das abgetrennte Körperteil ggf. suchen und dem Betroffenen mit in die Klinik geben. Dabei sollte das *Amputat* möglichst folgendermaßen aufbewahrt werden (C_2):
- Das *Amputat* wird unmittelbar, ohne Säuberung oder sonstige Manipulationen, in ein steriles Verbandtuch eingewickelt und in einen Plastikbeutel gelegt, der fest verschlossen wird
- in einen zweiten Beutel gibt man kaltes Wasser mit Eiswürfeln
- den Beutel mit dem *Amputat* bringt man so in den Eiswasserbeutel ein, daß die verschlossene Öffnung oben herausragt
- der Eiswasserbeutel wird um den Amputatbeutel fest verschlossen.

Sollte kein geeignetes Verpackungsmaterial zur Verfügung stehen, wird das *Amputat* lediglich steril verpackt und dem Rettungsdienst übergeben, der spezielle Amputatbeutel mitführt.

Weitere besondere Wunden und Blutungen wurden aus didaktischen Gründen anderen Kapiteln zugeordnet. Im einzelnen handelt es sich um
- **Blutungen im Gehirn**, z. B. beim Schlaganfall, $\rightarrow$ **Seite 67**
- **Magen-Darm-Blutungen** bzw. **Blutungen im Bauchraum** sowie **gynäkologische Blutungen** $\rightarrow$ **Seite 153–159**
- **Blutungen aus dem Mund**, z. B. bei Kieferfrakturen, **aus dem Ohr**, z. B. beim Schädelbasisbruch, **bei Frakturen im Bereich des Brustkorbs** oder **Frakturen der Extremitäten** $\rightarrow$ **Seite 165–171**
- **Brandwunden** $\rightarrow$ **Seite 181, 183**
- **Schlangenbißwunden** und **Wunden durch Stiche von Wespen, Bienen, Hornissen, Skorpionen oder Spinnen** sowie **Ätzwunden** $\rightarrow$ **Seite 203, 205**.

148 Wunden und Blutungen

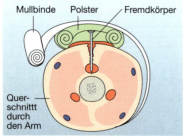
A Fremdkörper in der Wunde

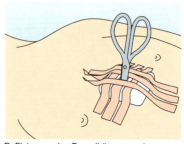
B Fixierung des Fremdkörpers und Wundversorgung

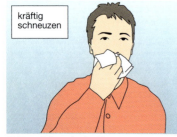
C Fremdkörper in der Nase

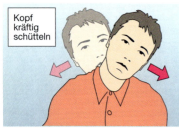
D Fremdkörper im Ohr

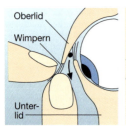
E Fremdkörper unter dem Oberlid

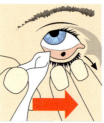
F Fremdkörper unter dem Unterlid

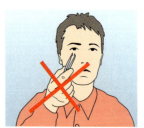
G Fremdkörper im Auge

Fremdkörper in der Wunde
Der Ersthelfer sollte Fremdkörper in der Wunde belassen und keinesfalls versuchen, sie zu entfernen (→ Seite 135).
Bei der Wundversorgung ist zu beachten, daß zunächst nur die Umgebung des Fremdkörpers steril abgedeckt wird. Der Fremdkörper selbst darf nicht berührt oder bewegt werden. Evtl. kann die Wundkompresse ihn locker überdecken.
Anschließend wird der Fremdkörper mit weichem Material vorsichtig umpolstert, so daß bei der späteren Fixierung der Wundkompresse kein Druck darauf ausgeübt werden kann (A).
Auch größere Fremdkörper müssen so fixiert werden, daß weitere Verletzungen durch die Wundversorgung auszuschließen sind. Hierzu können je nach Form und Beschaffenheit des Fremdkörpers in der Wunde die verschiedensten Verbandmaterialien verwendet werden (B).

Fremdkörper in der Nase
Gelegentlich werden von Kindern oder verwirrten älteren Menschen kleine Fremdkörper (Erbsen, Obstkerne, Murmeln o. ä.) in ein Nasenloch gesteckt (C). Durch eine Schwellung der Nasenschleimhaut ist es u. U. unmöglich, den Fremdkörper ohne Hilfe wieder zu entfernen.
Falls der Fremdkörper auch bei kräftigem Schneuzen nicht herauskommt, ist eine Behandlung beim Hals-Nasen-Ohren-Arzt notwendig.
Wegen erheblicher Verletzungs- und Blutungsgefahr sind Versuche, den Fremdkörper mit Fingern oder spitzen Gegenständen zu entfernen, unbedingt zu unterlassen!

Fremdkörper im Ohr
Hier gilt Ähnliches wie für Fremdkörper in der Nase: Neben eingebrachten Fremdkörpern kann jedoch auch ein Pfropf aus Ohrenschmalz den Gehörgang plötzlich verstopfen, und die Betroffene klagt dann über eine plötzliche Hörverschlechterung auf der entsprechenden Seite.
Wenn der Fremdkörper durch kräftiges Kopfschütteln nicht zu entfernen ist, darf man auch hier keinesfalls versuchen, ihn mit Fingern, Instrumenten (auch keine Ohrenstäbchen verwenden!) oder durch Ausspülen herauszubekommen (D). Man muß statt dessen einen Hals-Nasen-Ohren-Arzt konsultieren.

Fremdkörper im Auge
Meist handelt es sich um kleine Schmutz- bzw. Staub- und Rußteilchen, Insekten oder Glas-, Metall- und Kunststoffsplitter, die zwischen Augenlid und Augapfel geraten.
Dies ist schmerzhaft, und es kommt über eine Bindehautreizung zu Tränenfluß, Rötung und bei Verletzung der Hornhaut auch zu Sehstörungen. Eine Hornhautverletzung wird nicht selten erst durch unsachgemäße Versuche, den Fremdkörper zu entfernen (wie z. B. durch Reiben oder Wischen), hervorgerufen.
Falls **der Fremdkörper auf der Hornhaut** festsitzt, darf man also keinesfalls versuchen, ihn zu entfernen. In diesem Fall legt man statt dessen einen beidseitigen Augenverband an (→ Seite 141) und bringt den Verletzten zum Augenarzt.
Bei Fremdkörpern **unter dem Oberlid** kann man versuchen, das Oberlid mit den Fingern an den Wimpern zu fassen und es, während der Betroffene nach unten zu ziehen, vorsichtig über das Unterlid zu ziehen (E). So kann der Fremdkörper beim Zurückgleiten durch die Wimpern des Unterlids abgestreift werden. Gelingt dies nicht, muß ebenfalls ein Augenarzt aufgesucht werden.
Befindet sich ein Fremdkörper **unter dem Unterlid**, zieht der Ersthelfer dieses an den Wimpern etwa $^1/_2$ cm vom Augapfel weg, während der Betroffene nach oben schaut. Ist der Fremdkörper nun zu sehen, kann man versuchen, ihn mit der Spitze eines feuchten Taschentuchs durch Wischen in Richtung Nase in den inneren Lidwinkel zu befördern, wo er mit der Tränenflüssigkeit ausgespült wird (F). Manchmal bleiben größere Fremdkörper auch direkt am Taschentuch hängen.
Bei Mißlingen des Entfernungsversuchs muß ein Augenarzt aufgesucht werden.
Zur Entfernung von Fremdkörpern im Auge dürfen **nie** spitze Instrumente (auch nicht die Fingernägel) benutzt werden (G).

Fremdkörper in den Atemwegen (*Bolusgeschehen*) werden als Störung der Vitalfunktion Atmung auf Seite 95 behandelt!

150 Erkrankungen und Verletzungen der Bauchorgane

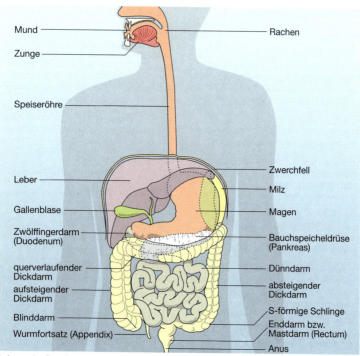

A Lage der Bauchorgane

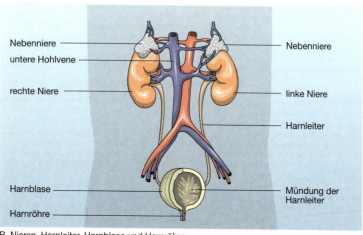

B Nieren, Harnleiter, Harnblase und Harnröhre

Anatomie und Funktion der Bauchorgane

Der **Bauchraum** wird begrenzt vom Zwerchfell *(Diaphragma)*, vom Beckenboden, von den Bauchdecken sowie von der Wirbelsäule und der Rückenmuskulatur. Im Bauchraum befindet sich die **Bauchhöhle,** die von einer Haut mit Schleimhautoberfläche, dem **Bauchfell** *(Peritonaeum)*, ausgekleidet wird. Es hat eine Schutz- und Abwehrfunktion und ist sehr schmerzempfindlich, insbesondere wenn es bei akuten Erkrankungen eines der Bauchhöhlenorgane entzündlich reagiert. Eine Bauchfellentzündung *(Peritonitis)* kann sich in der Bauchhöhle schnell ausbreiten und wirkt sich wegen der großen Oberfläche des Bauchfells u. U. lebensbedrohlich aus.

Über diese Oberfläche kann das Bauchfell auch große Mengen an Flüssigkeit in den Bauchraum ausscheiden und wieder aufnehmen, wobei es Filtereigenschaften entwickelt, die es ermöglichen, mit Hilfe bestimmter Techniken den Bauchraum als »künstliche Niere« einzusetzen *(Peritonealdialyse).*

Lage der Bauchorgane (A)

In der Bauchhöhle liegen **Leber, Milz, Magen** und der gesamte **Darm** bis auf Teile des **Zwölffingerdarms** *(Duodenum)* und des **Dickdarms** *(Colon).*

Hinter der Bauchhöhle, im *Retroperitonaeum*, finden sich die **Bauchspeicheldrüse** *(Pankreas)*, die **Nieren**, große **Blutgefäße** sowie die restlichen Teile des **Zwölffinger-** und **Dickdarms**. Ebenfalls außerhalb der Bauchhöhle, aber teilweise vom Bauchfell überzogen, sind im Becken die **Harnblase**, die weiblichen **Geschlechtsorgane** und der **Enddarm** *(Rectum)* angeordnet.

Funktion der Bauchorgane

Die Aufgabe des **Verdauungstraktes** (**Mund, Speiseröhre, Magen, Dünn-** und **Dickdarm**) besteht einerseits in der Aufnahme, Zerkleinerung und Aufbereitung der Nahrung mit anschließendem Übertritt *(Resorption)* von Nährstoffen und Wasser ins Blut, andererseits in der Ausscheidung von Stoffwechselschlacken und Giftstoffen aus dem Organismus. Der Verdauungstrakt hat zudem wichtige Funktionen bei der Abwehr von Krankheitserregern und Fremdstoffen sowie beim Wasserhaushalt und spielt eine tragende Rolle bei der Bildung, Aufnahme und Regulation verschiedener Hormone, Vitamine und Mineralstoffe.

Die **Leber** ist als »Zentrallabor« und »Entgiftungsorgan« des Körpers bei einer Unzahl von Stoffwechselvorgängen beteiligt. Insbesondere entgiftet sie vom Verdauungstrakt aufgenommene Substanzen oder macht Nährstoffe für den Körper verwertbar. Über die **Galle** scheidet die Leber Stoffwechselendprodukte oder für den Körper unbrauchbare oder giftige Substanzen in den Dünndarm aus. Darüber hinaus produziert sie auch Verdauungssäfte, die ebenfalls über die Galle in den Darm gelangen, und fungiert als Speicher für verschiedene Hormone und Nährstoffe.

Die **Bauchspeicheldrüse** gibt ebenfalls Verdauungssäfte in den Dünndarm ab, des weiteren produziert sie u. a. das für den Zuckerstoffwechsel wichtige Hormon *Insulin* (→ Seite 71).

Die im linken Oberbauch liegende **Milz** ist ein für die Infekt- und Fremdkörperabwehr sehr wichtiges Organ. Sie ist außerdem an der Blutbildung und am Abbau überalterter oder kranker Blutkörperchen beteiligt.

Die **Nieren** (B) sind zuständig für die Ausscheidung aller wasserlöslichen Gift- und Abbauprodukte aus dem Körper, darüber hinaus sind sie zentral beteiligt an der Regulation des Wasser- sowie des Säure- und Mineralhaushalts des Organismus.

Die im Unterleib liegende **Harnblase** dient als Sammelorgan für den Urin, der von den Nieren über die Harnleiter ausgeschieden wird. Ihre Entleerung kann bewußt gesteuert werden.

Ebenfalls im Unterleib befinden sich schließlich die **männlichen** und **weiblichen Geschlechtsorgane**, in denen Keimzellen (Ei- bzw. Samenzellen) und Sexualhormone produziert werden. Außerdem bilden sie Sekrete, die als Gleitflüssigkeit bei Geschlechtsverkehr dienen und ein optimales Milieu für die Verschmelzung von Ei- und Samenzelle schaffen. Bei den männlichen Geschlechtsorganen unterscheidet man Hoden, Nebenhoden, Samenleiter, Samenstrang, Vorsteherdrüse, Samenbläschen und Cowper Drüsen als *inneres Genitale*, vom *äußeren Genitale*, bestehend aus Hodensack und Penis. Zu den inneren Geschlechtsorganen der Frau gehören Eierstöcke, Eileiter, Gebärmutter und Scheide, das *äußere Genitale* wird als *Vulva* bezeichnet.

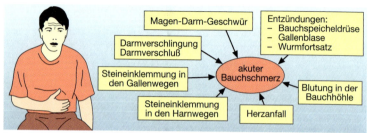

A Akuter Bauchschmerz

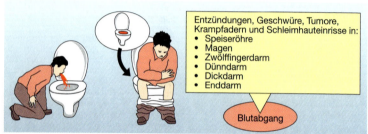

B Bluterbrechen und Blutabgang über den Darm

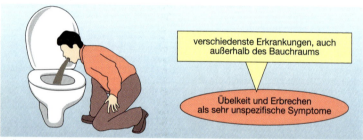

C Übelkeit/Erbrechen

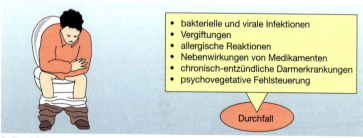

D Durchfall

Akute Erkrankungen im Bauchraum I: Leitsymptome 153

Bei akuten Erkrankungen im Bauchraum beobachtet man im wesentlichen vier sogenannte Leitsymptome, die in unterschiedlicher Ausprägung und Verteilung auch gleichzeitig auftreten können. Jedes dieser Symptome allein kann Ausdruck einer lebensbedrohlichen Situation für den Betroffenen sein:
- Akuter Bauchschmerz
- Blutabgang (über den Mund oder den After)
- Übelkeit/Erbrechen
- Durchfall *(Diarrhö)*.

Wegen der engen Nachbarschaft des Bauchraums zum Brustraum, zur Wirbelsäule und zum Becken können auch Erkrankungen in diesen Körperbereichen zu Beschwerden führen, die in den Bauchraum projiziert werden.
Im folgenden sind kurz die Leitsymptome und ihre möglichen Auslöser aufgeführt:

Akuter Bauchschmerz (Akutes Abdomen) (A)

Eine Vielzahl unterschiedlicher Erkrankungen kann zu akuten Bauchschmerzen führen. V. a. bei Oberbauchschmerzen kann auch ein Herzinfarkt Auslöser sein (→ Seite 111). Wenn die Schmerzen kolikartig (wellenförmig an- und abschwellend) sind, liegt oftmals eine Steineinklemmung (Gallen- oder Nieren- bzw. Harnleitersteine) oder ein beginnender Darmverschluß vor. Die Ausprägung der Beschwerden läßt keine Aussage über die Bedrohlichkeit der Erkrankung zu: So kann sich trotz nur mäßiger Schmerzen in kürzester Zeit durchaus eine lebensbedrohliche Situation entwickeln!

Blutabgang (B)

Von Bluterbrechen *(Hämatemesis)* spricht man bei Erbrechen von Blut, das frischrot oder durch Kontakt mit Magensäure »kaffeesatzartig« angedaut erscheint. Ursachen sind z. B. Entzündungen, Geschwüre oder Tumore in der Speiseröhre, im Magen oder Zwölffingerdarm, Krampfadern in Speiseröhre und Magen (bei Leberzirrhose) oder Schleimhauteinrisse im Mageneingang nach vorhergehendem heftigen Erbrechen.
Auch Bluthusten (z. B. bei Entzündungen, Verletzungen, *Embolien* oder Tumoren der Lungen) oder Nasenbluten mit anschließendem Verschlucken des Blutes kann zu blutigem Erbrechen führen.

Bei Blutabgang über den Darm unterscheidet man zwischen *Teerstuhl* (schwarz, klebrig, übelriechend), *Blutstuhl* (frisches, teilweise geronnenes Blut) und *Blutauflagerungen* auf dem Stuhl. Bei Teerstuhl liegt die Blutungsquelle meist im oberen Magen-Darm-Trakt (Speiseröhre, Magen oder Dünndarm), bei Abgang frischen Blutes meist im Dickdarm- oder Analbereich. Ursache sind i. d. R. Geschwüre, Entzündungen oder Tumore – im Enddarm und Analbereich auch *Hämorrhoiden*. Bei Frauen sind gelegentlich Blutungen aus der Scheide abzugrenzen.

Übelkeit/Erbrechen (C)

Übelkeit und Erbrechen sind sehr unspezifische Symptome, die bei den verschiedensten Erkrankungen auch außerhalb des Bauchraums begleitend auftreten und keinen Hinweis auf die Gefährlichkeit der Ursache zulassen.
Häufiges unstillbares Erbrechen kann zu erheblichen Verlusten an Flüssigkeit und Magensäure führen. Die Folgen sind Austrocknung *(Dehydratation)* bzw. *Exsikkose)* und Verschiebungen im Säure-Basen- und Mineralhaushalt des Körpers. Es kann sich ein *Volumenmangelschock* (→ Seite 113, 115) entwickeln, bei bewußtseinsgetrübten Erkrankten besteht darüber hinaus die Gefahr, Erbrochenes einzuatmen *(Aspiration* → Seite 61).

Durchfall (Diarrhö) (D)

Bei mehr als drei flüssigen Stühlen pro Tag spricht man von Durchfall. Bei akuten Darmerkrankungen können bis zu 30 Stuhlentleerungen täglich auftreten.
Akute *Diarrhöen* sind meist Folge bakterieller bzw. viraler Infektionen oder von Vergiftungen, häufig durch Bakteriengifte in verdorbenen Speisen. Oft leiden die Erkrankten zusätzlich an Übelkeit und Erbrechen (»Brechdurchfall«). Auch allergische Reaktionen können Durchfall hervorrufen, ebenso Magen-Darm-Blutungen (vgl. die obigen Ausführungen zu Teer- und Blutstuhl). Nicht selten beobachtet man Durchfälle zudem als Nebenwirkung von Medikamenten, insbesondere Antibiotika.
Chronische Durchfälle treten häufig bei chronisch-entzündlichen Darmerkrankungen auf, manchmal auch bei *psychovegetativen* Fehlsteuerungen.

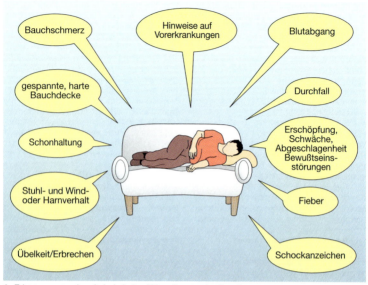

A Erkennungsmerkmale bei akuten Erkrankungen im Bauchraum

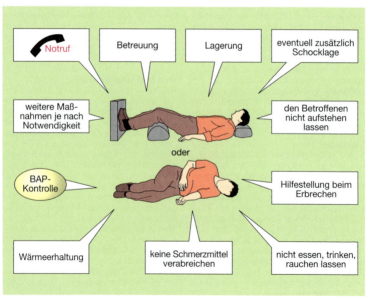

B Maßnahmen bei akuten Erkrankungen im Bauchraum

Akute Erkrankungen im Bauchraum II: Erkennungsmerkmale und Maßnahmen

Erkennungsmerkmale (A)
Im folgenden werden die genannten Leitsymptome sowie weitere wichtige Begleiterscheinungen aufgelistet.
Die Symptome können in jeder Kombination auftreten, keineswegs müssen aber immer mehrere oder gar alle Zeichen gleichzeitig vorhanden sein.
- Starker Bauchschmerz, evtl. verstärkt bei Erschütterungen:
  – die Schmerzen sind gleichmäßig, z. B. bei einer Bauchfellentzündung – der Betroffene verhält sich möglichst ruhig
  – die Schmerzen sind kolikartig, z. B. bei einer Steineinklemmung – der Betroffene hat einen starken Bewegungsdrang
- gespannte, harte Bauchdecke
- der Betroffene nimmt eine Schonhaltung ein (meist in Rückenlage mit angezogenen Beinen)
- Wind- und Stuhl- oder Harnverhalt
- Übelkeit/Erbrechen bzw. Bluterbrechen (hellrot oder kaffeesatzartig)
- Durchfälle *(Diarrhöen):*
  – mehr als 3mal pro Tag Absetzen flüssiger Stühle
  – Abgang von Teerstuhl oder frischem Blut über den Darmausgang *(Anus)*
  – vorhergehende Medikamenteneinnahme oder Hinweise auf verdorbene Lebensmittel
  – Berichte über Darminfekte in der Umgebung
- Fieber
- Unruhe
- Erschöpfung, Schwäche, Abgeschlagenheit, Bewußtseinsstörungen
- Entwicklung von Schockanzeichen durch Blut- oder Flüssigkeitsverluste (→ Seite 115)
- Hinweise auf entsprechende Vorerkrankungen, z. B. frühere Magengeschwüre, Gallen- oder Nierensteine, Erkrankung der Vorsteherdrüse.

Achtung: Die Ausprägung der Beschwerden entspricht nicht immer der Schwere bzw. Bedrohlichkeit der Erkrankung! Insbesondere bei älteren Menschen können sich hinter vergleichsweise leichten Symptomen lebensbedrohliche Störungen verbergen.
Bei kleinen Kindern ist zu beachten, daß sie viele Erkrankungen in den Bauchraum projizieren.
Sie klagen beispielsweise bei einer Lungenentzündung nicht selten über heftige Mittelbauchschmerzen, weil das eigene Körperbewußtsein bzw. die Wahrnehmung des eigenen Körpers noch nicht so ausdifferenziert ist wie bei einem Erwachsenen. Aus diesem Grund zeichnen kleine Kinder z. B. Menschen zunächst nur als sogenannte »Kopffüßler«, die lediglich aus einem runden Körper mit Füßen bestehen.

Maßnahmen bei akuten Erkrankungen im Bauchraum (B)
Da sich die Maßnahmen für die meisten akuten Erkrankungen im Bauchraum ähneln und sich v. a. an den Symptomatik und weniger an den vielfältigen möglichen Ursachen orientieren, ist die Erstellung einer genauen Diagnose für den Ersthelfer nicht erforderlich. Die Erkrankungen müssen i. d. R. im Krankenhaus weiter abgeklärt und behandelt werden, insbesondere, wenn *akute* Schmerzen oder Schocksymptome auftreten.
Bis zum Transport ins Krankenhaus (bzw. bis zum Eintreffen des Rettungsdienstes oder eines Arztes) steht die verbale und nonverbale Zuwendung zum Betroffenen (→ Seite 47, 49) im Vordergrund der Hilfeleistung. Darüber hinaus sind folgende Maßnahmen sinnvoll und notwendig:
- Notruf absetzen
- den Betroffenen beruhigen, abschirmen und nicht alleine lassen
- Lagerung nach Wunsch des Betroffenen herstellen, möglichst mit leicht erhöhtem Oberkörper, angewinkelten Knien (Knierolle) und abgestützten Füßen zur Entspannung der Bauchmuskulatur
- bei Schocksymptomatik evtl. zusätzlich Schocklagerung herstellen
- den Betroffenen nicht aufstehen lassen
- Hilfestellung bei Erbrechen, ggf. auch beim Gang zur Toilette anbieten
- den Betroffenen nicht essen, trinken und rauchen lassen, da evtl. eine Operation in Narkose notwendig ist
- keine Schmerzmittel ohne ärztliche Anordnung verabreichen, v. a. weil sonst die Symptome verschleiert werden könnten
- Wärmeerhaltung, d. h. den Betroffenen zudecken, ohne ihn zu beengen
- ständig Bewußtsein, Atmung und Puls kontrollieren
- weitere Maßnahmen nach Notwendigkeit leisten (z. B. bei Bewußtlosigkeit Herstellen der stabilen Seitenlage).

156 Erkrankungen und Verletzungen der Bauchorgane

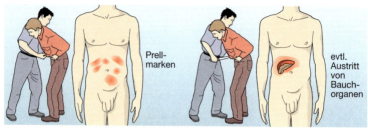

A Erkennungsmerkmale einer akuten Bauchverletzung

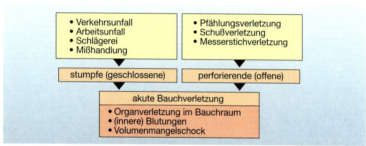

B Akute Bauchverletzungen

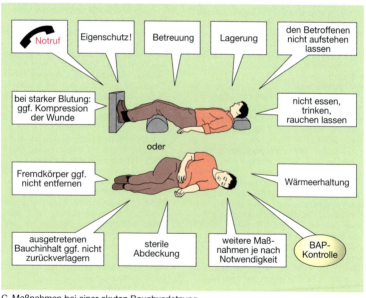

C Maßnahmen bei einer akuten Bauchverletzung

Akute Bauchverletzungen

Man unterscheidet stumpfe (geschlossene) und perforierende (offene) Verletzungen des Bauchraums (B). Erstere entstehen durch **stumpfe** Gewalteinwirkung von außen, u. U. auch ohne eine äußerlich sichtbare Verletzung, z. B. bei Verkehrs- oder Arbeitsunfällen (Einklemmungen, Verschüttungen), Schlägereien, Mißhandlungen usw. Die Schwere der inneren Verletzungen wird dabei häufig unterschätzt. Insbesondere innere Blutungen, z. b. bei Rissen in Leber, Milz, Nieren, Darm oder Verletzungen der großen Bauchgefäße, können in kürzester Zeit zum *Volumenmangelschock* (→ Seite 113, 115) führen, ohne daß der Grund von außen deutlich erkennbar wäre. Zudem werden Brustkorborgane sehr häufig mitverletzt.

Die Sterblichkeit schwer Bauchverletzter liegt u. a. deshalb bei bis zu 40%. Gelegentlich kommt es bei Gewalteinwirkung auf Milz oder Leber zur sogenannten zweizeitigen Ruptur: Durch das *Trauma* reißt zunächst das Gewebe und es blutet in die noch intakte Organkapsel. Unter dem zunehmenden Druck des Blutergusses reißt die Kapsel (evtl. erst nach Stunden) und führt dann völlig unvermutet zum *Volumenmangelschock*.

Im übrigen ist zu beachten, daß bei Mehrfachverletzten mit z. B. Knochenbrüchen der Extremitäten oder Schädel-Hirn-Trauma zusätzliche Bauchverletzungen leicht übersehen werden, was ihre Gefährlichkeit nicht mindert.

Auffälliger ist die **perforierende** Verletzung des Bauches, z. B. durch Pfählungs-, Schuß- oder Messerstichverletzungen, da eine sichtbare, wenn auch mitunter nur relativ wenig blutende Wunde, evtl. mit austretendem Bauchinhalt (meist Darmanteilen), leicht erkennbar ist.

Trotzdem ist das *ganze* Ausmaß der inneren Verletzungen auch bei solchen offenen Bauchverletzungen für den Laien schwer abschätzbar.

Abgesehen von den Gefahren, die akut in der Notfallsituation drohen, kommt es bei Bauchverletzungen häufig zum Eindringen von Krankheitserregern in den Bauchraum. Die Folge ist u. U. eine schwere Infektion bis hin zum lebensbedrohlichen *septisch-toxischen* Schock (→ Seite 113, 117).

Erkennungsmerkmale
- Starke Bauchschmerzen
- gespannte harte Bauchdecke
- der Betroffene nimmt eine Schonhaltung ein (meist in Rückenlage mit angezogenen Beinen)
- ggf. sichtbare äußere Verletzungszeichen von Prellmarken bis zum Austritt von Bauchorganen (A)
- ggf. sichtbare Fremdkörper in der Wunde
- Hinweise auf einen typischen Unfallhergang (A)
- Angabe von Atemnot bei einer Mitverletzung des Brustkorbs
- Schocksymptome mit u. U. dramatischer Entwicklung; auffällig ist zunächst vor allem die fahl-blasse Hautfarbe des Betroffenen.

Maßnahmen bei einer akuten Bauchverletzung (C)
- Notruf absetzen
- bei Schußwaffengebrauch oder Messerstecherei an die eigene Sicherheit denken
- den Betroffenen beruhigen, abschirmen und nicht alleine lassen
- Lagerung nach Wunsch des Betroffenen herstellen, möglichst mit leicht erhöhtem Oberkörper, angewinkelten Knien (Knierolle) und abgestützten Füßen zur Entspannung der Bauchmuskulatur
- den Betroffenen nicht aufstehen lassen
- den Betroffenen nicht essen, trinken und rauchen lassen, da evtl. eine Operation in Narkose notwendig ist
- Wärmeerhaltung, d. h. den Betroffenen zudecken, ohne ihn zu beengen
- ständig Bewußtsein, Atmung und Puls kontrollieren
- weitere Maßnahmen nach Notwendigkeit durchführen (z. B. bei Bewußtlosigkeit Herstellen der stabilen Seitenlage)
- bei äußeren Verletzungen zusätzlich Wundversorgung:
  - sterile Abdeckung mit einem Verbandtuch
  - evtl. ausgetretenen Bauchinhalt nicht zurückverlagern
  - evtl. sichtbare Fremdkörper nicht entfernen (→ Seite 135, 149)
  - bei starker Blutung: Versuch der Blutstillung durch Kompression der Wunde (→ Seite 145)
- auch bei scheinbar geringfügiger Verletzung auf einer ärztlichen Untersuchung des Verletzten, am besten im Krankenhaus, bestehen.

158 Erkrankungen und Verletzungen der Bauchorgane

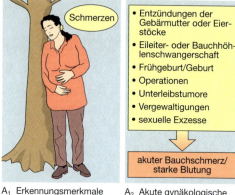

- Entzündungen der Gebärmutter oder Eierstöcke
- Eileiter- oder Bauchhöhlenschwangerschaft
- Frühgeburt/Geburt
- Operationen
- Unterleibstumore
- Vergewaltigungen
- sexuelle Exzesse

→ akuter Bauchschmerz/starke Blutung

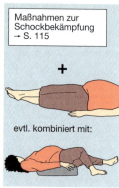

Maßnahmen zur Schockbekämpfung → S. 115

+

evtl. kombiniert mit:

A_1 Erkennungsmerkmale A_2 Akute gynäkologische Erkrankungen A_3 Maßnahmen

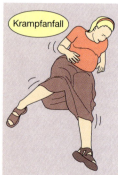

schwangerschaftsbedingte Stoffwechselstörung mit
- Wassereinlagerungen
- Eiweißverlust über den Urin
- erhöhten Blutdruckwerten

→ Krampfanfall in der Schwangerschaft

Maßnahmen wie bei Krampfanfällen → S. 69

+

bei vorhandenem Bewußtsein:

B_1 Erkennungsmerkmale B_2 Eklampsie B_3 Maßnahmen

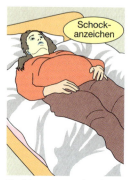

Gebärmutter engt die untere Hohlvene ein
↓
Blutabflußbehinderung aus der unteren Körperhälfte
↓
verminderter Blutrückfluß zum Herzen
↓
relativer Volumenmangel mit Schockanzeichen

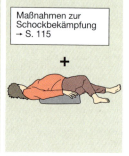

Maßnahmen zur Schockbekämpfung → S. 115

+

C_1 Erkennungsmerkmale C_2 Vena-cava-Kompressionssyndrom C_3 Maßnahmen

Akute gynäkologische Erkrankungen mit Bauchschmerzen und/oder starken Blutungen

Akute gynäkologische Erkrankungen (z.b. Entzündungen der Gebärmutter oder der Eierstöcke, Eileiter- oder Bauchhöhlenschwangerschaften) mit oder ohne Blutung in die Bauchhöhle führen meist zum Bild des *akuten Abdomens* (→ Seite 152, Abb.A) und erfordern eine dementsprechende Hilfeleistung. Starke genitale Blutungen nach außen (meist aus der Scheide) treten z.b. in folgenden Fällen auf: kurz nach einer Frühgeburt oder nach einer normalen Geburt, nach Operationen, bei gutartigen und bösartigen Unterleibstumoren oder nach Verletzungen mit unterschiedlichen Ursachen (z.b. Vergewaltigungen sowie sexuelle Exzesse) (A_2). Der Ersthelfer sollte sie behandeln wie andere starke Blutungen mit drohendem oder manifestem *Volumenmangelschock* (→ Seite 113, 115).

Als Besonderheit sollte zusätzlich die Fritsch'sche Lagerung, evtl. kombiniert mit einer Linksseitenlagerung der Betroffenen hergestellt werden (A_3).

Notfälle im Rahmen einer Schwangerschaft

Es handelt sich hierbei im wesentlichen um drei Zustandsbilder, die nur während einer Schwangerschaft auftreten:
- *Eklampsie*
- *Vena-cava-Kompressionssyndrom*
- vorzeitige Wehen bzw. drohende Frühgeburt.

Eklampsie

Krampfanfälle in der Schwangerschaft (*Eklampsie*, B_1, B_2) treten infolge einer schwangerschaftsbedingten Stoffwechselstörung (sog. *EPH-Gestose*) mit Wassereinlagerungen im Körper (rapide Gewichtszunahme!), einem Eiweißverlust über den Urin (schäumender Urin) und erhöhten Blutdruckwerten auf.

Symptome, die auf eine drohende *Eklampsie* hinweisen können, sind Kopfschmerzen, Sehstörungen, Ohrensausen, Übelkeit/Erbrechen, Schläfrigkeit oder Unruhe sowie Anzeichen einer akuten Erkrankung des Bauchraumes (→ Seite 153, 155).

Bei der manifesten *Eklampsie* kommt es zu generalisierten Krampfanfällen der Schwangeren mit hoher Sterblichkeit von Mutter und Ungeborenem, besonders dann, wenn sich die Anfälle wiederholen.

Die Maßnahmen entsprechen denen bei Krampfanfällen anderer Ursache (→ Seite 69). Als Besonderheit erfolgt die Lagerung (bei **ansprechbaren** Betroffenen) in Linksseitenlage (B_3). Bei Bewußtlosigkeit wird, wie üblich, die stabile Seitenlage hergestellt, daß die Betroffene *aspiriert* und dadurch eine Atemstörung eintritt (→ Seite 63). Wichtig ist außerdem, die Betroffene vor optischen und akustischen Reizen abzuschirmen, weil diese evtl. einen Krampfanfall auslösen können.

Die Weiterbehandlung sollte in einem Krankenhaus mit geburtshilflicher Abteilung erfolgen.

Vena-cava-Kompressionssyndrom

Bei Hochschwangeren kann es in Rückenlage durch die stark vergrößerte Gebärmutter zur Einengung der unteren Hohlvene mit der Folge einer Blutabflußbehinderung aus der unteren Körperhälfte und entsprechend vermindertem Blutrückfluß zum Herzen kommen. Hierdurch kann sich bei Mutter und Ungeborenem ein relativer *Volumenmangel* mit evtl. sehr plötzlich auftretenden Schockanzeichen, u.U. auch mit Bewußtlosigkeit bei der auf dem Rücken liegenden Mutter entwickeln (C_1, C_2). Nach Linksseitenlagerung bessern sich die Symptome jedoch schnell.

Entsprechend besteht die Erste Hilfe vor allem in der Herstellung der Linksseitenlagerung der Schwangeren (C_3). Die weiteren Maßnahmen entsprechen denen bei einem Schock (→ Seite 115).

Vorzeitige Wehen bzw. drohende Frühgeburt

Man spricht von vorzeitigen Wehen bzw. einer drohenden Frühgeburt, wenn vor der 38. Schwangerschaftswoche regelmäßige Wehen (stärker als gewohnt) auftreten oder Fruchtwasser abgeht.

Die Maßnahmen bestehen neben der entsprechenden Zuwendung gegenüber der Betroffenen (→ Seite 47, 49) im Absetzen des Notrufs und einer Linksseitenlagerung der Schwangeren, möglichst mit angehobenem Becken (D_3).

Erkrankungen und Verletzungen der Bauchorgane

| Eröffnungsperiode | Austreibungsperiode | Nachgeburtsperiode |

A Geburt

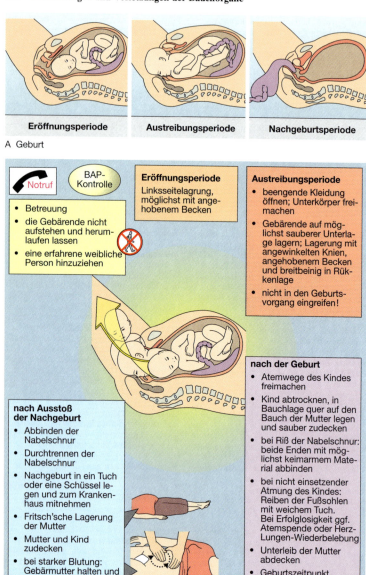

Notruf — **BAP-Kontrolle**

- Betreuung
- die Gebärende nicht aufstehen und herumlaufen lassen
- eine erfahrene weibliche Person hinzuziehen

Eröffnungsperiode

Linksseitelagrung, möglichst mit angehobenem Becken

Austreibungsperiode

- beengende Kleidung öffnen; Unterkörper freimachen
- Gebärende auf möglichst sauberer Unterlage lagern; Lagerung mit angewinkelten Knien, angehobenem Becken und breitbeinig in Rückenlage
- nicht in den Geburtsvorgang eingreifen!

nach Ausstoß der Nachgeburt

- Abbinden der Nabelschnur
- Durchtrennen der Nabelschnur
- Nachgeburt in ein Tuch oder eine Schüssel legen und zum Krankenhaus mitnehmen
- Fritsch'sche Lagerung der Mutter
- Mutter und Kind zudecken
- bei starker Blutung: Gebärmutter halten und reiben

nach der Geburt

- Atemwege des Kindes freimachen
- Kind abtrocknen, in Bauchlage quer auf den Bauch der Mutter legen und sauber zudecken
- bei Riß der Nabelschnur: beide Enden mit möglichst keimarmem Material abbinden
- bei nicht einsetzender Atmung des Kindes: Reiben der Fußsohlen mit weichem Tuch. Bei Erfolglosigkeit ggf. Atemspende oder Herz-Lungen-Wiederbelebung
- Unterleib der Mutter abdecken
- Geburtszeitpunkt notieren

B Maßnahmen bei einer Geburt

Eine **Geburt** ist normalerweise kein medizinischer Notfall, sondern ein natürlicher Vorgang, der nicht als Krankheit zu werten ist (A). Trotzdem ist die Begleitung und Hilfestellung durch geschultes medizinisches Personal während einer Geburt wichtig: Die werdende Mutter wird durch intensive Zuwendung unterstützt, und evtl. entstehende Schwierigkeiten und Komplikationen können schnell erkannt und behandelt werden, um ggf. gefährliche Folgen von Mutter und Neugeborenem abzuwenden.

Eine normale Geburt verläuft in drei Phasen: Die *Eröffnungsperiode* beginnt, wenn regelmäßige Wehen (alle 3 bis 6 Minuten) auftreten und/oder die Fruchtblase springt, erkennbar an starkem Fruchtwasserabgang. Preßdrang oder starker Druck auf den Damm wird von der Gebärenden dabei noch nicht angegeben.

Wenn der Muttermund vollständig geöffnet ist, folgt die *Austreibungsperiode* mit starken Preßwehen alle 2 bis 3 Minuten, die jeweils etwa 1 Minute anhalten. Diese Periode dauert i. d. R. wenige Minuten bis zu einer halben Stunde und endet mit der Geburt des Kindes.

Ca. 20 bis 30 Minuten nach der Geburt löst sich der Mutterkuchen *(Plazenta)* durch die Nachgeburtswehen in der *Nachgeburtsperiode*. Hierbei kommt es üblicherweise zu einem Blutverlust von 200 bis 400 ml.

Folgende **Maßnahmen** durch einen Laienhelfer sind bei einer Geburt sinnvoll (B):
- Notruf absetzen
- die Gebärende beruhigen, abschirmen und nicht alleine lassen
- die Frau nach dem Fruchtwasserabgang nicht mehr aufstehen und herumlaufen lassen (um u. a. einen Nabelschnurvorfall zu vermeiden)
- nach Möglichkeit eine erfahrene weibliche Person hinzuziehen
- ständige Kontrolle von Bewußtsein, Atmung und Puls der Gebärenden.

- *Eröffnungsperiode:*
  Linksseitenlagerung, möglichst mit angehobenem Becken.

- *Austreibungsperiode:*
  – Beengende Kleidung öffnen
  – Unterkörper freimachen
  – Gebärende auf möglichst sauberer Unterlage lagern, geeignet sind z. B. Handtücher, Bettlaken oder besser noch sterile Verbandtücher (→ Seite 135)
  – Lagerung mit angehobenem Becken, angewinkelten Knien und breitbeinig in Rückenlage
  – nicht in den Geburtsvorgang eingreifen!

- *Nach der Geburt:*
  – Kontrolle von Bewußtsein, Atmung und Puls des Kindes
  – das Neugeborene vorsichtig abtrocknen, in Bauchlage quer auf den Unterbauch der Mutter legen und sauber zudecken
  – bei Riß der Nabelschnur: beide Enden (zuerst ca. 20 cm vom Nabel des Kindes entfernt, dann 3 cm weiter in Richtung Nachgeburt) mit möglichst keimarmem Material abbinden
  – bei nicht einsetzender Atmung des Kindes:
    • Reiben der kindlichen Fußsohlen mit einem weichen Tuch (wenige Sekunden lang)
    • bei Erfolglosigkeit: Hilfeleistung wie erforderlich, d. h. Atemspende oder Herz-Lungen-Wiederbelebung (→ Seite 105, 127)
  – Unterleib der Mutter möglichst keimarm abdecken (z. B. mit einem Verbandtuch)
  – Geburtszeitpunkt notieren.

- *Nach Ausstoß der Nachgeburt:*
  – Abbinden der Nabelschnur ca. 20 cm vom Nabel des Kindes entfernt sowie 3 cm weiter in Richtung Nachgeburt mit möglichst keimarmem Material
  – Nabelschnur mit einer sauberen Schere oder einem Messer durchtrennen
  – Nachgeburt in ein Tuch oder eine Schüssel legen und ins Krankenhaus mitgeben
  – Fritsch'sche Lagerung der Mutter (→ Seite 57)
  – Mutter und Kind zudecken
  – bei starker Blutung: Gebärmutter von außen in Nabelhöhe mit einer Hand halten und mit der anderen reiben, bis sie sich fühlbar zusammenzieht; Druck nach unten aufrechterhalten.

162 Verletzungen des Bewegungsapparats

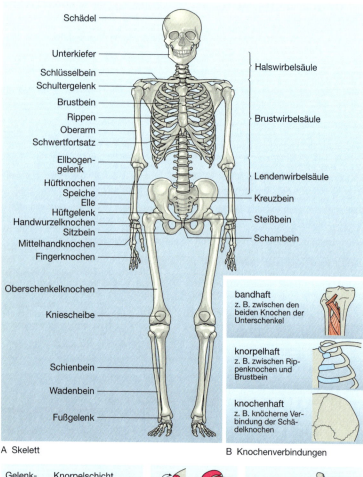

A Skelett

B Knochenverbindungen

bandhaft z. B. zwischen den beiden Knochen der Unterschenkel

knorpelhaft z. B. zwischen Rippenknochen und Brustbein

knochenhaft z. B. knöcherne Verbindung der Schädelknochen

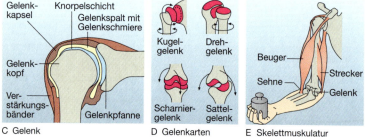

C Gelenk

D Gelenkarten

E Skelettmuskulatur

Anatomie und Funktion des Bewegungsapparats

Der **Bewegungsapparat** besteht aus etwa 200 einzelnen Knochen, die über feste Verbindungen und Knorpel oder mit Bändern zusammengehalten werden (B) und ein *passives* Grundgerüst (**Skelett**; A) bilden, sowie aus Muskeln und Sehnen, dem *aktiven* Teil des Bewegungsapparats.
Bei den Knochen können Platte Knochen, wie z. B. Schädelknochen und Schulterblatt, Röhrenknochen, wie z. B. die Oberschenkelknochen, und Kurze Knochen, wie z. B. die einzelnen Wirbelkörper, Hand- und Fußwurzelknochen voneinander unterschieden werden. Der Knochenaufbau ist jedoch immer gleich: Die äußere Hülle bildet eine feine Hautschicht, die mit zahlreichen Nervenfasern durchzogen und bei Verletzungen daher auch sehr schmerzempfindlich ist. Unter dieser Knochenhaut befindet sich die gut durchblutete Knochenrinde, und schließlich sorgen feine, dicht aneinander liegende Knochenbälkchen im Inneren des Knochens für dessen besondere Stabilität. Teilweise, v. a. in Röhrenknochen, ist in Markhöhlen Knochenmark zu finden.
Als Ganzes bildet der Bewegungsapparat eine harmonische, funktionelle Einheit. Sie gestattet dem Menschen, sich zu bewegen, sie stützt den Körper und gibt ihm seine äußere Gestalt. Darüber hinaus dient das Skelett auch als Schutz lebenswichtiger Organe.
Die **Wirbelsäule** stellt das Rückgrat, das sogenannte Achsenskelett, dar. Sie besteht aus 7 Hals-, 12 Brust- und 5 Lendenwirbeln sowie dem Kreuz- und dem Steißbein. Die Wirbel werden von Bändern, kleinen Gelenken und Muskeln zusammengehalten und durch dazwischenliegende Bandscheiben gegeneinander abgefedert. So ist die Wirbelsäule trotz guter Beweglichkeit extrem stabil und kann erhebliche Beanspruchungen ertragen.
Die Wirbel bilden übereinanderliegend mit ihren Wirbelbögen den Wirbelkanal, in dem gut geschützt das Rückenmark verläuft.
Auf der Wirbelsäule befindet sich der drehbare **Schädel**. Man unterscheidet die Knochen des Gesichtsschädels und die Knochen des Hirnschädels, in dem auf der Schädelbasis aufliegend – umgeben von Nervenwasser *(Liquor)* – das Gehirn gut geschützt untergebracht ist.
An der Brustwirbelsäule sind auf beiden Seiten je 12 Rippen gelenkig angebracht, die vorn mit dem Brustbein knorpelig verbunden sind. Der **Brustkorb** *(Thorax)* bildet die Brusthöhle, in der sich die Brusteingeweide (Herz, Lungen und große Gefäße) befinden. Da sich der Brustkorb durch Heben und Senken der Rippen vergrößern und verkleinern kann, ist er als Stütze für die Atmung unentbehrlich (→ Seite 83).
Auf den Brustkorb ist der **Schultergürtel** aufgelegt. Er besteht aus Schlüsselbeinen und Schulterblättern. Erstere sind gelenkig mit dem Brustkorb verbunden.
Am Kreuzbein ist der **Beckengürtel** angebracht, der aus sehr stabilen Beckenknochen sowie Sitz- und Schambeinen gebildet wird. Das Becken schützt die Unterleibsorgane und überträgt die Last von Rumpf und Wirbelsäule auf die Beine.
Die **Extremitäten** sind über große und gut bewegliche Gelenke mit dem Schulter- bzw. dem Beckengürtel verbunden. Sie bestehen jeweils aus drei Abschnitten, dem Oberarm bzw. Oberschenkel, dem jeweils aus zwei Röhrenknochen gebildeten Unterarm bzw. Unterschenkel und den aus Hand- bzw. Fußwurzelknochen sowie Fingern bzw. Zehen gebildeten Händen bzw. Füßen. Entsprechend ihren Aufgaben sind obere und untere Extremitäten unterschiedlich stabil und beweglich.
Bewegliche Verbindungen zwischen zwei oder mehr Knochen werden als **Gelenk** (C) bezeichnet. Die Knochenenden sind hier jeweils von einer Knorpelschicht überzogen und durch einen schmalen Gelenkspalt voneinander getrennt, in dem sich Gelenkschmiere befindet. Das Gelenk wird durch die Gelenkkapsel zusammengehalten, nach außen abgeschlossen und geschützt. Ggf. wird es durch Bänder und Muskulatur verstärkt. Je nach Aufbau und Beweglichkeit unterscheidet man zwischen Kugel-, Dreh-, Scharnier- und Sattelgelenken (D), wobei die Gelenke des menschlichen Körpers meist Kombinationen aus verschiedenen Gelenkarten sind.
Mit Hilfe der **Skelettmuskulatur** (E), die über Befehle des Gehirns willkürlich gespannt oder entspannt werden kann, werden die Knochen bewegt. Über Nähte oder Sehnen sind unterschiedliche Muskelgruppen an den Knochen befestigt, die das Gelenk entweder beugen oder strecken und somit in jede erdenkliche Stellung bringen können. Je nach Kraft der Muskeln können dabei erhebliche Belastungen kompensiert werden.

164 Verletzungen des Bewegungsapparats

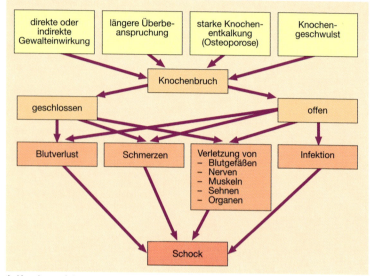

A Knochenverletzungen

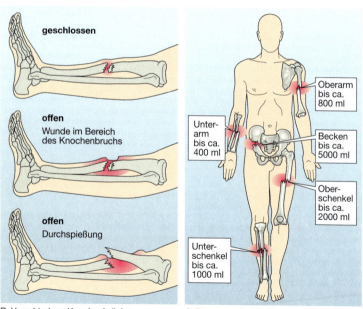

B Verschiedene Knochenbrüche   C Blutverlust bei Frakturen

Knochenverletzungen (A)

Unter einem Knochenbruch (Fraktur) versteht man die vollständige oder teilweise Unterbrechung der Kontinuität eines Knochens, meist infolge einer direkten (z. B. Tritt) oder indirekten (z. B. Sturz) Gewalteinwirkung.
Seltener sind Brüche durch längere Überbeanspruchung wie z. b. der Arbeit mit einem Preßlufthammer oder ungewohntes längeres Marschieren (Marschfraktur). Außerdem kann es – v. a. bei starker Knochenentkalkung *(Osteoporose)* – auch ohne größere Krafteinwirkung zu sogenannten Spontanfrakturen kommen. Sofern eine Fraktur durch eine Knochengeschwulst verursacht wird, bezeichnet man dies als *pathologische* Fraktur, die schon bei alltäglichen Bewegungen (z. B. Greifen, leichtes Auftreten oder Umschauen) entstehen kann.
Es gibt unterschiedliche schematische Einteilungen der Knochenbrüche, z. B. nach Lokalisation oder Unfallhergang, die jedoch meist Röntgenbilder erfordern und für den Ersthelfer unwichtig sind.
Die Maßnahmen am Notfallort sind grundsätzlich unabhängig von Art und Ursache eines Knochenbruchs.
Für den Ersthelfer ist lediglich die Unterscheidung zwischen geschlossenen und offenen Brüchen von Bedeutung (B): Ist die Haut im Bereich der vermuteten Bruchstelle nicht verletzt, handelt es sich um einen **geschlossenen Bruch**, während man schon bei der kleinsten Hautwunde mit oder ohne Blutung und mit oder ohne sichtbare Knochenanteile im Wundbereich von einer **offenen Fraktur** spricht, die *zusätzliche* Gefahren beinhaltet.

Zunächst können bei *allen* Knochenbrüchen folgende Komplikationen auftreten, die der Ersthelfer bei seiner Hilfeleistung bedenken und beachten sollte:
- **Schock** durch Blutverlust, evtl. verstärkt durch starke Schmerzen: Bei jeder Fraktur werden unterschiedlich große Blutgefäße zerrissen, was zu einem mehr oder weniger ausgedehnten Bluterguß führt. Die möglichen Blutverluste ins Gewebe bei verschiedenen Frakturen sind in Abbildung C dargestellt. Das tatsächliche Ausmaß kann der Ersthelfer meistens nicht einschätzen.
- **Zusätzliche Verletzungen:** Je nach Art und Ort der Fraktur können beim Unfall selbst oder später durch die Bruchenden und durch die mitunter erhebliche Weichteilschwellung Blutgefäße, Nerven, Muskeln und Sehnen geschädigt werden. Bei Schädel- und Schädelbasisbrüchen (Schädel-Hirn-Trauma) drohen Gehirn- oder Nervenverletzungen, bei Wirbelbrüchen eine irreversible Schädigung des Rückenmarks bis zur Querschnittslähmung. Bei Brüchen im Brustkorbbereich können Lunge, Herz, Leber oder Milz lebensgefährlich verletzt werden, bei Beckenbrüchen die Eingeweide im Unterbauch.
Viele der zusätzlichen Verletzungen treten erst nach dem Unfall auf, z. B. durch unzureichende Ruhigstellung während des Transports, und sind durch eine sachgerechte Erste Hilfe u. U. durchaus vermeidbar.

Bei offenen Frakturen besteht zudem die Gefahr von
- **Infektionen:** Wenn Bakterien über Verletzungen der Haut in den Körper eindringen, droht neben der Weichteilinfektion mit Knochen(mark)entzündung, die trotz des Einsatzes moderner Therapieverfahren auch heute noch ein erhebliches medizinisches Problem darstellt und vielfach eine außerordentlich komplizierte und langwierige Behandlung nach sich zieht: Im Extremfall ist eine stabile Knochenheilung nur schwer oder gar nicht zu erreichen.

Bezüglich der speziellen Wundinfektionen (z. B. *Tetanus*, Gasbrand) → Seite 131.

166 Verletzungen des Bewegungsapparats

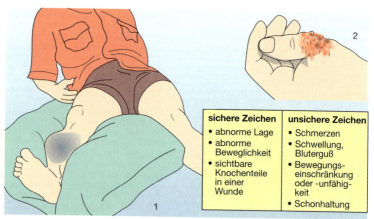

A Erkennungsmerkmale von Knochenbrüchen

sichere Zeichen	unsichere Zeichen
• abnorme Lage • abnorme Beweglichkeit • sichtbare Knochenteile in einer Wunde	• Schmerzen • Schwellung, Bluterguß • Bewegungseinschränkung oder -unfähigkeit • Schonhaltung

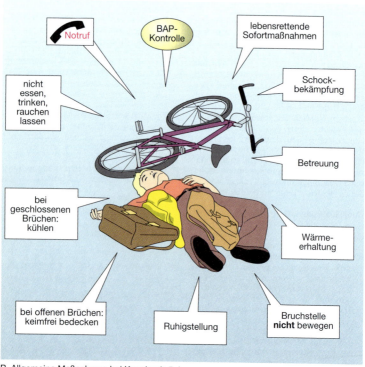

B Allgemeine Maßnahmen bei Knochenbrüchen

Knochenverletzungen II

Allgemeine Erkennungsmerkmale von Knochenbrüchen (Frakturen) (A)

Es ist nicht immer leicht, einen Knochenbruch zu erkennen. Angaben von Umstehenden oder des Betroffenen selbst sollten berücksichtigt werden, um Aufschluß über den Unfallhergang und somit Hinweise auf Art und Richtung einer evtl. Gewalteinwirkung zu erhalten. Als *sichere* Zeichen eines Knochenbruchs gelten:
- Abnorme Stellung oder Lage von Gliedmaßen (A1)
- abnorme Beweglichkeit (die nicht vom Ersthelfer »getestet« werden darf!)
- sichtbare Knochensplitter oder Bruchenden in der Wunde (A2)
- Reibegeräusche im Frakturbereich.

Unsichere Zeichen einer Fraktur sind:
- Schmerzen
- Schwellung/Bluterguß (A1)
- Angabe über Bewegungseinschränkung oder -unfähigkeit
- Schonhaltung.

Die unsicheren Zeichen können auch bei einer Reihe anderer Verletzungen des Bewegungsapparats auftreten, so daß der endgültige Nachweis einer Fraktur evtl. erst im Krankenhaus erbracht werden kann. Der Ersthelfer muß deshalb alle verdächtigen Verletzungen des Bewegungsapparats wie einen Knochenbruch versorgen, um zusätzliche Schädigungen des Verletzten zu vermeiden.

Allgemeine Maßnahmen bei Knochenbrüchen (B)

Bei Knochenbrüchen oder jedem Verdacht auf eine Fraktur haben lebensrettende Sofortmaßnahmen, wie z.B. die Kontrolle, Erhaltung und Unterstützung der Vitalfunktionen (Bewußtsein, Atmung und Kreislauf, → Seite 13), die Schockbehandlung (→ Seite 115) sowie die Stillung bedrohlicher Blutungen (→ Seite 145) Vorrang vor allen anderen Maßnahmen, wobei die (evtl. nur vermutete) Bruchstelle möglichst nicht bewegt werden sollte.

Offene Wunden deckt man ab. Da der Rettungsdienst im deutschsprachigen Raum meist in kurzer Zeit jede Unfallstelle erreicht (→ Seite 11), sollte man nicht versuchen, einen Bruch zu richten oder zu begradigen *(reponieren)*.

Man sollte die verletzte Region aber unbedingt durch eine entsprechende Lagerung unter Verwendung von geeignetem Material (z.B. Decken, Taschen, Kissen usw.) ruhigstellen. Der Bruchbereich muß dabei stets über die angrenzenden Gelenke hinaus stabilisiert werden.

Da zur Versorgung von Bruchverletzungen im Krankenhaus häufig Narkosen bzw. Operationen notwendig werden, sollte der Verletzte vor der Behandlung möglichst nicht mehr essen, trinken oder rauchen.

Bei geschlossenen Brüchen mit Weichteilschwellung wird häufig die Kühlung (mit kalten Umschlägen, Eisbeutelauflagen oder Kühlelementen) ohne Druck als schmerzlindernd empfunden. Folgende Maßnahmen sind bei Knochenbrüchen somit sinnvoll und notwendig:
- Notruf absetzen
- ständige Kontrolle von Bewußtsein, Atmung und Puls
- Durchführung lebensrettender Sofortmaßnahmen je nach Notwendigkeit
- Schockbekämpfung (→ Seite 115) das Herstellen der Schocklage entfällt bei Frakturen der Beine, des Beckens, der Wirbelsäule, im Bereich des Brustkorbs und des Schädels
- beruhigende Betreuung des Betroffenen
- Wärmeerhaltung
- **Bruchstelle nicht bewegen**
- Ruhigstellung je nach Ort des Bruchs durch
  - Lagerung oder
  - Stabilisierung mit Dreiecktüchern oder anderem geeigneten Material
- **nur bei offenen Brüchen** ist eine keimfreie Wundbedeckung notwendig; dabei darf die Bruchstelle nicht bewegt werden
- **nur bei geschlossenen Brüchen mit Schwellung** soll mit kalten Umschlägen, Eisbeuteln oder Kühlelementen gekühlt werden, ohne dabei Druck auf die Bruchstelle auszuüben
- den Betroffenen nicht essen, trinken oder rauchen lassen.

Bei Frakturen im Bereich von Hand, Handgelenk, Unterarm oder der Vorfüße muß nicht in jedem Fall der Rettungsdienst alarmiert werden. Der Ersthelfer sollte aber darauf bestehen, daß sich der Verletzte unmittelbar in ärztliche Behandlung begibt.

Im folgenden werden verschiedene, besonders häufig auftretende Frakturen angesprochen und ggf. besondere bzw. ergänzende Maßnahmen dargestellt.

168 Verletzungen des Bewegungsapparats

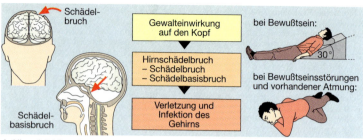

A Hirnschädelbruch

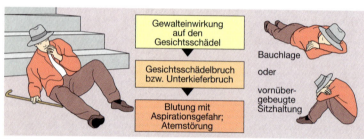

B Gesichtsschädel- bzw. Unterkieferbruch

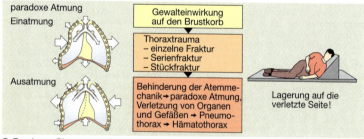

C Bruch von Rippen oder Brustbein

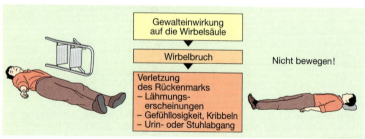

D Wirbelbruch

Knochenverletzungen III

Hirnschädelbruch (A)
Schädelbrüche sind häufig aufgrund von Prellmarken oder Blutungen zu vermuten, auch der Unfallhergang (Sturz, Schlag auf den Kopf) gibt evtl. Hinweise. Schädelbasisbrüche führen oft zu Blutungen, manchmal auch zu Hirnwasser- *(Liquor-)* Austritt aus Mund, Nase und Ohren. Die Hauptgefahren beim Schädel-Hirn-Trauma sind Verletzungen des Gehirns bzw. auch eine Infektion durch Eindringen von Bakterien über die Wunde.

Besondere bzw. ergänzende Maßnahmen bei einem Hirnschädelbruch
- Ruhigstellung durch Lagerung, möglichst mit leicht erhöhtem Oberkörper
- weitere Maßnahmen je nach Notwendigkeit (z. B. stabile Seitenlage bei Bewußtlosigkeit, → Seite 63).

Gesichtsschädel- bzw. Unterkieferbruch (B)
Erhebliche Gefahr besteht bei diesen meist stark in den Mund blutenden Frakturen durch mögliches Einatmen *(Aspiration)* von Blut in die Lungen mit einer daraus resultierenden Atemstörung.

Besondere bzw. ergänzende Maßnahmen bei einem Gesichtsschädel- bzw. Unterkieferbruch
- Ruhigstellung durch Lagerung in vornübergebeugter Sitzhaltung oder Bauchlage
- Anbieten von Tüchern oder Behältern zum Ausspucken des Bluts
- weitere Maßnahmen je nach Notwendigkeit (z. B. stabile Seitenlage bei Bewußtlosigkeit, → Seite 63).

Bruch von Rippen oder Brustbein (Thoraxtrauma) (C)
Frakturen einzelner Rippen sind meist relativ harmlos, durch die Mitbeteiligung von Rippen- und Lungenfell jedoch häufig ausgesprochen schmerzhaft. Sind allerdings mehrere Rippen gebrochen (Serienfraktur) oder ist eine Rippe oder das Brustbein mehrfach gebrochen (Stückfraktur), wird oft die Atemmechanik behindert. Durch regelrechtes Einsinken der Bruchstelle während der Einatmung und einer Auswärtsbewegung in der Ausatemphase kann es zur *paradoxen Atmung* kommen.
Zudem können Bruchenden Lunge, Herz, Leber, Milz, Luft- und Speiseröhre sowie große Blutgefäße gefährlich verletzen. Besonders häufig ist dabei die Entstehung eines *Pneumothorax* (Luft dringt zwischen Lungen- und Rippenfell) oder eines *Hämatothorax* (Blutung zwischen Lungen- und Rippenfell) bzw. einer Kombination aus beiden mit nachfolgendem Lungenkollaps.
Typische Unfälle sind Stürze auf eine scharfe Kante wie z. B. eine Treppenstufe. Neben erheblichen Schmerzen beim Atmen, schnell zunehmender Atemnot und evtl. Bluthusten ist die Schocksymptomatik charakteristisch für eine Brustkorbverletzung.

Besondere bzw. ergänzende Maßnahmen bei einem Thoraxtrauma
- Ruhigstellung durch Lagerung, möglichst mit leicht erhöhtem Oberkörper, evtl. auf der verletzten Seite (→ Seite 57). Man sollte aber in jedem Fall den Lagerungswunsch des Betroffenen berücksichtigen
- zu weiteren Maßnahmen → Seite 87.

Wirbelbruch (D)
Die besondere Gefahr von Knochenbrüchen im Bereich der Wirbelsäule besteht in der Verletzung des im Wirbelkanal verlaufenden Rückenmarks. Dabei kann es zur gefürchteten Querschnittslähmung kommen: Unterhalb der Bruchstelle treten u. U. irreversible Lähmungserscheinungen auf, die häufig eine lebenslange Invalidität des Verletzten nach sich ziehen.
Typische Unfälle sind Stürze aus großen Höhen (z. B. Fenstersturz).
I. d. R. treten bei Wirbelbrüchen starke Schmerzen auf. Hinweise auf eine (drohende) Querschnittslähmung sind Gefühllosigkeit oder Kribbeln in den Beinen sowie unbewußter Urin- oder Stuhlabgang.

Besondere bzw. ergänzende Maßnahmen bei einem Wirbelbruch
- Ruhigstellung durch Lagerung in vorgefundener Lage: Umstellen und Polstern des gesamten Körpers mit entsprechendem Material
- den Betroffenen möglichst **nicht bewegen** und ihn auffordern, sich ruhig zu halten; nicht aufstehen lassen! Bei Bewußtlosigkeit hat das Herstellen der stabilen Seitenlage aber Priorität!

170 Verletzungen des Bewegungsapparats

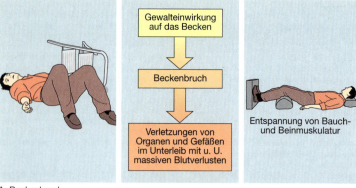

A Beckenbruch

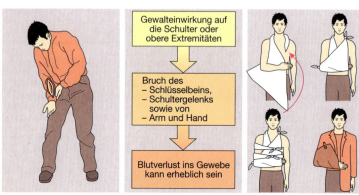

B Bruch von Schultergürtel und oberen Extremitäten

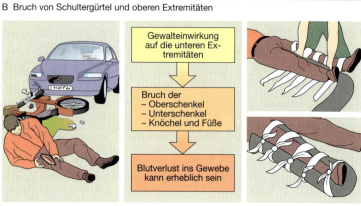

C Bruch der unteren Extremitäten

Knochenverletzungen IV

Beckenbruch (A)
Bei Frakturen im Bereich des Beckengürtels besteht die Gefahr, daß die durch das Becken normalerweise geschützten Organe im Unterleib (Dünn- und Mastdarm, ableitende Harnwege und Blase, innere Geschlechtsorgane sowie große Blutgefäße) verletzt werden. Dabei können nach außen kaum erkennbare massive Blutverluste ins Gewebe auftreten, so daß sich nicht selten ein schwerer Schock entwickelt. Häufig geben Betroffene starke Schmerzen im Unterbauch, beim Bewegen der Beine sowie beim (vergeblichen) Versuch, sich aufzusetzen an. Typische Unfälle sind Stürze aus großer Höhe sowie Einklemmungen bei Verschüttungen, Auto- oder Arbeitsunfällen.

Besondere bzw. ergänzende Maßnahmen bei einem Beckenbruch
- Ruhigstellung durch Lagerung: Umstellen mit entsprechendem Material
- zur Linderung der Schmerzen kann evtl. eine Knierolle untergelegt werden.

Bruch von Schultergürtel und oberen Extremitäten (Schlüsselbein, Schultergelenk, Arm und Hand) (B)
Brüche im Bereich des Schultergürtels, der Arme und Hände sind häufig, aber keineswegs immer aufgrund von Fehlstellungen oder einer abnormen Beweglichkeit zu erkennen. Der Blutverlust ins Gewebe kann auch bei Schulter- und Oberarmfrakturen erheblich sein. Weil im Bereich des Handgelenks und der Hand häufig kleine Wunden vorliegen, besteht außerdem eine große Infektionsgefahr. Typische Unfälle sind meist Stürze.

Besondere bzw. ergänzende Maßnahmen bei einem Bruch des Schultergürtels und oberer Extremitäten
- Ruhigstellung durch Anlegen eines Armtragetuchs aus drei Dreiecktüchern:
  Ein Dreiecktuch wird offen verwendet, zwei zu Krawatten gefaltet (→ Seite 141). Das offene Dreiecktuch führt man nun von vorn unter dem Arm hindurch auf die Schulter der verletzten Seite, die Spitze liegt am Ellenbogen, das obere Ende reicht um den Nacken. Das untere Ende wird um den Unterarm hochgeschlagen und vor der gesunden Schulter mit dem oberen Ende verknotet (bei Bedarf wird der Knoten unterpolstert). Die Spitze am Ellenbogen wird eingedreht, mit einer Sicherheitsnadel festgesteckt oder unter den Ellenbogen geschoben. Nun führt man eine Dreiecktuchkrawatte parallel zum Unterarm knapp oberhalb des Ellenbogens um den Brustkorb und verknotet sie oberhalb der Hand. Parallel hierzu führt man die zweite Dreiecktuchkrawatte in Höhe der Achselhöhle um Oberarm und Brustkorb und verknotet sie entsprechend. Bei Unterarm- oder Handbrüchen erreicht man eine bessere Stabilisierung durch Anlage einer improvisierten »Schiene« (z. B. gefaltete Zeitung o. ä.) an den Unterarm vom Ellenbogen bis zu den Fingerspitzen. Erst dann schlägt man das Dreiecktuch hoch und verknotet es.
  Unter die Handinnenfläche kann man vorsichtig ein Polster (z. B. Mullbinde, Verbandpäckchen) schieben. Eine alternative, *behelfsmäßige* Variante der Ruhigstellung ist ebenfalls in Abbildung B zu sehen.

Bruch der unteren Extremitäten (Oberschenkel, Unterschenkel, Knöchel, Füße) (C)
Oberschenkel(hals)brüche sind häufig eine Folge von Stürzen v. a. bei älteren Menschen. Auch Unterschenkel- und Knöchelfrakturen entstehen meist durch direkte Gewalteinwirkung (z. B. Skiunfall, von PKW angefahrener Fußgänger etc.). Wie bei Frakturen der oberen Extremitäten sind nicht immer sichere Frakturzeichen erkennbar, meist aber erhebliche Schwellungen und eine von starken Schmerzen begleitete Bewegungseinschränkung. V. a. im Oberschenkelbereich kann es zu erheblichen Blutverlusten in das Gewebe kommen, da u. U. große Blutgefäße verletzt werden. Nicht selten resultieren daraus erhebliche Kreislaufstörungen bis hin zum Schock.

Besondere bzw. ergänzende Maßnahmen bei einem Bruch der unteren Extremitäten
- Ruhigstellung durch Lagerung und Stabilisierung mit geeignetem Material, z. B. mit einer aufgerollten Decke und mehreren Dreiecktuchkrawatten
- bei Ober- und Unterschenkelbrüchen den Verletzten auf keinen Fall aufstehen lassen!

172 Verletzungen des Bewegungsapparats

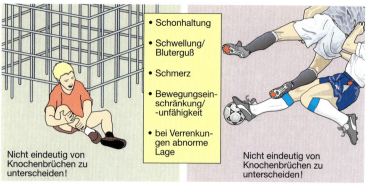

- Schonhaltung
- Schwellung/Bluterguß
- Schmerz
- Bewegungseinschränkung/-unfähigkeit
- bei Verrenkungen abnorme Lage

Nicht eindeutig von Knochenbrüchen zu unterscheiden!

Nicht eindeutig von Knochenbrüchen zu unterscheiden!

A₁ Erkennungsmerkmale einer Gelenkverletzung

B₁ Erkennungsmerkmale einer Muskelverletzung

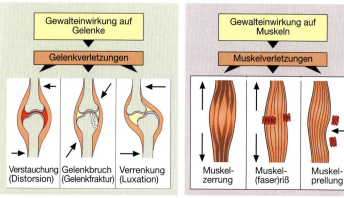

Gewalteinwirkung auf Gelenke	Gewalteinwirkung auf Muskeln
Gelenkverletzungen	Muskelverletzungen

Verstauchung (Distorsion) | Gelenkbruch (Gelenkfraktur) | Verrenkung (Luxation)

Muskelzerrung | Muskel-(faser)riß | Muskelprellung

A₂ Gelenkverletzungen

B₂ Muskelverletzungen

Maßnahmen wie bei Knochenbrüchen!

insbesondere: ruhigstellen

Schonhaltung unterstützen

Lagerung nach Wunsch

P	Pause
E	Eis-
C	Compresse
H	Hochlagern

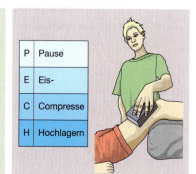

A₃ Maßnahmen bei einer Gelenkverletzung

B₃ Maßnahmen bei einer Muskelverletzung

Gelenk- und Muskelverletzungen

Gelenkverletzungen (A_2)

Bei Verletzungen der Gelenke unterscheidet man formal zwischen Verstauchung *(Distorsion)*, Verrenkung *(Luxation)* und Gelenkbruch (Gelenkfraktur).

Bei **Verstauchungen** führt eine Gewalteinwirkung zur Überdehnung des Kapsel-Band-Apparats, wodurch Einrisse, Bandlockerungen und lokale Blutungen entstehen können. Die Anatomie des Gelenks bleibt ansonsten jedoch erhalten.

Bei **Verrenkungen** verlieren die das Gelenk bildenden Knochenenden den Kontakt zueinander und erreichen nach der Gewalteinwirkung nicht mehr ihre anatomisch richtige Position. Auch hierbei kommt es u. U. zu erheblichen Verletzungen des Kapsel-Band-Apparates und zu Einblutungen. Im Gegensatz zu Verstauchungen ist die Beweglichkeit bei Verrenkungen weitgehend unmöglich: Die geringste Änderung der (falschen) Lage bereitet starke Schmerzen, so daß der Verletzte eine selbst gestützte Schonhaltung einnimmt, bei der die Schmerzen für ihn das geringste Ausmaß haben (A_1).

Gelenkbrüche schließlich sind Knochenbrüche innerhalb einer Gelenkfläche mit zusätzlicher Verletzung des übrigen Gelenkapparats. Offene Frakturen sind dabei stark infektionsgefährdet!

Bei Gelenkverletzungen ist von außen nie sicher zu entscheiden, ob auch eine Fraktur vorliegt; das gilt insbesondere für Verrenkungen mit anatomischer Fehlstellung des verletzten Gelenks. Somit ensprechen die Maßnahmen im wesentlichen denen bei Knochenbrüchen (→ Seite 167–171). Der Ersthelfer darf auf keinen Fall versuchen, das Gelenk zu bewegen oder einzurenken! Solche Maßnahmen bleiben einem Arzt vorbehalten.

Maßnahmen bei einer Gelenkverletzung (A_3)

Maßnahmen werden grundsätzlich wie bei Knochenbrüchen durchgeführt, insbesondere

- Ruhigstellung des betroffenen Gelenks bzw. Körperbereichs
- Belassen und Unterstützen der vom Verletzten spontan eingenommenen Schonhaltung
- Lagerung nach Wunsch.

Muskelverletzungen (B_2)

Man unterscheidet zwischen Muskelzerrungen, bei denen Muskelfasern nur überdehnt werden, und Muskel-(faser-)rissen, bei denen durch Überschreitung der Elastizitätsgrenze des Muskels einzelne Muskelfasern oder ganze Stränge mit u. U. erheblichen Einblutungen zerreißen. Die dritte Form der Muskelverletzung ist die Prellung (»Pferdekuß«) mit einer Weichteilquetschung und evtl. Gefäßverletzung. Folge ist häufig ein Bluterguß *(Hämatom)* bzw. ein sogenannter »blauer Fleck«.

Während Muskelzerrungen und -risse i. d. R. nur durch ungewohnte Belastungen oder Überbeanspruchung entstehen, z. B. beim Sport nach unzureichendem Aufwärmen, tritt die Muskelprellung in den unterschiedlichsten Lebenssituationen auf. Sie ist zwar schmerzhaft, aber relativ ungefährlich (B_1).

Prinzipiell können alle Muskelverletzungen erhebliche Schwellungen zur Folge haben, so daß der Ersthelfer – besonders bei Muskelverletzungen an den Extremitäten – immer auch an einen Knochenbruch denken muß. Hinter Prellmarken am Körperstamm, d. h. im Brust- und Bauchbereich, können sich zudem schwerwiegende innere Verletzungen mit u. U. lebensbedrohlichen Blutungen verbergen, die zur Entwicklung eines *Volumenmangelschocks* führen können.

Maßnahmen bei einer Muskelverletzung (B_3)

- Beim geringsten Verdacht auf einen Knochenbruch oder innere Verletzungen werden dieselben Maßnahmen wie bei Knochenbrüchen (→ Seite 167–171) oder inneren Verletzungen durchgeführt (→ Seite 157).
- Sonst Anwendung der **PECH**-Regel:
  – **P**ause: Unterbrechung bzw. Beenden der körperlichen Belastung
  – **E**is-Compresse: sofortige Kühlung mit geeigneten Hilfsmitteln (Kältekissen, Schwamm mit Eiswasser o. ä.) über ca. 1–3 Stunden mit kurzen Unterbrechungen spätestens alle 20 Minuten, dabei evtl. Ausüben von sanftem Druck auf die verletzte Stelle;
  Achtung: Eine zu kurze Kältebehandlung kann die Durchblutung und damit die Schwellung noch fördern!
  – **H**ochlagerung der verletzten Extremität, um das Abschwellen zu erleichtern und um die Blutstillung zu beschleunigen.

174 Hitze- und Kälteschäden

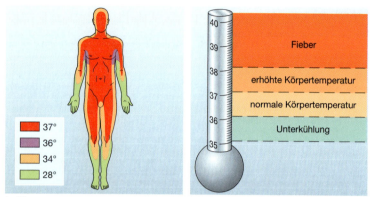

A Körpertemperatur

- 37°
- 36°
- 34°
- 28°

B Bewertung der Körpertemperatur

- Fieber
- erhöhte Körpertemperatur
- normale Körpertemperatur
- Unterkühlung

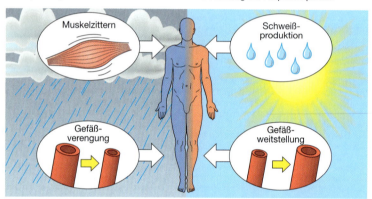

C Temperaturregulation

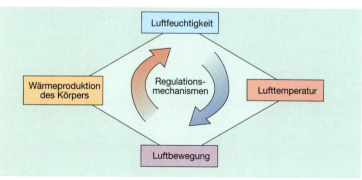

D Belastung durch klimatische Einflüsse

Temperaturregulation 175

Bei biochemischen Verbrennungsvorgängen, die zur Energiegewinnung in den einzelnen Zellen des menschlichen Organismus ablaufen, wird als Nebenprodukt ständig Wärme erzeugt und abgegeben. Dabei hält das Temperaturzentrum im Gehirn die Wärmeproduktion und Wärmeabgabe im Gleichgewicht, so daß sich normalerweise, unabhängig von der Umgebungstemperatur, eine Körperkerntemperatur von 36–37 °C ergibt (A).

Vermehrte Wärmeproduktion, z. B. bei körperlicher Betätigung oder (krankhaft) erhöhter Stoffwechselaktivität, starke Wärmezufuhr aus der Umgebungsluft, z. B. bei sommerlichem Klima, sowie unzureichende Wärmeabgabe, z. B. bei hoher Luftfeuchtigkeit, kann jedoch zum Anstieg der Körpertemperatur führen: Ab 38 °C spricht man von Fieber (B).

Eine unzureichende Wärmeproduktion, kombiniert mit Kälteeinwirkung oder übermäßiger Wärmeabgabe läßt die Körpertemperatur dagegen sinken. Dies ist bei Obdachlosen, die u. U. auch noch alkoholisiert im Freien übernachten, ebenso zu beobachten wie bei bewegungslos auf dem Boden liegenden Verletzten. Ab einer Körpertemperatur von weniger als 36 °C liegt meist eine Unterkühlung vor, wobei verschiedene Unterkühlungsstadien voneinander zu unterscheiden sind (→ Seite 187).

Sobald spezielle »Temperaturfühler« *(Thermorezeptoren)* im Körper eine Abweichung vom Normalwert registrieren, werden bei einem gesunden Menschen unterschiedliche Regulationsmechanismen aktiviert (C):

- **Beim Absinken** der Körpertemperatur kann die Wärmeproduktion im Inneren des Körpers durch Bewegung oder unwillkürliches Muskelzittern gesteigert werden
- durch die *Engstellung* und *verminderte Durchblutung peripherer* Gefäße wird die Ableitung von Wärme aus dem Körperkern an die Körperoberfläche reduziert
- **beim Anstieg** der Körpertemperatur wird durch *Weitstellung* und *verbesserte Durchblutung peripherer* Gefäße Wärme verstärkt aus dem Körperkern an die Körperoberfläche abgeleitet und anschließend abgestrahlt
- die Schweißproduktion bzw. die Verdunstung von Schweiß auf der Haut ermöglicht eine zusätzliche Wärmeabgabe und Kühlung des Körpers.

Unter bestimmten Voraussetzungen versagen diese Regulationsmechanismen allerdings: Wenn die Außentemperatur über der Körpertemperatur liegt, kann keine Wärme mehr abgestrahlt werden, und bei zu hoher Luftfeuchtigkeit kann Schweiß nicht ausreichend verdunsten, so daß auch die Kühlung des Körpers verhindert wird.

In unzureichend belüfteten Duschräumen oder tropischen Klimazonen beispielsweise ist die Luft mit Wasserdampf schon so gesättigt, daß sie den Schweiß nicht mehr aufnehmen kann.

Wie belastend Menschen das Umgebungsklima empfinden und wie problematisch sich Witterungseinflüsse auf die Gesundheit auswirken, hängt also nicht allein von der Lufttemperatur, sondern auch von der Luftfeuchtigkeit und der Luftbewegung ab. Außerdem ist von Bedeutung, wieviel Wärme der Mensch selbst produziert (D).

In Ruhelage am Strand – v. a., wenn ein leichter Wind weht – sind größere Temperaturen deshalb besser zu ertragen als bei körperlich belastenden Tätigkeiten in »stehender« Hitze.

Auf Veränderungen der Körpertemperatur reagieren Kinder grundsätzlich sensibler als Erwachsene, da ihre Körperoberfläche im Verhältnis zum Gewicht größer ist als beim Erwachsenen. Vor allem Kleinkinder kühlen schnell aus, wenn sie zu leicht bekleidet oder im Kinderwagen nicht ausreichend zugedeckt sind.

Im folgenden Kapitel werden die wesentlichsten witterungs- bzw. temperaturbedingten Gesundheitsschädigungen differenziert dargestellt und erläutert.

Bei Sonnenstich, Hitzschlag und Hitzeerschöpfung handelt es sich um grundsätzlich *unterschiedliche* Notfälle, die entsprechend *unterschiedliche* Maßnahmen erforderlich machen. Einige Anzeichen der genannten Krankheitsbilder sind allerdings identisch, und sie können auch kombiniert auftreten.

Das gleiche gilt auch für Unterkühlungen und Erfrierungen, die in der Ersten Hilfe – als entweder *globale* oder *lokale* Kälteschädigung – eindeutig voneinander abzugrenzen sind.

176 Hitze- und Kälteschäden

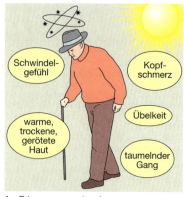

A₁ Erkennungsmerkmale

- Schwindelgefühl
- Kopfschmerz
- Übelkeit
- warme, trockene, gerötete Haut
- taumelnder Gang

B₁ Erkennungsmerkmale

- Schwindelgefühl
- Frösteln, Zittern
- schweißnasse Kleidung
- schneller, flacher Puls
- blasse, feuchte Haut

- Wärmeeinwirkung/ unzureichende Wärmeabgabe
- feucht-schwüle Witterung
- körperliche Anstrengung
- ungeeignete Kleidung

→ **Wärmestau im Körper**

A₂ Hitzschlag

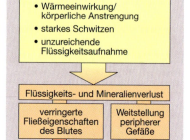

- Wärmeeinwirkung/ körperliche Anstrengung
- starkes Schwitzen
- unzureichende Flüssigkeitsaufnahme

→ Flüssigkeits- und Mineralienverlust

- verringerte Fließeigenschaften des Blutes
- Weitstellung peripherer Gefäße

→ **Volumenmangelschock**

B₂ Hitzeerschöpfung

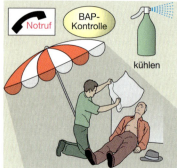

Notruf — BAP-Kontrolle — kühlen

A₃ Maßnahmen

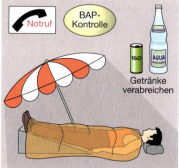

Notruf — BAP-Kontrolle — Getränke verabreichen

B₃ Maßnahmen

Hitzschlag und Hitzeerschöpfung

Hitzschlag (A₂)
Starke Wärmeeinwirkung bei gleichzeitiger unzureichender Wärmeabgabe des Menschen führt zu einem u. U. lebensbedrohlichen Anstieg der Körpertemperatur. Vor allem bei schwüler Witterung mit besonders hoher Luftfeuchtigkeit, bei großer körperlicher Anstrengung oder durch das Tragen zu warmer Kleidung können körpereigene Mechanismen zur Temperaturregelung versagen. Kühlender Schweiß kann entweder nicht mehr ausreichend verdunsten, oder die Schweißproduktion wird gänzlich eingestellt. Es entwickelt sich ein Wärmestau. Bei einer Körpertemperatur von 41 bis 42 °C wird der Betroffene bewußtlos, und es drohen erhebliche Organschäden bis zum Herz-Kreislauf-Stillstand. Nicht selten endet ein vollentwickelter Hitzschlag tödlich.

Erkennungsmerkmale eines Hitzschlags (A₁)
- Typische Notfallsituation: Eine unzweckmäßig gekleidete Person wird bei feucht-schwüler Witterung hilfsbedürftig aufgefunden
- die Haut ist am gesamten Körper auffallend gerötet; sie fühlt sich außerdem warm und trocken (!) an
- der Betroffene klagt über Schwindelgefühl, Kopfschmerzen und Übelkeit
- evtl. hat er einen taumelnden Gang
- evtl. kommt es zu Bewußtseinsstörungen bis zur Bewußtlosigkeit.

Maßnahmen bei einem Hitzschlag (A₃)
- Den Betroffenen an einen kühlen, schattigen Ort bringen
- flach mit erhöhtem Oberkörper lagern
- für absolute körperliche Ruhe sorgen
- die Kleidung (im Einverständnis mit dem Betroffenen) weitgehend öffnen
- den gesamten Körper kühlen; dazu feuchte Tücher auflegen oder die Person mit Wasser beträufeln und ihr anschließend Luft zufächeln
- betreuen und beruhigen
- ständig Bewußtsein, Atmung und Puls kontrollieren
- Notruf absetzen
- weitere Maßnahmen je nach Notwendigkeit leisten.

Hitzeerschöpfung – Hitzeohnmacht – Hitzekollaps (B₂)
Bei hohen Umgebungstemperaturen und körperlicher Anstrengung (Arbeit, Sport), v. a. bei ungenügender Flüssigkeitsaufnahme, entstehen mitunter erhebliche Flüssigkeitsverluste im Körper. Durch starkes Schwitzen gehen Wasser und Mineralien, v. a. Kochsalz, in großen Mengen verloren, und es kommt zur Eindickung mit gleichzeitiger Verringerung der Fließeigenschaften des Blutes. Zudem werden *periphere* Gefäße weitgestellt bzw. verstärkt durchblutet, um auf diese Weise vermehrt Wärme abgeben zu können. Der Blutrückfluß zum Herzen ist somit erheblich vermindert, und es entwickelt sich schließlich ein *Volumenmangelschock* (→ Seite 113, 115).

Erkennungsmerkmale einer Hitzeerschöpfung (B₁)
- Typische Notfallsituation: Der Betroffene hat sich bei hohen Umgebungstemperaturen körperlich sehr angestrengt und wird mit schweißdurchtränkter Kleidung hilfsbedürftig aufgefunden
- die Haut ist zunächst gerötet, später blaß, auf jeden Fall feucht und mit kaltem, klebrigem Schweiß bedeckt
- der Betroffene ist körperlich auffallend schwach und erschöpft
- er fröstelt oder zittert und
- klagt (wie beim Hitzschlag) über Schwindelgefühl
- der Puls ist beschleunigt und flach
- evtl. kommt es zu Bewußtseinsstörungen bis zur Bewußtlosigkeit
- durch den Verlust von Mineralien kommt es mitunter auch zu hitzebedingten Krampfanfällen (→ Seite 69).

Maßnahmen bei einer Hitzeerschöpfung (B₃)
- Den Betroffenen an einen kühlen, schattigen Ort bringen
- in Schocklage bringen (→ Seite 57, 115)
- für Wärmeerhaltung sorgen
- bei voll erhaltenem Bewußtsein möglichst viel trinken lassen (Mineralwasser, isotonische »Sportgetränke« oder Tee; **keinen Alkohol!**)
- betreuen und beruhigen
- ständig Bewußtsein, Atmung und Puls kontrollieren
- Notruf absetzen
- weitere Maßnahmen je nach Notwendigkeit leisten.

178 Hitze- und Kälteschäden

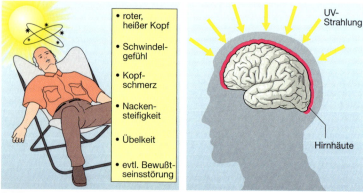

A Erkennungsmerkmale

- roter, heißer Kopf
- Schwindelgefühl
- Kopfschmerz
- Nackensteifigkeit
- Übelkeit
- evtl. Bewußtseinsstörung

B Reizung der Hirnhäute

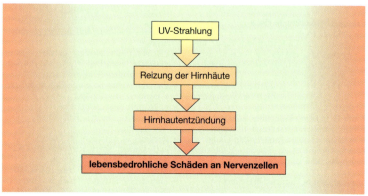

C Sonnenstich

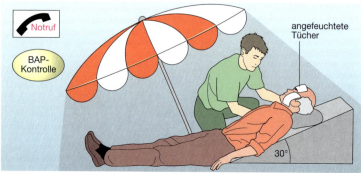

D Maßnahmen bei einem Sonnenstich

Sonnenstich (Insolation) (C)

Durch längere, intensive Sonneneinstrahlung, z. B. am Strand, bei Wanderungen oder Sportveranstaltungen im Freien, können vor allem Kinder, hellhäutige und glatzköpfige bzw. wenig behaarte Menschen einen Sonnenstich erleiden. Dabei reizt die direkte UV-Strahlung auf den (ungeschützten) Kopf die unter der Schädeldecke liegenden Hirnhäute *(Meningen)*. Besonders bei Kleinkindern kann sich eine Hirnhautentzündung *(Meningitis)* mit ödematöser Schwellung des Gehirns entwickeln (B). Es drohen irreparable Schäden an Nervenzellen, die lebensbedrohlich sein können.

Erkennungsmerkmale eines Sonnenstichs (A)

- Typische Notfallsituation: Eine Person, die längere Zeit intensiver Sonneneinstrahlung ausgesetzt **war**, wird hilfsbedürftig aufgefunden. Die Anzeichen eines Sonnenstichs treten häufig erst Stunden **nach** der Strahlungseinwirkung auf!
- nur der Kopf des Betroffenen ist hochrot und heiß, während der übrige Körper unauffällig erscheint
- der Betroffene klagt über Schwindelgefühl sowie
- das Gefühl »innerer Unruhe«
- Kopfschmerzen
- Nackensteifigkeit und
- Übelkeit, häufig mit Erbrechen
- durch die Steigerung des Drucks im Gehirn kann ein Krampfanfall ausgelöst werden (→ Seite 69)
- evtl. kommt es zu Bewußtseinsstörungen bis zur Bewußtlosigkeit.

Maßnahmen bei einem Sonnenstich (D)

- Den Betroffenen an einen kühlen, schattigen Ort bringen
- flach mit erhöhtem Oberkörper lagern
- Kopf, Hals und Nackenbereich mit angefeuchteten Tüchern kühlen
- den Betroffenen betreuen und beruhigen
- ständig Bewußtsein, Atmung und Puls kontrollieren
- Notruf absetzen
- weitere Maßnahmen je nach Notwendigkeit leisten.

	Hitzschlag	**Hitzeerschöpfung**	**Sonnenstich**
Erkennungsmerkmale	• warme, trockene, gerötete Haut am gesamten Körper • Schwindelgefühl • Übelkeit • Kopfschmerz • taumelnder Gang • evtl. Bewußtseinsstörung	• blasse Haut • Schwindelgefühl • evtl. Bewußtseinsstörung • Frösteln, Zittern • schneller, flacher Puls	• roter, heißer Kopf • Schwindelgefühl • Übelkeit • Kopfschmerz • Nackensteifigkeit • evtl. Bewußtseinsstörung
Gefahren	• Wärmestau im Körper • Organschäden • Herz-Kreislauf-Stillstand • Lebensgefahr!	• Flüssigkeits- und Mineralienverlust • Volumenmangelschock • Lebensgefahr!	• Reizung der Hirnhäute • Hirnhautentzündung • Hirnschädigung • Lebensgefahr!
Maßnahmen	• Betroffenen in den Schatten bringen • Notruf absetzen • betreuen und beruhigen • Vitalfunktionen kontrollieren • Lagerung mit erhöhtem Oberkörper • Ruhelage herstellen • Kleidung öffnen • gesamten Körper kühlen	• Betroffenen in den Schatten bringen • Notruf absetzen • betreuen und beruhigen • Vitalfunktionen kontrollieren • Schocklage • Wärmeerhaltung • Getränke verabreichen	• Betroffenen in den Schatten bringen • Notruf absetzen • betreuen und beruhigen • Vitalfunktionen kontrollieren • Lagerung mit erhöhtem Oberkörper • Kopf kühlen

Vergleichende Übersicht zu Hitzschlag, Hitzeerschöpfung und Sonnenstich

180 Hitze- und Kälteschäden

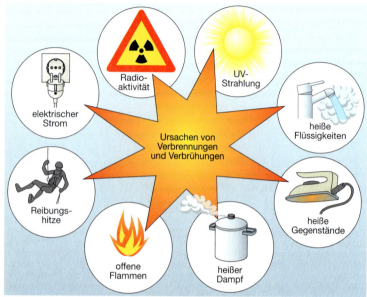

A Ursachen von Verbrennungen und Verbrühungen

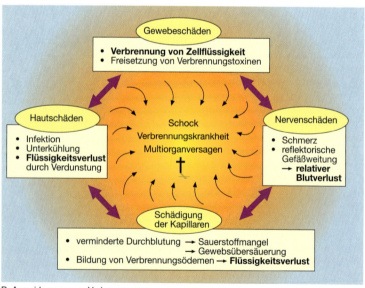

B Auswirkungen von Verbrennungen

Verbrennungen und Verbrühungen I

Durch die Berührung mit offenen Flammen und heißen Gegenständen sowie durch Strahlungseinwirkung (Sonnenstrahlen, Radioaktivität), Reibungshitze und elektrischen Strom kommt es zu **Verbrennungen**. Kontakt mit heißen Flüssigkeiten und Dämpfen führt zu **Verbrühungen** (A).

Verbrennungen und Verbrühungen sind *außerordentlich* schmerzhafte Schädigungen. Sie können nicht nur in der Notfallsituation akut lebensbedrohlich sein, sondern auch Tage und Wochen *später* noch zu schwersten Funktions- und Regulationsstörungen im menschlichen Körper führen.

Die Entstehung der sogenannten *Verbrennungskrankheit* bewirkt ein häufig tödlich verlaufendes *Multiorganversagen* (B).

Zunächst beeinträchtigen die Schädigungen der Haut, des Unterhautgewebes, der *Kapillargefäße* und der Nervenfasern v. a. die Herz-Kreislauf-Funktion, indem sie über komplexe Mechanismen ein massives Schockgeschehen auslösen (→ Seite 113):

- Freies Wasser aus den Zellen des Körpers verdunstet; weitere Gewebeflüssigkeit geht durch Verdunstung verloren, da die Haut ihre Isolierfunktion einbüßt. Zudem tritt Blutplasma durch hitzegeschädigte *Kapillargefäßwände* aus, sammelt sich in *Verbrennungsödemen* (Brandblasen) und verläßt somit die Blutbahn. Die dort verbleibenden *festen* Blutbestandteile verklumpen und können nicht mehr durch den Körper zirkulieren.
Aufgrund dieser Flüssigkeitsverluste entwickelt sich ein *Volumenmangelschock* (→ Seite 115).
- Durch die starken Schmerzen werden große Blutgefäße reflektorisch weitgestellt; Blut versackt daher in den Extremitäten. Dieser relative Volumenmangel ist als *neurogener* Schock einzustufen (→ Seite 119).
- Bei der Verbrennung von organischem Gewebe werden giftige Eiweißzerfallprodukte *(Verbrennungstoxine)* freigesetzt, die u. a. eine verstärkte Blutgerinnung *(Verbrauchskoagulopathie)* mit entsprechend verringerten Fließeigenschaften des Blutes bewirken: Es kommt somit auch zum *septisch-toxischen* Schock (→ Seite 117).
- Die Verbrennung führt außerdem zur verminderten Durchblutung der betroffenen Körperregionen. Sauerstoffmangel sowie die anschließende Bildung saurer und somit ebenfalls schädlich wirkender Stoffwechselsubstanzen *(metabolische Acidose)* in den dortigen *Kapillargefäßen* sind die Folge.
- Die Schädigung der Hautoberfläche beeinträchtigt den Wärmehaushalt. Innerhalb kurzer Zeit kann es dadurch zur Unterkühlung kommen.
- Zugleich ist die Schutzfunktion der Haut aufgehoben: Krankheitserreger können leicht in den Körper des Betroffenen eindringen und eine mitunter lebensbedrohliche Infektion auslösen.
- Bei Verbrennungen im Gesicht, z. B. durch Explosionen oder Stichflammen, schädigt die Hitzeeinwirkung häufig auch den Mund-Rachen-Raum, die Luftröhre und die Lunge.
Hat der Betroffene Flammen, heiße Dämpfe oder Reiz- und Brandgase eingeatmet, entsteht ein *Inhalationstrauma*, das zum raschen Anschwellen der Rachenschleimhäute mit daraus resultierender Erstickungsgefahr und zur Entwicklung eines toxischen *Lungenödems* (→ Seite 89) führen kann. In jedem Fall kommt es zu akuter Atemnot (→ Seite 85, 87).

Abgesehen von diesen notfallmedizinisch relevanten Auswirkungen einer Verbrennung können die an der Körperoberfläche entstandenen Schäden auch über Jahre hinweg noch Rehabilitationsmaßnahmen (z. B. Hauttransplantationen) notwendig machen. Zum Teil erhebliche kosmetische Beeinträchtigungen, die sich verständlicherweise auf die Lebensqualität des Betroffenen auswirken und häufig auch eine psychologisch-seelsorgerische Begleitung erfordern, bleiben mitunter lebenslang bestehen.

Welche Spätfolgen eine Verbrennung hat, hängt nicht nur von der Temperatur, der Dauer der Hitzeeinwirkung und der Größe des betroffenen Körperbereichs, sondern in erheblichem Maß auch von der Effektivität der anfänglichen Hilfeleistung ab.

Eine besondere Bedeutung kommt dabei der schnellen Kühlung mit fließend kaltem Wasser zu, da sie die Verbrennungshitze ableitet und dadurch alle weiteren vom Schock und der Verbrennungskrankheit ausgehenden Gefahren *wesentlich* reduziert!

182 Hitze- und Kälteschäden

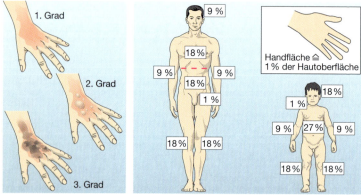

A Verbrennungsgrade

B Neunerregel zur Beurteilung der verbrannten Körperoberfläche

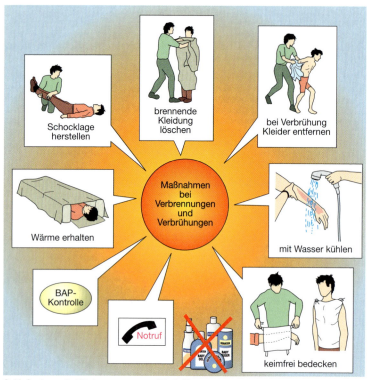

C Maßnahmen bei Verbrennungen und Verbrühungen

Die Tiefe der Gewebeschädigung wird i. d. R. in drei Verbrennungsgrade mit folgenden Erkennungsmerkmalen eingeteilt (A):
- Bei Verbrennungen *ersten Grades* ist die Haut nur oberflächlich geschädigt. Sie erscheint – wie bei einem Sonnenbrand – gerötet, schmerzt und ist evtl. leicht geschwollen.
- Falls zusätzlich Brandblasen entstanden sind, handelt es sich um eine Verbrennung *zweiten Grades*, bei der auch tiefere Hautschichten betroffen sind.
- Verbrennungen *dritten Grades* liegen bei einer vollständigen Zerstörung der Haut mit dem darunterliegenden Fett- und Muskelgewebe vor. Ggf. sind auch Knochen oder Organe in Mitleidenschaft gezogen – auf jeden Fall ist die Schutzfunktion der Haut vollständig erloschen. Die Körperoberfläche erscheint gräulich-weiß oder bräunlich-schwarz verkohlt. Eine Heilung ohne hauttransplantierende Operationen ist nicht mehr möglich (Defektheilung).

Zur Beurteilung der *Flächenausdehnung* von Verbrennungen wendet man die *Neunerregel* an (B): Dabei wird der gesamte Körper eines Erwachsenen in elf Zonen mit jeweils neun Prozent der Hautoberfläche eingeteilt. Diese Zonen sind der Kopf, die Vorder- und die Rückseite des Oberkörpers, die Vorder- und die Rückseite des Unterleibs, die beiden Arme sowie die Vorder- und Rückseiten der beiden Beine. Den Genitalbereich berechnet man ausnahmsweise mit einem Prozent Fläche.

Bei Kindern sind die Proportionen etwas anders verteilt: Deshalb werden hier für den Kopf 18 Prozent, für den Hals anstelle des Genitalbereichs ein Prozent sowie für Vorder- und Rückseite des gesamten Rumpfs zusammen 27 Prozent veranschlagt.

Als »Faustregel« eignet sich im übrigen auch die Formel, daß eine Handfläche des Betroffenen stets einem Prozent seiner gesamten Körperoberfläche entspricht.

Bei Erwachsenen besteht i. d. R. dann Lebensgefahr, wenn etwa 18 Prozent der Haut zweit- bis drittgradig verbrannt sind. Da Kinder v. a. auf den Flüssigkeitsverlust wesentlich empfindlicher reagieren, sind bei ihnen schon etwa neun Prozent verbrannter Körperoberfläche lebensgefährlich.

Maßnahmen bei Verbrennungen und Verbrühungen (C)
- Löschen der evtl. noch brennenden Person durch
  - Wälzen auf dem Boden
  - Ersticken der Flammen mit einer Decke
  - Übergießen mit Wasser aus Eimern oder einem Gartenschlauch oder
  - Anwenden eines geeigneten Feuerlöschers: Wasserlöscher sind jeder Hinsicht unbedenklich; Pulverlöscher dürfen nicht auf das Gesicht eines Menschen gerichtet werden; **Kohlendioxidlöscher dürfen** bei Personenbränden **nicht verwendet werden**, es besteht sonst Erstickungsgefahr!
- nur bei Verbrühungen Kleidung entfernen; festgebrannte Kleidung muß auf der Haut bleiben!
- Brandblasen **nicht** öffnen
- **die betroffenen Körperstellen baldmöglichst 15 Minuten lang – oder bis der Schmerz nachläßt – mit möglichst sauberem und fließendem Wasser kühlen!** Wegen der drohenden Unterkühlungsgefahr sollte der gesamte Körper aber nie auf einmal gekühlt werden
- Verbrennungen vorsichtig keimfrei bedecken; Verbandtücher mit metalliner Beschichtung, die man nur am Rand auf der unverletzten Haut befestigt, sind dafür besonders geeignet; Verbrennungen im Gesicht werden aus psychologischen Gründen **nicht** abgedeckt
- Notruf absetzen
- ständige Kontrolle von Bewußtsein, Atmung und Puls
- Wärmeerhaltung, ohne Druck auf den Körper des Betroffenen auszuüben; bei der Verwendung herkömmlicher Wolldecken ist u. U. der Bau eines »Tunnels« sinnvoll; Aluminium-Rettungsdecken sind allerdings leichter und daher besser geeignet
- Schocklage herstellen (→ Seite 57, 115)
- den Betroffenen betreuen und beruhigen
- weitere Maßnahmen je nach Notwendigkeit durchführen.

»Hausmittel« wie Mehl, Öl, Zahncreme oder Fett auf Brandwunden aufzubringen **ist außerordentlich schädlich und deshalb strikt verboten.** Auch Brandsalben dürfen nur nach ärztlicher Anweisung verwendet werden!

184 Hitze- und Kälteschäden

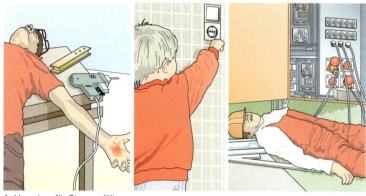

A Ursachen für Stromunfälle

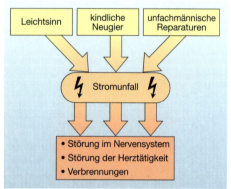

B Stromunfall

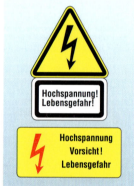

C Hinweisschilder

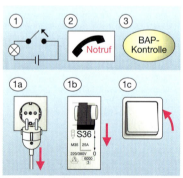

D Maßnahmen (Niederspannung)

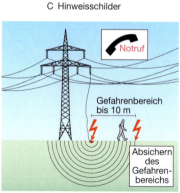

E Maßnahmen (Hochspannung)

Durch leichtsinnigen Umgang mit elektrischen Geräten, kindliche Neugier oder unfachmännisch ausgeführte Reparaturen an Steckdosen oder Stromleitungen kommt es bundesweit jährlich zu etwa 2000 Stromunfällen (A, B).

Dabei werden alle elektrisch ablaufenden Vorgänge im menschlichen Körper gestört, und es kann – v. a. in der Reizleitung des Herzens (→ Seite 107) sowie im Nervensystem (→ Seite 59) – zu lebensbedrohlichen Funktionsstörungen kommen. Sie treten u. U. erst 24 bis 48 Stunden nach dem eigentlichen Stromunfall auf. Zudem entstehen an den Körperstellen, an denen der Strom ein- bzw. ausgetreten ist, Verbrennungen (»Strommarken«) verschiedener Grade.

Wie schwer die Auswirkungen eines Stromunfalls sind, hängt jeweils ab von Stromstärke (Ampere), Stromdichte und -frequenz sowie von der Dauer der Einwirkung und dem Weg, den der Strom durch den Körper genommen hat. Die Stromstärke ergibt sich dabei aus der Stromspannung und dem elektrischen (Haut-) Widerstand des Menschen.

Für den Ersthelfer ist aus praktischen Gründen nur die Unterscheidung von Niederspannung (bis 1000 Volt) und Hochspannung (über 1000 Volt) wichtig: Mit *Niederspannung* werden die meisten Haushaltsgeräte betrieben; z.B. Lampen, Toaster, Fernseher, Stereoanlagen und Videorecorder (220 Volt) sowie Herde und Waschmaschinen (380 Volt). Unfälle im Niederspannungsbereich sind daher relativ häufig.

Hochspannung tritt nur in Geräten und Einrichtungen auf, die – wie Trafohäuser, Strommasten von Überlandleitungen und Schaltkästen größerer elektrischer Anlagen – mit entsprechenden Hinweisschildern deutlich gekennzeichnet sind (C). Gewitterblitze sind ebenfalls Hochspannungsentladungen.

Bei Unfällen im Hochspannungsbereich kann der Ersthelfer auch ohne direkten Kontakt zum Betroffenen in den Stromkreis einbezogen werden, weil Spannungsüberschläge und die Bildung von »Lichtbögen« im Umkreis bis zu 10 Metern möglich sind. Bei Unfällen mit Hochspannung ergeben sich daher auch andere Konsequenzen für die Hilfeleistung als bei solchen im Niederspannungsbereich.

Erkennungsmerkmale eines Stromunfalls
* Solange sich der Betroffene im Stromkreis befindet, »klebt« er regelrecht an der Leitung, und es kommt zu Muskelkrämpfen
* wenn der Stromkreis unterbrochen wurde, bleibt der Betroffene u. U. bewußtlos
* evtl. kommt es zum Atemstillstand oder
* zum Herz-Kreislauf-Stillstand
* an Körperstellen, an denen der Strom ein- bzw. ausgetreten ist, können »Strommarken« zu sehen sein.

Maßnahmen bei einem Stromunfall im Niederspannungsbereich (D)
* Eigenschutz beachten: **Der Helfer darf den Betroffenen erst anfassen, wenn der Stromkreis unterbrochen wurde**
* Stromkreis unterbrechen durch Abschalten der Sicherung oder Ziehen des Netzsteckers
* Bewußtsein, Atmung und Puls kontrollieren
* Notruf absetzen
* weitere Maßnahmen je nach Notwendigkeit leisten: eventuell die stabile Seitenlage (→ Seite 63), die Atemspende (→ Seite 103, 105) oder die Herz-Lungen-Wiederbelebung (→ Seite 123–127) durchführen
* »Strommarken« werden wie übliche Brandwunden versorgt (→ Seite 183)
* da Ausmaß und Risiken evtl. Spätfolgen eines Stromunfalls äußerlich nicht zu erkennen sind, muß der Ersthelfer auf einer ärztlichen Untersuchung bestehen, auch wenn der Betroffene sich subjektiv wohl fühlt!

Maßnahmen bei einem Stromunfall im Hochspannungsbereich (E)
* Eigenschutz beachten: **Sicherheitsabstand von mindestens 10 Metern** einhalten!
* Absichern des Gefahrenbereichs
* der Ersthelfer sollte andere Umstehende davon abhalten, sich dem Betroffenen zu nähern
* Notruf absetzen

Die weiteren Maßnahmen werden bei Hochspannungsunfällen i. d. R. vom Fachpersonal der Feuerwehr und des Rettungsdienstes durchgeführt.

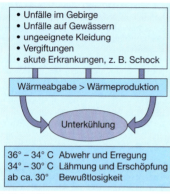

A Unterkühlung

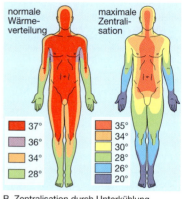

B Zentralisation durch Unterkühlung

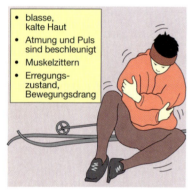

C₁ Erkennen des Abwehr- und Erregungsstadiums

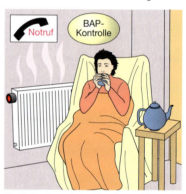

C₂ Maßnahmen beim Abwehr- und Erregungsstadium

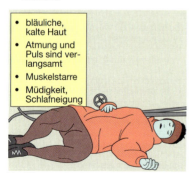

D₁ Erkennen des Lähmungs- und Erschöpfungsstadiums

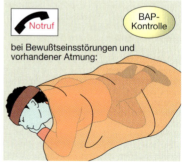

D₂ Maßnahmen beim Lähmungs- und Erschöpfungsstadium

Unterkühlung (Hypothermie) 187

Nach Unfällen, v. a. im Gebirge oder auf Gewässern, bei akuten Krankheitsbildern wie z. B. dem Schockzustand, durch nasse oder unzweckmäßige Kleidung und als Folge von Vergiftungen kommt es häufig zu erheblichen Störungen im Wärmehaushalt eines Menschen. Wenn die Wärmeabgabe des Körpers dabei größer ist als die Wärmeproduktion, entwickelt sich eine Unterkühlung (A).

In solchen Notfallsituationen kann sich der Genuß von Alkohol besonders negativ auswirken, da das Kälteempfinden des Betroffenen reduziert ist und es in der Peripherie des Körpers zu einer Gefäßerweiterung kommt. Unterkühlungen bei Schiffbrüchigen oder im Eis eingebrochenen Menschen sind besonders bedrohlich, weil Wasser eine wesentlich höhere Wärmeleitfähigkeit hat als Luft.

Abwehr- und Erregungsstadium
Bei Körpertemperaturen zwischen 36 und 34 °C versucht der Körper, einer weiteren Auskühlung reflektorisch entgegenzuwirken, indem er zunächst den Blutkreislauf *zentralisiert* (B). Die Gefäße in oberflächlichen *(peripheren)* Bereichen werden enggestellt und somit weniger durchblutet. Auf diese Weise wird weniger Wärme über das Blut vom Körper abgestrahlt und gleichzeitig wird den im Körperinneren liegenden Organen mehr Wärme zugeführt. Zudem setzt kältebedingtes Muskelzittern ein. Dadurch wird verstärkt Energie umgesetzt und somit Wärme produziert.

Erkennungsmerkmale des Abwehr- und Erregungsstadiums (C_1)
- Blasse und kalte Haut
- Atmung und Puls sind beschleunigt
- Muskelzittern setzt ein
- der Betroffene wirkt aufgeregt und hat den Drang, sich zu bewegen.

Maßnahmen beim Abwehr- und Erregungsstadium (C_2)
- Den Betroffenen an einen warmen und trockenen Ort bringen
- durchnäßte und kalte Kleidung ausziehen (lassen)
- für Wärmeerhaltung sorgen
- heiße, stark gezuckerte Getränke (Tee, Kakao) verabreichen (**keinen Alkohol!**)
- ständige Kontrolle von Bewußtsein, Atmung und Puls
- Notruf absetzen.

Lähmungs- und Erschöpfungsstadium
Bei einem Absinken der Körpertemperatur unter 34 °C hört das Muskelzittern auf, die Muskulatur erstarrt. Der Blutkreislauf ist dabei maximal *zentralisiert* (B). Nur im Körperkern herrschen noch Temperaturen, die für ein Überleben ausreichen. Die Peripherie des Körpers, also die Haut, oberflächliche Gewebeschichten, Arme und Beine sind massiv unterkühlt. Das Bewußtsein des Betroffenen ist getrübt. Bei einer Körpertemperatur von etwa 30 °C wird er bewußtlos.

Falls der Betroffene nun bewegt wird, kann sich das kalte »Schalenblut« aus der Peripherie mit dem gerade noch ausreichend warmen Blut im Körperkern vermischen und dort einen weiteren, häufig tödlichen Temperaturabfall bewirken.

Dieses Phänomen ist in der Rettung Schiffbrüchiger auch als »Bergungstod« bekannt: Die vermeintlich Geretteten erleiden dabei genau dann einen Herz-Kreislauf-Stillstand, wenn sie z. B. an Bord eines Bootes gezogen werden.

Erkennungsmerkmale des Lähmungs- und Erschöpfungsstadiums (D_1)
- Bläulich verfärbte und kalte Haut
- Atmung und Puls sind verlangsamt
- Muskelstarre tritt auf
- Müdigkeit bzw. Schlafneigung im Sinne einer Bewußtseinsstörung bis zur Bewußtlosigkeit.

Maßnahmen beim Lähmungs- und Erschöpfungsstadium (D_2)
- Den Betroffenen möglichst **nicht** bewegen!
- durchnäßte und kalte Kleidung **nicht** ausziehen
- **keine** aktiven Aufwärmversuche unternehmen, den Körper **nicht** reiben oder massieren
- weiteren Wärmeverlust durch Zudecken des Betroffenen verhindern
- ständige Kontrolle von Bewußtsein, Atmung und Puls
- weitere Maßnahmen je nach Notwendigkeit leisten; bei Bewußtseinsstörungen z. B. stabile Seitenlage herstellen
- Notruf absetzen.

Eine Herz-Lungen-Wiederbelebung hat bei unterkühlten Personen auch nach längerer Zeit noch Aussicht auf Erfolg, da die Kälte Stoffwechselprozesse verlangsamt und den Zelltod durch Sauerstoffmangel verzögert.

188 Hitze- und Kälteschäden

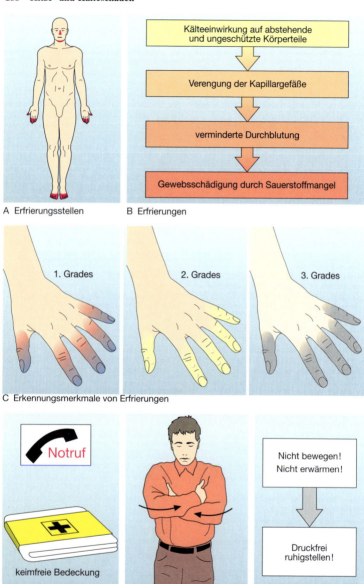

A Erfrierungsstellen

B Erfrierungen
- Kälteeinwirkung auf abstehende und ungeschützte Körperteile
- Verengung der Kapillargefäße
- verminderte Durchblutung
- Gewebsschädigung durch Sauerstoffmangel

C Erkennungsmerkmale von Erfrierungen (1. Grades, 2. Grades, 3. Grades)

D Allgemeine Maßnahmen bei Erfrierungen — Notruf, keimfreie Bedeckung

E Besondere Maßnahmen bei Erfrierungen 1. + 2. Grades

F Besondere Maßnahmen bei Erfrierungen 3. Grades — Nicht bewegen! Nicht erwärmen! → Druckfrei ruhigstellen!

Bei Erfrierungen handelt es sich um örtliche *(lokale)* Gewebeschädigungen, die letztlich durch Sauerstoffmangel verursacht wurden. Der Sauerstoffmangel entsteht dabei durch Kälteeinwirkung v. a. auf abstehende oder ungeschützte Körperteile wie Nase, Ohren, Finger und Zehen, die eine Verengung der *Kapillargefäße* mit entsprechend verminderter Durchblutung zur Folge hat (A, B).

Unzweckmäßige Kleidungsstücke, besonders enge Schuhe, Strümpfe oder Handschuhe, begünstigen Erfrierungen zusätzlich, da sie die Durchblutung von vornherein einschränken und sich in ihnen keine isolierende, d. h. wärmende Luftschicht um den Körperteil herum bilden kann.

Wenn eine Erfrierung durch direkten Kontakt mit sehr kalten Gegenständen (z. B. Tiefgefrorenes, kalte Geländer), mit Gasen oder Flüssigkeiten (z. B. Stickstoff und Eisspray) verursacht wurde, kann der Ersthelfer seine Maßnahmen *ausschließlich* auf diese *lokalen* Schädigungen begrenzen.

Mitunter sind Erfrierungen aber nur die Folgeerscheinung einer *globalen*, d. h. den gesamten Organismus betreffenden Unterkühlung, weil die Peripherie des Körpers dabei aufgrund des stark *zentralisierten* Blutkreislaufs weder ausreichend mit Sauerstoff, noch mit Wärme versorgt wird. In diesen Fällen sind Maßnahmen gegen die Unterkühlung absolut vorrangig (→ Seite 187)!

Erkennungsmerkmale einer Erfrierung (C)
Wie Verbrennungen werden auch Erfrierungen in drei Grade eingeteilt:
- Erfrierungen *ersten Grades* sind an geröteter oder auch bläulich verfärbter Haut zu erkennen. Der Betroffene klagt über Schmerzen, evtl. auch über ein Kribbelgefühl im jeweiligen Körperteil.
- Erfrierungen *zweiten Grades* erscheinen gelblich-weiß, häufig bilden sich Blasen. Das betroffene Körperteil ist bereits relativ steif und nur noch reduziert schmerzempfindlich.
- Bei Erfrierungen *dritten Grades* ist die Haut blaß und grau. Das betroffene Körperteil fühlt sich hart an, ist absolut gefühllos und kann vom Betroffenen nicht mehr bewegt werden.

Erst nach einigen Stunden verfärbt sich das absterbende Gewebe dann endgültig schwarz-*nekrotisch*. Es muß in diesem Fall amputiert werden. Wohlgemerkt drohen bleibende Schäden an Nervenfasern und Blutgefäßen auch schon bei Erfrierungen ersten und zweiten Grades.

Allgemeine Maßnahmen bei Erfrierungen (D)
- Grundsätzlich verboten ist das Massieren oder Reiben eines erfrierenden Körperteils, weil dadurch winzige Verletzungen der Hautoberfläche mit entsprechender Infektionsgefahr verursacht werden können; dies gilt in besonderem Maße für das ebenfalls verbotene, aber aus Unkenntnis leider recht häufig praktizierte Einreiben erfrierender Körperteile mit Schnee
- entstandene Blasen werden wie bei Verbrennungen vorsichtig und keimfrei bedeckt (→ Seite 183)
- Notruf absetzen
- den Betroffenen betreuen und beruhigen
- falls der Betroffene gleichzeitig unterkühlt ist, müssen vorrangig die Maßnahmen gegen Unterkühlung durchgeführt werden (→ Seite 187), da die Unterkühlung die bedrohlichere Schädigung des *gesamten* Organismus darstellt!

Besondere Maßnahmen bei Erfrierungen 1. und 2. Grades (E)
- Beengende oder durchnäßte Kleidung vorsichtig entfernen
- der Betroffene sollte das jeweilige Körperteil selbst bewegen und langsam, nach Möglichkeit mit *eigener* Körperwärme, aufwärmen; Finger können z. B. in die Achselhöhle gelegt werden.

Besondere Maßnahmen bei Erfrierungen 3. Grades (F)
- Bei Erfrierungen dritten Grades darf der Betroffene nicht mehr bewegt oder erwärmt werden. Auch das Entfernen beengender oder durchnäßter Kleidung entfällt; die Versorgung beschränkt sich auf eine druckfreie Ruhigstellung des betroffenen Körperteils; bei Erfrierungen an den Zehen darf der Betroffene z. B. auch nicht mehr laufen.

190 Vergiftungen und Verätzungen

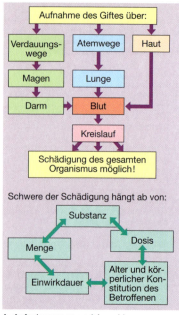

A Aufnahmewege und Auswirkung

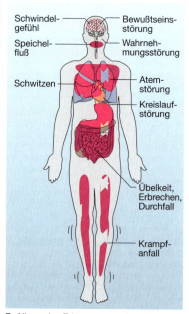

B Allgemeine Erkennungsmerkmale

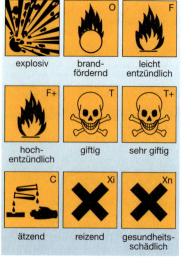

C Gefahrenzeichen

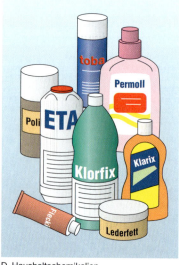

D Haushaltschemikalien

Vergiftungen (Intoxikationen)
Jedes Jahr ereignen sich in Deutschland rund 100 000 Vergiftungsnotfälle. Während es bei Kindern und Kleinkindern überwiegend aus Neugier und Unwissenheit zu unabsichtlichen *(akzidentiellen) Intoxikationen* kommt, besteht bei Erwachsenen in etwa 90 Prozent der Vergiftungsfälle eine *suizidale* (Selbsttötungs-) Absicht. Weitere Ursachen sind der leichtsinnige Umgang mit giftigen Stoffen (z. B. das unzulässige Umfüllen von Giftstoffen in alte Getränkeflaschen) sowie der Mißbrauch von Alkohol und anderen Drogen. In Laboratorien oder Industriebetrieben führen gelegentlich auch Arbeitsunfälle zu Vergiftungen.

Als Gift ist prinzipiell **jeder** Stoff zu betrachten, der in einer bestimmten Konzentration für den menschlichen Organismus gefährlich werden kann. Besonders häufig sind Vergiftungsnotfälle durch Farben und Lacke, Lösungsmittel, Öle, Pflanzenschutz-, Schädlingsbekämpfungs- und Reinigungsmittel, Arzneimittel sowie durch den Genuß von verdorbenen Lebensmitteln, giftigen Pflanzen, Beeren und Pilzen oder durch Tiergifte.

Wie gefährlich eine Vergiftung ist, hängt von der jeweiligen Substanz, der aufgenommenen Menge, der Konzentration (Dosis), der Einwirkdauer *(Kontaminationszeit)* sowie dem Alter und der körperlichen Konstitution des Betroffenen ab. Die Aufnahme eines Giftstoffs in den Körper *(Inkorporation)* kann dabei über die Atemwege *(Inhalation),* die Verdauungswege *(orale Ingestion),* über die Haut oder Schleimhäute *(perkutane Resorption)* sowie über Injektionen, Insektenstiche oder Schlangenbisse auch direkt ins Blut *(parenteral bzw. intravenös)* erfolgen. Möglich ist außerdem die Kombination verschiedener Aufnahmewege (A).

Unabhängig von der Inkorporationsart schädigt eine Vergiftung immer den gesamten Organismus mit **allen** Organen, Vitalfunktionen und übrigen Regelkreisen wie z. B. dem Säure-Basen- bzw. dem Wasser-Elektrolyt-Haushalt sowie der Wärmeregulation.

Häufig lassen sich Vergiftungen, v. a. bei Kindern, vermeiden, wenn potentiell gefährliche Stoffe (z. B. Haushaltschemikalien und Arzneimittel) sicher verschlossen aufbewahrt und Sicherheitsratschläge auf den Verpackungen genau beachtet werden. Ebenso große Aufmerksamkeit sollte man der vorschriftsgemäßen Kennzeichnung von Giften schenken, die in der BRD durch die Verordnung über gefährliche Stoffe (GefStoffV) in Ergänzung zum Chemikaliengesetz (ChemG) geregelt wird. Abbildung C zeigt Hinweisschilder und Gefahrenzeichen, die auf den Verpackungen vieler Haushaltschemikalien (D) zu finden sind.

Zur Kennzeichnung gefährlicher Güter im Straßenverkehr und in größeren Versandstücken → Seite 31.

Allgemeine Erkennungsmerkmale bei Vergiftungen (B)
Da die Symptomatik bei Vergiftungsnotfällen fast immer unspezifisch ist und häufig erst einige Stunden nach der Giftaufnahme in den Körper auftritt, kommt der Wahrnehmung des Umfelds, in dem der Betroffene aufgefunden wird, sowie den Hinweisen, die zufällig anwesende Personen zum Notfallgeschehen geben können, eine besonders große Bedeutung zu. Generell sollte man bei allen körperlichen Symptomen unklarer Herkunft an die Möglichkeit einer *Intoxikation* denken. Die frühzeitige Feststellung, daß eine Vergiftung vorliegt, kann u. U. lebensrettend sein!

Bei Vergiftungsnotfällen können die folgenden, sehr allgemeinen Vergiftungsanzeichen auftreten:
Giftwirkung auf das **Nervensystem** führt u. U. zu
- Bewußtseinsstörungen
- Wahrnehmungsstörungen (Halluzinationen) oder Erregungszuständen
- Schwindelgefühl
- Übelkeit, Erbrechen, Durchfall
- Krampfanfällen.

Giftwirkung auf die **Vitalfunktion Atmung** bzw. die Atmungsorgane führt u. U. zu
- akuter Atemnot bis zum Atemstillstand
- verlangsamter, vertiefter oder auch beschleunigter und flacher Atmung.

Giftwirkung auf die **Vitalfunktion Kreislauf** bzw. auf am Kreislauf beteiligte Organe führt u. U. zu
- Herzrhythmus- und Herzfrequenzstörungen
- Schockanzeichen (→ Seite 115–119)
- Herz-Kreislauf-Stillstand.

192 Vergiftungen und Verätzungen

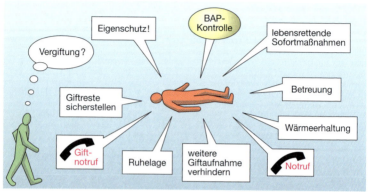

A Allgemeine Maßnahmen bei Vergiftungen

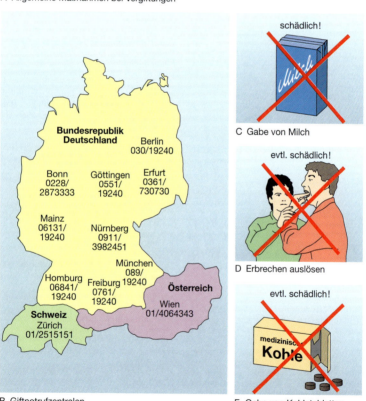

B Giftnotrufzentralen

C Gabe von Milch

D Erbrechen auslösen

E Gabe von Kohletabletten

Die Wirksamkeit der Maßnahmen bei Vergiftungsnotfällen hängt entscheidend davon ab, wie schnell die Vergiftung als Ursache der Notfallsituation erkannt wird. Daher sind folgende Maßnahmen notwendig (A):
- Das Umfeld des Betroffenen genau untersuchen: Leere Tablettenschachteln oder -röhrchen, geöffnete Flaschen mit möglicherweise giftigem Inhalt, Reste von (u. U. verdorbenen) Lebensmitteln auf benutztem Geschirr oder im Abfalleimer sind wichtige Hinweise, die eine Vergiftung als Ursache der Notfallsituation mit großer Wahrscheinlichkeit nahelegen.
- Umstehende bzw. zufällig anwesende Personen gezielt nach weiteren Hinweisen fragen, die eine Vergiftung vermuten lassen: Möglicherweise wurde beobachtet, wie jemand einen potentiell giftig wirkenden Stoff aufgenommen hat.

Bei Vergiftungen stehen dann einige Maßnahmen im Vordergrund, die von Ersthelfern auch bei allen anderen Notfällen durchgeführt werden:
- Beachtung der eigenen Sicherheit bzw. des Eigenschutzes, da u. U. Explosionsgefahr und die Möglichkeit einer eigenen Vergiftung oder Verätzung besteht – evtl. muß ein Sicherheitsabstand eingehalten werden, ist Schutzbekleidung erforderlich oder muß ein Gefahrenbereich abgesichert werden
- ständige Kontrolle von Bewußtsein, Atmung und Puls
- Durchführung lebensrettender Sofortmaßnahmen je nach Notwendigkeit, z. B. stabile Seitenlage (→ Seite 63), Atemspende (→ Seite 103, 105) und Herz-Lungen-Wiederbelebung (→ Seite 123–127)
- ständige Betreuung und Beruhigung des Betroffenen
- Wärmeerhaltung
- Absetzen des Notrufs.

Folgende **Maßnahmen** werden **speziell** aufgrund der **Vergiftung** notwendig:
- Ggf. muß eine weitere Giftaufnahme bzw. -einwirkung verhindert werden; u. U. muß der Ersthelfer Betroffene aus einem Gefahrenbereich retten oder herumstehende Reste des Giftstoffs entfernen – sofern dies für ihn gefahrlos möglich ist

- völlige körperliche Ruhelage herstellen
- Giftnotruf absetzen mit Angaben zum Alter des Betroffenen, dem Aufnahmezeitpunkt, der Art, Konzentration und Menge des Giftes sowie Vergiftungsanzeichen und evtl. bereits durchgeführten Maßnahmen (B)
Achtung: Bei den Giftnotrufzentralen sollte man unbedingt auch dann anrufen, wenn man sich nicht sicher ist, ob ein Stoff giftig ist!
- Reste des Gifts, Verpackungsmaterial und ggf. Erbrochenes sicherstellen und aufbewahren *(asservieren)*, da hieraus für die weitere (rettungsdienstliche bzw. ärztliche) Behandlung wertvolle Informationen gewonnen werden können!

Bei Vergiftungsnotfällen, die mit *suizidaler* Absicht ausgelöst wurden, kommt v. a. der einfühlsamen Betreuung eine besonders große Bedeutung zu; keinesfalls darf der Betroffene allein gelassen werden (→ Seite 47, 49, 73, 77)!
Einen Vergifteten Milch trinken zu lassen, ist nach heutigem Stand medizinischen Wissens eher schädlich, weil die Aufnahme von Giftstoffen über die Darmschleimhaut durch Milch evtl. noch begünstigt und beschleunigt wird (C).
Auch das Auslösen des Erbrechens, um die Verweildauer des Giftes im Körper zu verkürzen (D), das Verdünnen eines über die Verdauungswege aufgenommenen Gifts mit Wasser sowie die Gabe medizinischer Kohle in Tablettenform zur Giftbindung ist nicht *grundsätzlich* angebracht und kann ebenfalls schädlich sein (E). Daher sollten diese Maßnahmen nur auf Anordnung eines Arztes, des Rettungsdienstpersonals oder einer Giftnotrufzentrale erfolgen.
In den folgenden Ausführungen zu besonderen Vergiftungsnotfällen wird darauf hingewiesen, wann *einige* dieser Maßnahmen angebracht sind.

In Zusammenhang mit diesem Kapitel stehen außerdem folgende Notfallsituationen, die aus didaktischen Gründen anderen Kapiteln zugeordnet wurden:
- **Rauschzustände → Seite 79**
- **Insektenstiche im Mund-Rachen-Raum → Seite 93**
- **Tauchunfälle bzw. Dekompressionsunfälle → Seite 99**

194 Vergiftungen und Verätzungen

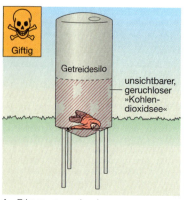

A_1 Erkennungsmerkmale

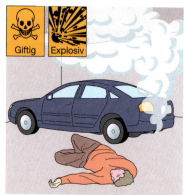

B_1 Erkennungsmerkmale

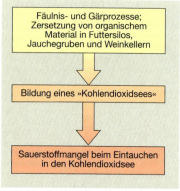

A_2 Kohlendioxidvergiftung

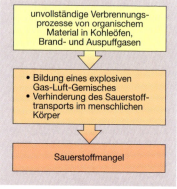

B_2 Kohlenmonoxidvergiftung

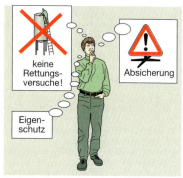

A_3 Besondere Maßnahmen

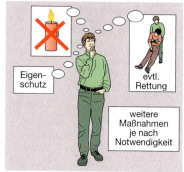

B_3 Besondere Maßnahmen

Vergiftung durch Kohlendioxid und Kohlenmonoxid

Vergiftung durch Kohlendioxid (CO_2) (A_2)

Kohlendioxid entsteht bei Fäulnis- und Gärprozessen durch die Zersetzung von organischem Material, z. B. in Futtersilos, Jauchegruben und Weinkellern. Es ist farblos, geruchlos und schwerer als Luft. So kann sich in tiefergelegenen Bereichen ein regelrechter »Kohlendioxidsee« bilden, in dem schließlich kein Sauerstoff mehr vorhanden ist. Ein Mensch, der ungeschützt in einen solchen Kohlendioxidsee hinabsteigt, wird innerhalb weniger Sekunden bewußtlos und erleidet kurz darauf einen Atemstillstand, dem auch der Herzstillstand folgt, falls er nicht sofort gerettet wird.

Besondere Erkennungsmerkmale einer Kohlendioxidvergiftung (A_1)
- Typische Notfallsituation: eine bewußtlose Person liegt in einem Futtersilo, einer Baugrube, einem Weinkeller o. ä.
- evtl. kommt es zu *generalisierten* Krampfanfällen.

Einen Atem- bzw. Herz-Kreislauf-Stillstand kann der Ersthelfer meist nicht erkennen, sondern nur vermuten, weil er gar nicht erst in den Gefahrenbereich eindringen darf (→ unten)!

Besondere Maßnahmen bei einer Kohlendioxidvergiftung (A_3)
- Eigenschutz bedenken!
- **keine Rettungsversuche** vornehmen (vor den Mund gehaltene Taschentücher oder ähnliche Maßnahmen sind nutzlos!)
- schnellstmöglich den Notruf absetzen
- Gefahrenbereich absichern
- andere Umstehende davon abhalten, den Betroffenen aus dem wahrscheinlich vorhandenen Kohlendioxidsee zu retten!

Die weiteren Maßnahmen werden nach Rettung des Betroffenen mit geeigneter Schutzausrüstung (v. a. umluftunabhängigem Atemschutz) – i. d. R. vom Fachpersonal der Feuerwehr und des Rettungsdienstes durchgeführt. Häufig ist eine Herz-Lungen-Wiederbelebung erforderlich.

Vergiftung durch Kohlenmonoxid (CO) (B_2)

Kohlenmonoxid entsteht bei unvollständigen Verbrennungsprozessen (unter Sauerstoffmangel) von organischem Material, z. B. in schlecht ziehenden Kohleöfen. Brand- und Auspuffgase enthalten ebenfalls Kohlenmonoxid, das wie Kohlendioxid farblos und geruchlos ist.

Im Gegensatz zu Kohlendioxid ist Kohlenmonoxid allerdings leichter als Luft und zudem hochexplosiv. Gefährliche Konzentrationen entstehen daher nur in geschlossenen Räumen wie z. B. einer Garage bei laufendem Fahrzeugmotor.

Kohlenmonoxid wirkt im Körper eines Menschen giftig, da es sich mit einer wesentlich höheren Bindungskraft (*Affinität*) als Sauerstoff an die roten Blutkörperchen bzw. den Blutfarbstoff *Hämoglobin* lagert und somit den Transport von Sauerstoff verhindert.

Besondere Erkennungsmerkmale einer Kohlenmonoxidvergiftung (B_1)
- Typische Notfallsituation: eine Person wird z. B. nach Inhalation von Brandrauch oder in einer geschlossenen Garage, in der ein Fahrzeugmotor läuft, hilfsbedürftig aufgefunden
- Kopfschmerzen
- Schwindelgefühl
- Übelkeit
- Erbrechen
- rosige Haut trotz Sauerstoffmangel, da Kohlenmonoxid eine ähnliche Farbwirkung auf das *Hämoglobin* hat wie Sauerstoff
- akute Atemnot
- schneller, flacher Puls
- evtl. kommt es zu *generalisierten* Krampfanfällen (→ Seite 69)
- evtl. kommt es zum Atemstillstand oder auch zum Herz-Kreislauf-Stillstand.

Besondere Maßnahmen bei einer Kohlenmonoxidvergiftung (B_3)
- Eigenschutz bedenken!
- **kein offenes Feuer entzünden, jegliche Funkenbildung vermeiden und keine elektrischen Geräte verwenden: Explosionsgefahr!**
- den Betroffenen evtl. aus dem Gefahrenbereich retten; gleichzeitig oder alternativ
- Gefahrenbereich lüften (Türen und Fenster öffnen!)
- weitere Maßnahmen je nach Notwendigkeit leisten (z. B. stabile Seitenlage herstellen, Atemspende oder Herz-Lungen-Wiederbelebung durchführen).

196 Vergiftungen und Verätzungen

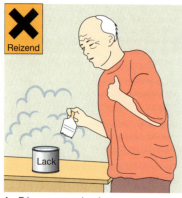

A₁ Erkennungsmerkmale

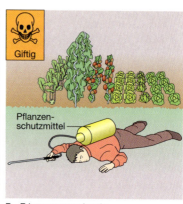

B₁ Erkennungsmerkmale

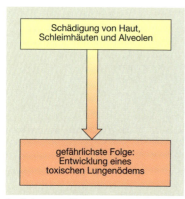

A₂ Reizgasvergiftung

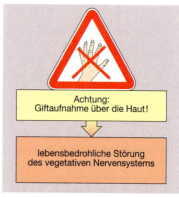

B₂ Kontaktgiftvergiftung

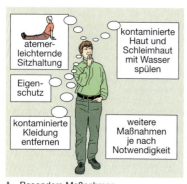

A₃ Besondere Maßnahmen

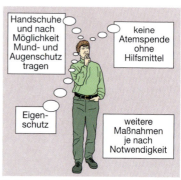

B₃ Besondere Maßnahmen

Vergiftung durch Reizgas (A_2)
Reizgas (Nitrosegas, Brandgas, Chlorgas und Ammoniak, aber auch Formalin-, Säure- oder Lackdampf, Tränengas sowie sog. Selbstverteidigungsspray) schädigt Haut und Schleimhäute. Zudem greift es die Membranen der Lungenbläschen *(Alveolen)* an und macht diese flüssigkeitsdurchlässig. Die gefährlichste Folge einer *Reizgasintoxikation* ist daher die Entwicklung eines *toxischen Lungenödems* (→ Seite 89), das mitunter erst bis zu 72 Stunden nach dem eigentlichen Notfallgeschehen erkennbar wird. Dabei tritt Flüssigkeit aus den *Kapillargefäßen* aus und sammelt sich in den *Alveolen* sowie dem Lungengewebe, wodurch der Gasaustausch von Sauerstoff und Kohlendioxid erheblich beeinträchtigt wird.

Besondere Erkennungsmerkmale einer Reizgasvergiftung (A_1)
- Reizhusten mit zunehmender Atemnot
- pfeifendes und zunehmend brodelndes Atemgeräusch
- *Cyanose* (Blaufärbung) aufgrund des entstehenden Sauerstoffmangels
- schneller, flacher Puls
- brennende, gerötete und stark tränende Augen
- evtl. kommt es zum Atemstillstand oder auch zum Herz-Kreislauf-Stillstand.

Besondere Maßnahmen bei einer Reizgasvergiftung (A_3)
- Eigenschutz bedenken!
- atemerleichternde Sitzhaltung herstellen (→ Seite 57)
- mit Reizgas verschmutzte *(kontaminierte)* Kleidung vorsichtig entfernen
- *kontaminierte* Haut- und Schleimhautpartien (Augen!) mit viel fließendem Wasser spülen
- weitere Maßnahmen je nach Notwendigkeit leisten (z.B. Atemspende durchführen).

Aufgrund der drohenden Entwicklung eines *toxischen Lungenödems* sollte der Ersthelfer bei *Reizgasintoxikationen* auf jeden Fall auf einer Krankenhausbehandlung bestehen!

Vergiftung durch Kontaktgift (B_2)
Kontaktgifte (Alkylphosphate, z.B. das Schädlingsbekämpfungsmittel E 605) werden primär durch die Haut *(perkutane Resorption)*, häufig aber zugleich über die Atemwege *(Inhalation)* in den Körper aufgenommen.
Sie verursachen eine lebensbedrohliche Störung des *vegetativen* Nervensystems, da sie das *parasympathische* System (→ Seite 59) übererregen und die Reiz- und Informationsweiterleitung über die Nervenbahnen gleichzeitig massiv beeinträchtigen.
Da dem Ersthelfer schon bei Berührung des Betroffenen akute Lebensgefahr durch Eigenvergiftung droht, sind Kontaktgifte – um sie als solche deutlich zu kennzeichnen – häufig blau gefärbt.

Besondere Erkennungsmerkmale einer Vergiftung durch Kontaktgift (B_1)
- Verstärkte Speichelproduktion und Schleimbildung in den Atemwegen
- evtl. ist blau eingefärbter Schaum vor dem Mund des Betroffenen zu sehen
- häufig ist ein unangenehmer Knoblauchgeruch festzustellen
- langsamer Puls
- evtl. werden *generalisierte* Krampfanfälle ausgelöst
- evtl. kommt es zum Atemstillstand oder auch zum Herz-Kreislauf-Stillstand.

Besondere Maßnahmen bei einer Vergiftung durch Kontaktgift (B_3)
- Eigenschutz bedenken!
- den Betroffenen **nicht** ohne geeignete Schutzhandschuhe **anfassen**! Nach Möglichkeit Mund- und Augenschutz (Schutzbrille!) tragen
- ohne geeignete Hilfsmittel darf **keine Atemspende** durchgeführt werden!
- andere Umstehende davon abhalten, den Betroffenen zu berühren
- weitere Maßnahmen je nach Notwendigkeit und je nach Möglichkeit leisten, ohne sich selbst zu gefährden (z.B. ständige Kontrolle von Bewußtsein, Atmung und Puls bzw. Herstellen der stabilen Seitenlage **mit geeigneten Schutzhandschuhen!**)
- ansonsten können weitere notwendige Maßnahmen (z.B. Atemspende mit Hilfsmittel bzw. Beatmungsgerät) meist nur vom Fachpersonal der Feuerwehr und des Rettungsdienstes durchgeführt werden.

198 Vergiftungen und Verätzungen

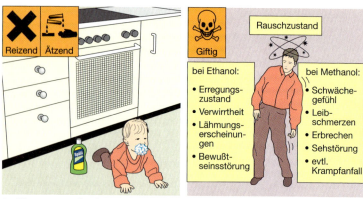

A₁ Erkennungsmerkmale

B₁ Erkennungsmerkmale

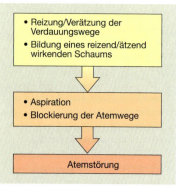

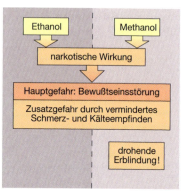

A₂ Vergiftung durch schaumbildende Substanzen

B₂ Vergiftung durch Alkohol

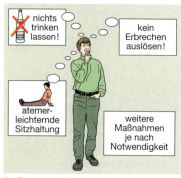

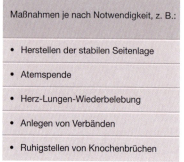

A₃ Besondere Maßnahmen

B₃ Besondere Maßnahmen

Vergiftung durch schaumbildende Substanzen (A_2)

Schaumbildende Substanzen (Wasch-, Reinigungs- und Spülmittel sowie Entkalkungsmittel) reizen bzw. verätzen – oral aufgenommen – die Verdauungswege. Außerdem kann die Bildung des ebenfalls reizend bzw. ätzend wirkenden Schaums bei *Aspiration* oder Blockierung der Atemwege zu einer akuten Atemstörung bis hin zum Atemstillstand führen.

Besondere Erkennungsmerkmale einer Vergiftung durch schaumbildende Substanzen (A_1)
- Schmerzen im Mund-Rachen-Bereich und dem weiteren Verlauf des Verdauungsweges (Speiseröhre, Magen etc.)
- verstärkte Speichelproduktion
- mehr oder weniger schleimiger Schaum vor dem Mund des Betroffenen
- evtl. akute Atemnot (→ Seite 87)
- evtl. kommt es zum Atemstillstand oder auch zum Herz-Kreislauf-Stillstand.

Besondere Maßnahmen bei einer Vergiftung durch schaumbildende Substanzen (A_3)
- Atemerleichternde Sitzhaltung herstellen (→ Seite 57)
- dem Betroffenen **auf keinen Fall** etwas zu trinken geben
- **auf keinen Fall** Erbrechen auslösen
- weitere Maßnahmen je nach Notwendigkeit durchführen, z.B. Herstellen der stabilen Seitenlage (→ Seite 63), Atemspende (→ Seite 103, 105) oder Herz-Lungen-Wiederbelebung (→ Seite 123–127) durchführen.

Vergiftung durch Alkohol (B_2)

Vergiftungen durch Alkohol sind keine Bagatelle, sondern können – wie alle anderen Notfälle auch – lebensbedrohliche Situationen sein. Daher sind Maßnahmen der Ersten Hilfe auch hier unbedingt erforderlich. Allerdings muß man Vergiftungen mit dem »Trinkalkohol« Ethanol von Vergiftungen mit Methanol, das in Brennspiritus, Lösungs- oder Frostschutzmitteln enthalten ist, voneinander unterscheiden: **Ethanol** wirkt primär narkotisch und verursacht Bewußtseinsstörungen bis zur Bewußtlosigkeit, bei der Aspirationsgefahr und daraus resultierende Atem- und Kreislaufstörungen drohen.

Methanol (»Fusel«) kann zusätzlich zu Krämpfen und Sehstörungen bis hin zur irreversiblen Erblindung führen. Zudem ist eine Lähmung des Atemzentrums mit anschließendem Atemstillstand und darauffolgendem Herz-Kreislauf-Stillstand möglich.

Bei Rauschzuständen durch Alkohol (→ Seite 79) kann der Betroffene sich darüber hinaus, z.B. durch Stürze, erheblich verletzen. Zu beachten ist in diesem Zusammenhang, daß das Schmerzempfinden durch die Alkoholwirkung deutlich reduziert sein kann und eigene Verletzungen deshalb nicht adäquat wahrgenommen werden.

Befinden sich Betroffene im Freien, können sie sich zudem unterkühlen, weil auch der Wärmehaushalt bzw. das Kälteempfinden meist stark reduziert sind.

Besondere Erkennungsmerkmale einer Alkoholvergiftung (B_1)
Ethanolvergiftung:
- Zunächst Rausch-, Erregungs- und Verwirrtheitszustände (→ Seite 75, 79)
- später Lähmungserscheinungen sowie
- Bewußtseinsstörung bis zur Bewußtlosigkeit.

Methanolvergiftung:
- Zunächst Rauschzustand
- nach einem Tag Schwächegefühl, Leibschmerzen und massives Erbrechen
- nach mehreren Tagen ggf. Sehstörungen bis zur Erblindung
- evtl. kommt es zu *generalisierten* Krampfanfällen
- evtl. kommt es zum Atemstillstand oder auch zum Herz-Kreislauf-Stillstand.

Besondere Maßnahmen bei einer Alkoholvergiftung (B_3)
- Maßnahmen je nach Notwendigkeit durchführen, z.B. Herstellen der stabilen Seitenlage (→ Seite 63), Atemspende (→ Seite 103, 105), Herz-Lungen-Wiederbelebung (→ Seite 123–127) durchführen; bei zusätzlichen Verletzungen ggf. Verband anlegen (→ Seite 135–145) oder Knochenbrüche ruhigstellen (→ Seite 165–171)
- bei Verdacht auf eine Vergiftung durch Methanol sollten evtl. vorhandene Giftreste sichergestellt und dem Rettungsdienst mitgegeben werden.

200 Vergiftungen und Verätzungen

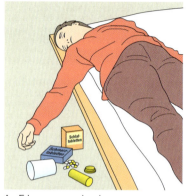

A₁ Erkennungsmerkmale

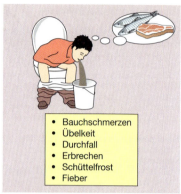

- Bauchschmerzen
- Übelkeit
- Durchfall
- Erbrechen
- Schüttelfrost
- Fieber

B₁ Erkennungsmerkmale

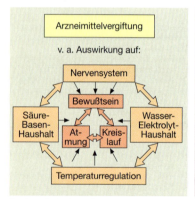

A₂ Arzneimittelvergiftung

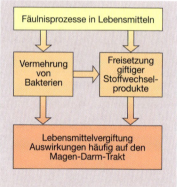

B₂ Lebensmittelvergiftung

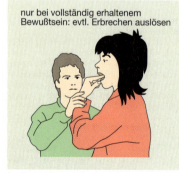

A₃ Besondere Maßnahmen

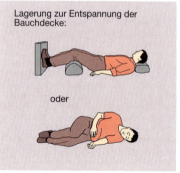

B₃ Besondere Maßnahmen

Vergiftung durch Arzneimittel (A_2)

Vergiftungen mit Arzneimitteln sind häufig auf eine Überdosis an Schlafmitteln zurückzuführen, die in *suizidaler* (Selbsttötungs-)Absicht meist zusammen mit Alkohol eingenommen wurden. Die Vergiftung führt zu einer Schädigung des Nervensystems, so daß der Betroffene zunächst das Bewußtsein verliert. Wenn keine baldige Hilfe erfolgt, kann es zur Lähmung des Atemzentrums mit Atemstillstand und kurz darauf zum Herz-Kreislauf-Stillstand kommen.

Bei Vergiftungen mit anderen Medikamenten lösen u. U. aber auch Störungen im Säure-Basen-Haushalt, des Wasser-Elektrolyt-Haushalts oder der Temperaturregulation lebensbedrohliche Situationen aus.

Besondere Erkennungsmerkmale einer Arzneimittelvergiftung (A_1)

- Typische Notfallsituation: eine meist bewußtlose oder zumindest bewußtseinsgetrübte Person wird im Bett oder auf dem Boden liegend vorgefunden; im Umfeld sind leere Tablettenschachteln bzw. -röhrchen und möglicherweise auch ein Abschiedsbrief zu finden
- evtl. kommt es zum Atemstillstand oder auch zum Herz-Kreislauf-Stillstand.

Besondere Maßnahmen bei einer Arzneimittelvergiftung (A_3)

- Nur bei vollständig erhaltenem Bewußtsein ist es hier sinnvoll, das Erbrechen auszulösen; der Betroffene sollte möglichst selbst mit einem Finger seine Rachenwand reizen. Bei getrübtem Bewußtsein oder Bewußtlosigkeit darf das Erbrechen jedoch nicht provoziert werden, da in diesen Fällen *Aspirationsgefahr* droht
- weitere Maßnahmen je nach Notwendigkeit leisten, z. B. Herstellen der stabilen Seitenlage (→ Seite 63), Atemspende (→ Seite 103, 105) oder Herz-Lungen-Wiederbelebung (→ Seite 123–127) durchführen
- Beipackzettel von Arzneimitteln geben wichtige Hinweise für Überdosierungen; u. U. enthalten sie auch Angaben zu weiteren Maßnahmen der Ersten Hilfe oder des Rettungsdienstes; Beipackzettel daher lesen und dem Rettungsdienstpersonal mitgeben!

Vergiftung durch Lebensmittel (B_2)

Der Verzehr von Lebensmitteln, die durch mangelnde Hygiene und unsachgemäße Lagerung (z. B. unzureichende Kühlung) verdorben wurden oder deren Haltbarkeitsdatum abgelaufen ist, kann u. U. lebensbedrohliche Lebensmittelvergiftungen zur Folge haben. Diese sind fast immer auf Bakterien zurückzuführen, die sich bei Fäulnisprozessen in allen Nahrungsmitteln vermehren, besonders jedoch in Milchprodukten, Speisen, die rohe Eier enthalten (Mayonnaise, Tiramisu) und Kartoffelsalat, aber auch Hackfleisch- und Fischgerichten. Sie scheiden eigene Stoffwechselprodukte aus und setzen schließlich Giftstoffe *(Toxine)* frei. Durchfall und Erbrechen führen dabei u. U. zum *Volumenmangelschock*.

Besondere Erkennungsmerkmale einer Lebensmittelvergiftung (B_1)

- Typische Notfallsituation: häufig können die Betroffenen selbst einen Zusammenhang zwischen den Vergiftungsanzeichen und einem bestimmten verzehrten Lebensmittel herstellen. Allerdings treten Symptome u. U. erst einige Stunden nach dem Essen auf
- evtl. sind Reste der Lebensmittel noch auf Tellern oder im Abfalleimer zu sehen
- heftige, krampfartige Bauchschmerzen
- Übelkeit, Durchfall und Erbrechen
- evtl. Schüttelfrost und hohes Fieber
- evtl. kommt es zu Schockanzeichen (→ Seite 115)
- evtl. kommt es zu Lähmungserscheinungen
- evtl. kommt es zu Bewußtseinsstörungen bis zur Bewußtlosigkeit
- evtl. kommt es zum Atemstillstand oder auch zum Herz-Kreislauf-Stillstand.

Besondere Maßnahmen bei einer Lebensmittelvergiftung (B_3)

- Lagerung zur Entspannung der Bauchdecke
- ggf. Hilfe beim Erbrechen leisten
- weitere Maßnahmen je nach Notwendigkeit leisten, z. B. Herstellen der stabilen Seitenlage (→ Seite 63), Atemspende (→ Seite 103, 105), Maßnahmen zur Schockbekämpfung (→ Seite 115), Herz-Lungen-Wiederbelebung (→ Seite 123–127) durchführen.

202 Vergiftungen und Verätzungen

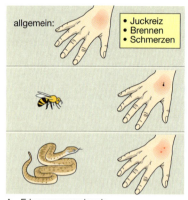

A₁ Erkennungsmerkmale

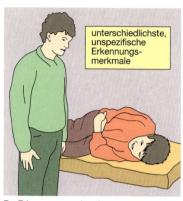

B₁ Erkennungsmerkmale

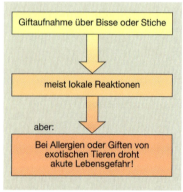

A₂ Vergiftung durch Tiergifte

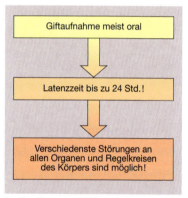

B₂ Vergiftung durch Pflanzen, Beeren, Pilze

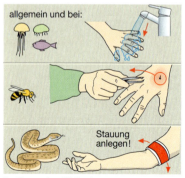

A₃ Besondere Maßnahmen

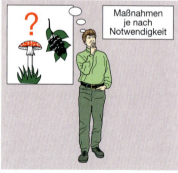

B₃ Besondere Maßnahmen

Vergiftung durch Tiergifte (A_2)
Schlangenbisse, Stiche von Insekten, Skorpionen, Spinnenbisse und die bloße Berührung einiger Fisch- oder Quallenarten können unangenehme, im deutschsprachigen Raum jedoch nur selten lebensbedrohliche Vergiftungserscheinungen hervorrufen. Ausnahmen sind allergische *(anaphylaktische)* Reaktionen auf Tiergifte (→ Seite 117) sowie Insektenstiche im Mund-Rachen-Raum (→ Seite 93). Zudem besteht die Möglichkeit, sich Vergiftungen durch z.T. exotische Tiere zuzuziehen, die zwar normalerweise nicht hier leben, von Sammlern oder Tierliebhabern aber in Terrarien gehalten werden.

Besondere Erkennungsmerkmale einer Vergiftung durch Tiergifte (A_1)
Lokal begrenzt:
- Schwellung, Juckreiz, Brennen der Haut und Schmerzen
- bei Bienen, Wespen oder Hornissenstichen steckt der Stachel evtl. noch in der Haut der Betroffenen
- bei Schlangenbissen sind stecknadelkopfgroße, punktförmige Wunden zu sehen.

Allgemein:
- Unwohlsein, Schweißausbruch
- evtl. kommt es zu Bewußtseinsstörungen bis zur Bewußtlosigkeit
- evtl. kommt es zu Atemstörungen, akuter Atemnot bis zum Atemstillstand
- evtl. kommt es zu Kreislaufstörungen, Schockanzeichen bis zum Herz-Kreislauf-Stillstand.

Besondere Maßnahmen bei einer Vergiftung durch Tiergifte (A_3)
- **Bei Bienen-, Wespen- oder Hornissenstichen:** Stachel vorsichtig mit einer Pinzette entfernen, ohne dabei die evtl. vorhandene Giftblase am Stachel zu zerdrücken
- **bei Schlangenbissen:** absolute Ruhelage des Betroffenen herstellen und eine Stauung anlegen, um den venösen Rückfluß des Blutes zum Herzen zu vermindern und dadurch die Gifteinschwemmung in den Kreislauf zu verlangsamen; die Stauung kann mit einer relativ fest gewickelten Mullbinde oder einem Gürtel angelegt werden und sitzt dann korrekt, wenn sich das jeweilige Körperteil unterhalb der Stauung blaurot verfärbt und oberflächliche Venen deutlich sichtbar hervortreten

anschließend:
- kühlen mit fließendem Wasser
- weitere Maßnahmen je nach Notwendigkeit, z.B. Herstellen der stabilen Seitenlage (→ Seite 63), atemerleichternde Sitzhaltung (→ Seite 57), Atemspende (→ Seite 103, 105), Schockbekämpfung (→ Seite 115, 117), Herz-Lungen-Wiederbelebung (→ Seite 123–127).

Vergiftung durch Pflanzen, Beeren und Pilze (B_2)
Bei Vergiftungen durch Pflanzen (z.B. Seidelbast, Eisenhut, Tollkirsche, Herbstzeitlose, Schierling, Stechapfel, Bilsenkraut, Goldregen, Fingerhut, Rhododendron, Christrose), Beeren (z.B. Vogelbeeren) und Pilze (z.B. Knollenblätterpilz, giftiger Reizker, roter Speitäubling, Satanspilz, Pantherpilz, Fliegenpilz) treten mitunter erst Stunden nach der Aufnahme des Giftes vielfältige und unterschiedliche Symptome auf. Besonders bei Pilzvergiftungen kann die Latenzzeit bis zu 24 Stunden betragen.

Besondere Erkennungsmerkmale einer Vergiftung durch Pflanzen, Beeren und Pilze (B_1)
- Rausch-, Erregungs- oder Verwirrtheitszustände (→ Seite 75, 79)
- Wahrnehmungsstörungen, evtl. Halluzinationen
- Gesichtsrötung, Schweißausbruch
- Übelkeit, Erbrechen und Durchfall
- evtl. Bewußtseinsstörungen bis zur Bewußtlosigkeit
- evtl. kommt es zu Atemstörungen, akuter Atemnot bis zum Atemstillstand
- evtl. kommt es zu Kreislaufstörungen, Schockanzeichen bis zum Herz-Kreislauf-Stillstand.

Besondere Maßnahmen bei einer Vergiftung durch Pflanzen, Beeren und Pilze (B_3)
- Maßnahmen je nach Notwendigkeit durchführen, z.B. Herstellen der stabilen Seitenlage (→ Seite 63), atemerleichternde Sitzhaltung (→ Seite 57), Atemspende (→ Seite 103, 105), Herz-Lungen-Wiederbelebung (→ Seite 123–127)
- versuchen herauszufinden, welche Pflanzen, Beeren oder Pilze Ursache der Vergiftung sind
- evtl. vorhandene Pilzreste sollten dem Rettungsdienst mitgegeben werden.

Vergiftungen und Verätzungen

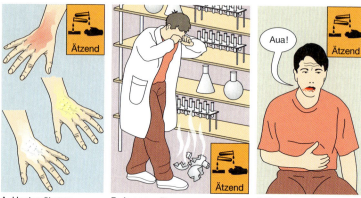

A Hautverätzung   B Augenverätzung   C Verätzung der Verdauungswege

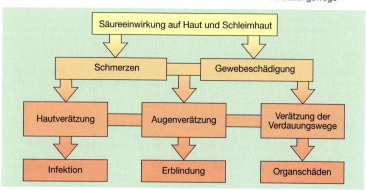

D Verätzungen durch Säuren und Laugen

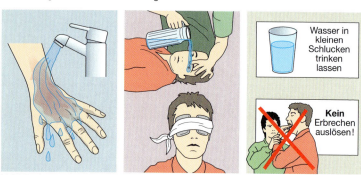

E Maßnahmen bei Hautverätzung   F Maßnahmen bei Augenverätzung   G Maßnahmen bei Verätzung der Verdauungswege

Verätzungen durch Säuren (z. B. Schwefelsäure, Salzsäure, Salpetersäure, Essigsäure) und Laugen (z. B. Natronlauge, Kalilauge) verursachen immer eine schmerzhafte Schädigung des betroffenen *(kontaminierten)* Gewebes. Weitere Gefahren entstehen je nach konkreter Lokalisation der Verätzung bzw. je nach Aufnahmeweg des ätzenden Stoffes in den Körper.

So können bei Verätzungen der Haut Krankheitserreger durch die Wunde in den Organismus eindringen und eine spätere Infektion verursachen, während bei Verätzungen der Augen eine irreversible Erblindung des Betroffenen droht.

Werden ätzende Stoffe über die Verdauungswege aufgenommen *(Ingestion)*, besteht sofort akute Lebensgefahr, da es zum Durchbruch *(Perforation)* der Speiseröhre, des Magens oder des Darms mit zahlreichen Komplikationen kommen kann (z. B. Schock, massive innere Blutungen, Bauchfellentzündung, Schädigung aller Organe im Brust- und Bauchbereich) (D).

Besondere Erkennungsmerkmale einer Verätzung durch Säuren und Laugen
- **Verätzung der Haut (A):** Rötung bzw. je nach Säure weiße, gelbe oder schwarze Schorf- und Blasenbildung sowie Schmerzen; evtl. ergibt sich auch eine blutende Wunde
- **Verätzung der Augen (B):** Rötung, verstärkter Tränenfluß, Schmerzen sowie krampfartiges Zusammenkneifen der Augenlider
- **Verätzung der Verdauungswege (C):** weiß belegte oder blutige und aufgequollene Schleimhäute im Mund-Rachen-Bereich, verstärkter Speichelfluß, Schluckstörungen und Schmerzen
- evtl. kommt es, u. a. durch die Schmerzen, zum Schock mit einigen oder allen typischen Anzeichen (→ Seite 115).

Besondere Maßnahmen bei einer Verätzung durch Säuren und Laugen
- Eigenschutz bedenken!
- ggf. spezielle Schutzhandschuhe tragen; die in der Ersten Hilfe üblichen Infektions-Schutzhandschuhe bieten i. d. R. keinen ausreichenden Schutz!

Verätzung der Haut (E):
- Entfernung der mit dem Ätzmittel verunreinigten *(kontaminierten)* Kleidung
- Entfernung bzw. zumindest Verdünnung des ätzenden Stoffs *(Dekontamination)* mit fließendem Wasser etwa 15 Minuten lang; dabei muß das Wasser den kürzesten Weg über den Körper fließen, um die Ausdehnung des betroffenen Hautbereichs nicht noch zu vergrößern
- wenn die Verdünnung des ätzenden Stoffs nicht durchgeführt werden kann, ohne daß der betroffene Hautbereich dabei vergrößert würde, sollte der ätzende Stoff mit sterilen Wundauflagen vorsichtig abgetupft werden
- Anlegen eines keimfreien Verbandes (→ Seite 135–143).

Verätzung der Augen (F):
- Entfernung bzw. zumindest Verdünnung des ätzenden Stoffs *(Dekontamination)* mit fließendem Wasser etwa 15 Minuten lang; auch hierbei muß das Wasser den kürzesten Weg über den Körper bzw. das Gesicht fließen, um die Ausdehnung des betroffenen Hautbereichs nicht noch zu vergrößern. U. U. muß das betroffene Auge/die Augen vom Ersthelfer aufgehalten werden. Der Verletzte sollte die Augen möglichst in alle Richtungen bewegen, um eine gute Spülwirkung zu erreichen. Besonders geeignet für diese Maßnahme sind spezielle Augenspülflaschen, die gemäß den Unfallverhütungsvorschriften auch in einigen Betrieben vorhanden sein *müssen*.
- V. a. aus psychologischen Gründen darf der Betroffene mit verbundenen Augen und meist starken Schmerzen nicht alleine gelassen werden.
- Anlegen eines keimfreien Verbands über **beide** Augen (→ Seite 141)

Verätzung der Verdauungswege (G):
- Betroffenen vorsichtig Wasser in kleinen Schlucken trinken lassen, um das Ätzmittel zu verdünnen
  Vorsicht: Bei schweren Verätzungen droht durch Schluckstörungen u. U. *Aspirationsgefahr!*
- **auf keinen Fall** Erbrechen auslösen, um eine nochmalige Verätzung der oberen Verdauungswege (Speiseröhre, Mund-Rachen-Raum) zu vermeiden.

Außerdem:
- Weitere Maßnahmen je nach Notwendigkeit durchführen, z. B. Maßnahmen zur Schockbekämpfung (→ Seite 115).

Vorbeugung

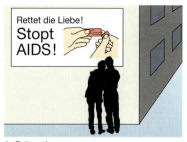

A Präventionsprogramme

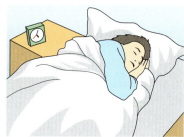

B Schlaf

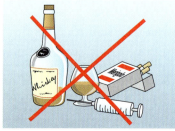

C Drogen-, Alkohol- und Zigarettenkonsum meiden

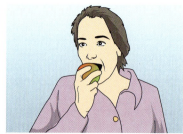

D Gesunde Ernährung

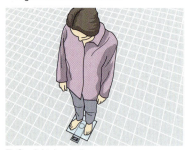

E Gewichtskontrolle

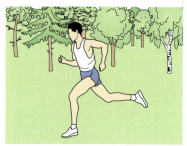

F Sportliche Betätigung

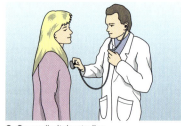

G Gesundheitskontrollen

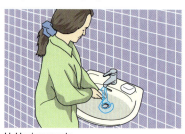

H Hygieneregeln

Da die meisten Notfälle, zu denen der Rettungsdienst gerufen wird, nicht als Folge von Unfällen auftreten, sondern vielmehr aus Erkrankungen resultieren (→ Seite 13), kommt der Vorbeugung im Sinne einer *Gesunderhaltung* des Menschen bzw. einer Gesundheitsförderung besonders große Bedeutung zu. Aus diesem Grund wurde eine Vielzahl von Gesetzen, Vorschriften und Verordnungen erlassen. Zu nennen sind beispielsweise
- das Alkoholverbot für Kinder und Jugendliche,
- die Einschränkung der Tabakwerbung,
- die Lebensmittelverordnungen,
- diverse Sicherheitsbestimmungen für alle Lebensbereiche (z.B. Umweltschutz- und Bauvorschriften).

Hinzu kommen verschiedene Präventionsprogramme (A) auf nationaler Ebene (z.B. Kampagne gegen AIDS) und auf regionaler oder kommunaler Ebene (Rauchverbot in Bahnhöfen der städtischen Verkehrsbetriebe). Darüber hinaus gibt es gesundheitsfördernde Angebote in Betrieben sowie eine Gesundheitserziehung in Kindergärten und Schulen.

Im Hinblick auf die Gesundheitserhaltung des Menschen ist neben diesen öffentlich-strukturellen Maßnahmen zur Gesundheitsförderung letztlich aber die individuelle Lebensführung des einzelnen entscheidend. Zu beachten sind dabei die folgenden, eng zusammenhängenden Aspekte:
- Nach Möglichkeit sollte ein ausgeglichener Rhythmus von Arbeits- und Erholungsphasen eingehalten werden. Nach physischen und psychischen Belastungen sollte stets eine Ruhephase folgen; besondere Bedeutung hat in diesem Zusammenhang ausreichender Schlaf (B).
Ein Erwachsener benötigt i.d.R. sechs bis neun Stunden Schlaf täglich, ein Kind deutlich mehr.
- Risikofaktoren, die eine gesundheitsschädliche Wirkung zeigen (z.B. Drogen-, Zigaretten- und übermäßiger Alkoholkonsum) sind zu meiden (C). Genußmittel können zweifellos die Lebensqualität erhöhen, beinhalten aber häufig auch die Gefahr, abhängig, d.h. süchtig zu machen.
Das Rauchen begünstigt darüber hinaus die Entwicklung von Lungen-, Kehlkopf- und Zungenkrebs. Schäden an Blutgefäßen können zu schweren Durchblutungsstörungen in den Extremitäten (»Raucherbein«), zum Herzinfarkt oder zum Schlaganfall führen. In der Schwangerschaft kann es durch das Rauchen zu massiven Schädigungen des ungeborenen Kindes kommen.
Alkoholkonsum fördert Magen-Darm-Erkrankungen und führt zu schweren Schäden an Leber und Gehirn des Betroffenen.
- Die Ernährung sollte regelmäßig, ausgeglichen, vielseitig und abwechslungsreich sein sowie dem körperlichen Bedarf entsprechen (D). Zu empfehlen sind viel Obst, Gemüse und Vollkornprodukte. Mit Fett, Zucker, Salz und scharfen Gewürzen sollte man bei einer möglichst schonenden Nahrungszubereitung sparsam umgehen. Süßigkeiten sind nur in Maßen zu konsumieren.
Mehrere kleine Mahlzeiten sind einem opulenten Gericht vorzuziehen. Wichtig ist darüber hinaus, sich zum Essen ausreichend Zeit zu nehmen sowie entspannt und mit Appetit zu essen.
- Auf ein Körpergewicht im Normbereich sollte regelmäßig geachtet werden (E).
Das Idealgewicht in Kilogramm entspricht der Körpergröße in Zentimetern minus 100.
Fettleibigkeit begünstigt Leber-, Nieren-, Stoffwechsel- und Herz-Kreislauf-Erkrankungen wie *Arteriosklerose* und Bluthochdruck. Dadurch steigt das Risiko, einen Herzinfarkt oder Schlaganfall zu erleiden.
- Auf regelmäßige körperliche bzw. sportliche Betätigung sollte geachtet werden (F). Dies ist besonders wichtig, weil der Anteil körperlicher Arbeit in vielen Berufen durch die zunehmende Automatisierung bzw. den Einsatz von Maschinen erheblich reduziert wurde und viele Menschen das Alltagsleben in der modernen Zivilisation relativ bewegungsarm verbringen.
- Gesundheitskontrollen bzw. Vorsorgeuntersuchungen sollte man regelmäßig vom Hausarzt durchführen lassen, um ernsthafte (z.B. Tumor- bzw. Krebs-) Erkrankungen frühzeitig zu erkennen (G). Auch an rechtzeitige Impfungen bzw. Impfauffrischungen ist zu denken!
- Darüber hinaus sind die üblichen Hygieneregeln bzw. Maßnahmen zur Infektionsvermeidung im Alltag zu beachten (H).

208   Vorbeugung

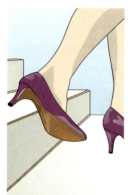
A Ungeeignete Schuhe

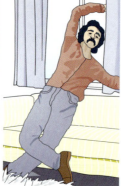
B Ausrutschen

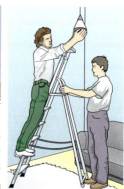
C Leiter sichern

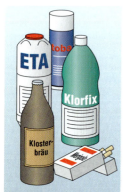
D Potentiell gefährliche Gegenstände

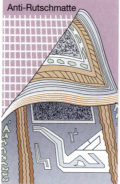
E Teppich sichern

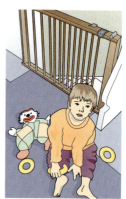
F Treppe sichern

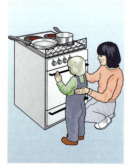
G Herdplatten sichern

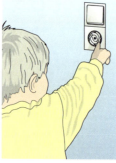
H Steckdosen sichern

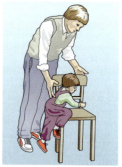
I Auf Gefahren hinweisen

Vorbeugung im Haushalt

Die meisten Unfälle im deutschsprachigen Raum ereignen sich im Haushalt (→ Seite 13). Unfälle in der Öffentlichkeit erregen jedoch stets ein größeres Aufsehen. So läßt sich erklären, daß sich viele Menschen der Gefahren im Straßenverkehr durchaus bewußt sind, während sie das Risiko, in der eigenen Wohnung zu verunglücken und sich dabei ernsthaft zu verletzen, erheblich unterschätzen.

Statistischen Erhebungen zufolge sind Unfälle im Haushalt vor allem zurückzuführen auf:

- **Stürze**, z. B. Stolpern über Hindernisse; Tragen von ungeeigneten Schuhen (A); Ausrutschen in der Badewanne oder Dusche, auf losen Teppichen, Treppen und glatten Böden, ungesicherten oder defekten Leitern (B); Stürze bedingt durch Kreislauf- oder Bewegungsstörungen, v. a. bei älteren Menschen
- **Vergiftungen** (→ Seite 191)
- **Erstickungs- und Ertrinkungsunfälle**, besonders bei (Klein-)Kindern, z. B. durch ungeeignetes Spielzeug, Plastiktüten, beim unbeaufsichtigten Baden usw.
- **Verbrennungen und Verbrühungen**, besonders bei (Klein-)Kindern
- **Haut- und Weichteilverletzungen**, besonders Schnitt- und Quetschwunden
- **Stromunfälle** (→ Seite 185).

Zur Unfallverhütung im Haushalt sollten daher die folgenden Hinweise **zum eigenen Verhalten** beachtet werden:
- Auch in der Wohnung rutschfeste Schuhe tragen
- nur stabile Leitern verwenden und von einem Helfer sichern lassen (C), keine ungeeigneten »Kletterhilfen« (Tische, Stühle usw.) benutzen
- Reparaturen an Steckdosen, elektrischen Leitungen und Geräten nur von Fachpersonal ausführen lassen (→ Seite 185) und bei der Anschaffung elektrischer Geräte auf Sicherheitszeichen achten
- (Klein-)Kinder niemals ohne (ständige) Aufsicht baden lassen
- alle (besonders für Kinder) potentiell gefährlichen Gegenstände nicht offen herumliegen lassen, sondern **entfernen** und möglichst **wegschließen** (D). Dies gilt u. a. für
  - Haushaltschemikalien wie z. B. Pflege-, Putz-, Spül-, Wasch- und Reinigungsmittel, Haushaltsbenzin, Lampenöl sowie Desinfektions- und Entkalkungsmittel (→ Seite 191)
  - Genußalkohol (z. B. Bier, Wein, Sekt und Schnaps)
  - giftige Zimmerpflanzen
  - Medikamente
  - Zigaretten
  - Kerzen, Streichhölzer, Feuerzeuge
  - Plastiktüten (Kinderspielzeug nie in Plastiktüten aufbewahren!)
  - Toiletten- und Kosmetikartikel
  - Instrumente und Werkzeuge (z. B. Scheren, Pinzetten, Nagelfeilen, Messer, Nähnadeln, Bohrer, Hammer, Sägen)
  - elektrische Geräte im Badezimmer
  - leicht zerbrechliche Gegenstände wie Vasen, Schalen und Gläser, die in scharfkantige Scherben zersplittern können
- Kindern nur altersgerechtes Spielzeug zur Verfügung stellen
- weitere Gefahrenpotentiale sollten ebenfalls sorgfältig **gesichert** werden, u. a.
  - Bodenbeläge (z. B. durch gleithemmende Pflege- und Reinigungsmittel, Teppiche und Fußmatten mit Gleitschutz, E)
  - Treppen (z. B. mit Handläufen, Geländern und Schutzgittern für Kinder, Gleitschutzstreifen sowie Kantenmarkierungen und einer guten Beleuchtung, F)
  - Herdplatten (z. B. mit Herdschutzgittern, G)
  - Steckdosen (H)
  - Schubladen
  - Glastüren (z. B. durch Aufkleber)
- zur Vermeidung von Kinderunfällen im Haushalt sollten die Erziehungsberechtigten so früh wie möglich auf Gefahrenquellen **hinweisen** und Kinder somit über bestehende Verletzungsrisiken **aufklären** (I). Der unvermeidliche Umgang mit potentiell gefährlichen Gegenständen sollte gut erklärt und praktisch geübt werden.

Erwachsene sollten sich über ihre Vorbildfunktion im klaren sein und sich gerade auch im häuslichen Bereich verantwortungsvoll und umsichtig verhalten.

210 Vorbeugung

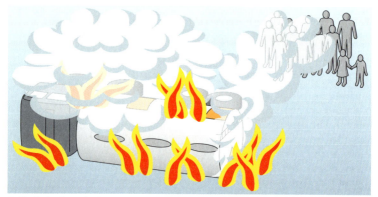

A Großschadenereignis

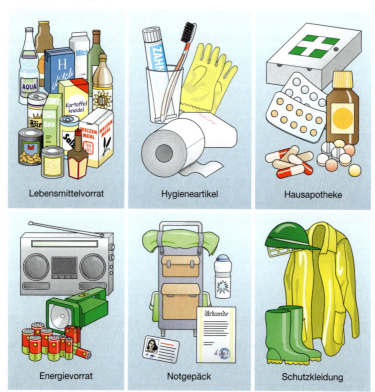

Lebensmittelvorrat • Hygieneartikel • Hausapotheke

Energievorrat • Notgepäck • Schutzkleidung

B Private Vorsorgemaßnahmen

Die Vorsorgemaßnahmen im eigenen Haushalt sollten nicht nur auf »alltägliche« Notfallsituationen, sondern auch auf größere Schadenereignisse wie z. B. Hochwasserkatastrophen, Chemieunfälle oder Großbrände abgestimmt sein (A). Wenngleich der Staat bzw. die einzelnen Länder und Gemeinden für solche Notlagen ein gemeinsames, umfassendes und gut funktionierendes Hilfeleistungssystem aufgebaut haben, kann auf die Mitwirkung des einzelnen nicht verzichtet werden. Dies gilt v. a. dann, wenn gewohnte infrastrukturelle Voraussetzungen unserer zivilisierten und technisierten Welt, wie beispielsweise
- die Versorgung mit Lebensmitteln,
- die (Trink-)Wasserversorgung,
- die hygienischen Bedingungen sowie
- die Energie-, d. h. Gas-, Öl- und Stromversorgung,

durch ein Großschadenereignis plötzlich massiv beeinträchtigt sind.

Folgende **staatliche Vorsorgemaßnahmen** sind für solche Unglücksfälle vorgesehen:
- Die **Polizei** sorgt unter Trägerschaft der Länder für die Aufrechterhaltung der öffentlichen Sicherheit und Ordnung,
- die **Feuerwehren** als Einrichtungen der einzelnen Gemeinden und kreisfreien Städte sorgen für den Brandschutz, technische Hilfeleistungen und den Umweltschutz,
- der **Rettungsdienst** ist für die medizinische Erstversorgung und den Transport von verletzten, erkrankten oder vergifteten Personen zuständig, wenngleich insbesondere die im Rettungsdienst tätigen Hilfsorganisationen keine staatlichen Einrichtungen, sondern *eigenständige* Verbände in Form gemeinnütziger Vereine sind.

Die Hilfsorganisationen nehmen im Rahmen des **Katastrophen- und Zivilschutzes** – gemeinsam mit den Feuerwehren und dem Technischen Hilfswerk – Aufgaben *im Auftrag* des Staates wahr:
- Der **Katastrophenschutz** soll bei allen größeren Schadenereignissen *in Friedenszeiten* die Hilfsdienste ergänzen und unterstützen,
- der **Zivilschutz** soll – dem Namen entsprechend – für den Schutz der Zivilbevölkerung *im Verteidigungsfall* sorgen.

Zu den **privaten Vorsorgemaßnahmen** (B) gehört u. a.:
- Das **Anlegen eines Lebensmittel- und (Trink-)Wasservorrates** für mindestens eine Woche. Die Lebensmittel sollten auch ohne Kühlung lange haltbar sein und sich bei einem Energieausfall auch kalt verzehren lassen. Geeignet sind z. B. Fertiggerichte, Obst- und Gemüsekonserven, Knäckebrot, Zwieback, H-Milch und Mineralwasser. Man sollte auch Einweggeschirr und -besteck bereithalten, um bei Störungen der Wasserversorgung nicht unnötig Wasser zu verbrauchen;
- das **Anlegen eines Vorrats an Hygieneartikeln**, z. B. Waschmittel, Seife, Zahncreme, Toilettenpapier, Abfallbeutel, Einweghandschuhe;
- das **Anlegen einer Hausapotheke** mit Verbandmaterial und ärztlich verordneten Medikamenten (→ Seite 17);
- das **Anlegen eines Energievorrats** zum Heizen und Kochen, für den netzunabhängigen Betrieb von UKW-Radios und Taschenlampen (v. a. mit Batterien, aber auch Streichhölzern, Kerzen, Feuerzeugen und sogenannten »Campingkochern«);
- das **Bereitstellen des Notgepäcks**, möglichst in einem Rucksack (mit wichtigen persönlichen Dokumenten wie z. B. Familien-, Geburts-, Sterbe- und Heiratsurkunden, Sparbüchern, Versicherungsunterlagen, Zeugnissen, Grundbuchauszügen, Testamenten und Ausweispapieren, Verpflegung, Kleidung, Decken oder Schlafsäcken, Hygieneartikeln, Geld und sonstigen Wertsachen);
- das **Bereitstellen geeigneter Schutzkleidung**, möglichst bestehend aus festem Schuhwerk, einer Regenjacke mit Kapuze sowie einem Helm.

Falls es tatsächlich zu einem größeren Schadenereignis kommt, sind folgende, sehr **allgemeine Verhaltensregeln** zu beachten:
- Im Haus bleiben bzw. möglichst schnell ein Haus aufsuchen
- Radio oder Fernseher einschalten
- alle Türen und Fenster schließen, ggf. zusätzlich abdichten
- Belüftungs- und Klimaanlagen abschalten
- amtliche Durchsagen zum weiteren Verhalten beachten.

212 Vorbeugung

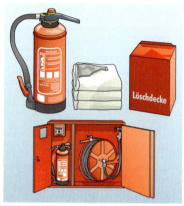

A Ausstattung zur Brandbekämpfung

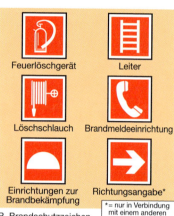

B Brandschutzzeichen

*= nur in Verbindung mit einem anderen Brandschutzzeichen!

Klasse	Art des Brandes	Löschmittel
A	Brände fester Stoffe, hauptsächlich organischer Natur, die normalerweise unter Glutbildung verbrennen z.B. Holz, Papier, Stroh, Kohle, Autoreifen, Textilien	Wasserlöscher (W) Pulverlöscher mit Glutbrandpulver (PG) oder mit Spezialpulver (ABC)
B	Brände von flüssigen oder flüssig werdenden Stoffen z.B. Benzin, Öle, Fette, Lacke, Harze, Wachse, Teer, Äther, Alkohole, Kunststoffe	Pulverlöscher mit Glutbrandpulver (PG) oder mit Spezialpulver (BC bzw. ABC)
C	Brände von Gasen z.B. Methan, Propan, Wasserstoff, Acetylen, Stadtgas	Pulverlöscher mit Glutbrandpulver (PG) oder mit Spezialpulver (BC bzw. ABC)
D	Brände von Metallen z.B. Aluminium, Magnesium, Lithium, Natrium, Kalium und deren Legierungen	Pulverlöscher mit Metallbrandpulver (PM)

C Brandklassen und Löschmittel

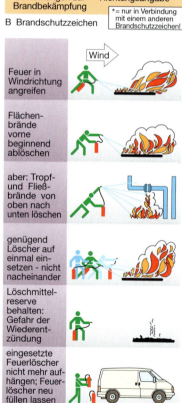

D Einsatz von Feuerlöschern

Brandschutz 213

Jedes Jahr gibt es in Deutschland – bezogen auf eine Million Menschen – durchschnittlich sieben Brandtote. Meistens sterben sie nicht durch die Einwirkung von Flammen oder Hitze, sondern an den Folgen einer Brandrauchvergiftung.
Häufige Brandursachen sind:
- Defekte elektrische Geräte oder Installationen (z. B. Koch- und Heizgeräte sowie überlastete Stromleitungen)
- bauliche Mängel (z. B. ein ungenügender Abstand zwischen Ofenrohr und brennbaren Stoffen oder ein in eine Schrankwand eingebautes Fernsehgerät mit unzureichender Belüftung)
- Nachlässigkeit (z. B. das Rauchen im Bett, in den Papierkorb geworfene heiße Asche oder nicht rechtzeitig gelöschte Kerzen)
- Selbstentzündung (z. B. Heulager auf Bauernhöfen)
- Brandstiftung.

Die Entstehung sowie viele Folgen eines Brandes lassen sich häufig vermeiden, wenn Maßnahmen des vorbeugenden Brandschutzes getroffen bzw. den geltenden Brandschutz- und Sicherheitsbestimmungen entsprechend eingehalten werden. Sinnvoll und für einige (u. a. öffentliche) Gebäude vorgeschrieben sind automatische Rauch-, Brandmelde- und Löschanlagen. Teilweise (u. a. in größeren Betrieben und Krankenhäusern) gibt es darüber hinaus Brandschutzpläne, die genaue Anweisungen für das korrekte Verhalten bei einem Feuer geben.

Die örtlichen Feuerwehren informieren darüber, welche weiteren Maßnahmen zur Brandverhütung getroffen werden können.

Auf jeden Fall sollte man sich zu Hause, am Arbeitsplatz und auf Reisen, z. B. in Hotels oder Pensionen, darüber informieren,
- wo sich das nächste Telefon oder der nächste Feuermelder befindet,
- wie Treppenhäuser, Notausgänge oder Notausstiege zu erreichen sind (einige Hinweisschilder sind auf Seite 214 abgebildet),
- wo sich vorhandene Feuerlöscher oder andere Materialien zur Brandbekämpfung (Löschdecke, Sand, Schlauch, A) befinden und wie diese zu bedienen sind:
  – entsprechende Brandschutzzeichen zeigt Abbildung B
  – aus Abbildung C geht hervor, welche Löschmittel sich für welche Brände eignen bzw. in welche Brandklassen brennbare Stoffe eingeteilt werden
  – Hinweise zum Löschen einer brennenden Person → Seite 183.

Außerdem ist darauf zu achten,
- daß Rettungswege stets frei sind: Flure und Treppenhäuser müssen immer ungehindert passierbar sein,
- daß Türen in Rettungswegen ständig geschlossen gehalten werden, aber niemals verschlossen sind,
- daß keine Fahrzeuge Feuerwehrzufahrten zu Gebäuden versperren oder vor bzw. über Hydranten abgestellt werden (→ Seite 31),
- daß Feuerlöscheinrichtungen nicht beschädigt werden und stets betriebsbereit sind (Feuerlöscher müssen z. B. regelmäßig gewartet werden),
- daß feuergefährliche, d.h. leicht entzündliche Stoffe (auch in privaten Haushalten) vorschriftsgerecht gelagert werden und daß z. B. Kerzen, Feuerzeuge und Streichhölzer für Kinder nicht erreichbar sind.

Folgende Maßnahmen sind bei Ausbruch eines Feuers zu beachten:
- Ruhe bewahren und Panik vermeiden
- vor jedem Löschversuch ist die Feuerwehr zu alarmieren
- Menschenrettung hat Vorrang vor der Brandbekämpfung; Hausbewohner müssen z. B. über das Feuer informiert werden; ggf. müssen sie das Gebäude verlassen
- nach Möglichkeit sollte der Ersthelfer ein Feuer mit den zur Verfügung stehenden Mitteln bekämpfen, ohne sich dabei in Gefahr zu bringen; Hinweise zum Einsatz von Feuerlöschern gibt Abbildung D
- Aufzüge dürfen bei einem Feuer nicht benutzt werden, da ihnen Erstickungsgefahr durch Brandrauch droht
- Fenster und Türen müssen geschlossen werden, um eine Ausbreitung des Brandrauchs zu verhindern
- wenn der Fluchtweg versperrt ist, sollte man zu einem Fenster gehen und sich dort bemerkbar machen; keinesfalls darf man blindlings aus dem Fenster springen – die Feuerwehr setzt zur Menschenrettung unter anderem Drehleitern und luftgefüllte Sprungpolster ein.

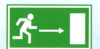 Rettungsweg
 Erste Hilfe
 Arzt
 Notdusche
 Krankentrage
 Richtungsangabe (nur in Verbindung mit einem anderen Rettungszeichen!)
 Augenspüleinrichtung
 Notruftelefon
 Sammelstelle

A Rettungszeichen

 Schutzkleidung tragen
 Schutzhandschuhe tragen
 Atemschutz tragen
 Gehörschutz tragen
 Schutzhelm tragen
 Schutzbrille tragen

Gesichtsschutz tragen

Schutzschuhe tragen

B Gebotszeichen

 Zutritt verboten
 Berühren verboten
 Essen und Trinken verboten
 Rauchen verboten
 Feuer, offenes Licht und Rauchen verboten
 kein Trinkwasser
 Verbot für Personen mit Herzschrittmacher
 nicht schalten

C Verbotszeichen

 freischwebende Last
 Quetschgefahr
 allgemeine Gefahr
 elektr. Spannung
 Laserstrahl
 Handverletzungen
 autom. Anlauf
 heiße Oberfläche

D Gefahrenzeichen »Gefahr durch« bzw. »Warnung vor« (Teil 1)

Brandschutz 213

Jedes Jahr gibt es in Deutschland – bezogen auf eine Million Menschen – durchschnittlich sieben Brandtote. Meistens sterben sie nicht durch die Einwirkung von Flammen oder Hitze, sondern an den Folgen einer Brandrauchvergiftung. Häufige Brandursachen sind:
- Defekte elektrische Geräte oder Installationen (z. B. Koch- und Heizgeräte sowie überlastete Stromleitungen)
- bauliche Mängel (z. B. ein ungenügender Abstand zwischen Ofenrohr und brennbaren Stoffen oder ein in eine Schrankwand eingebautes Fernsehgerät mit unzureichender Belüftung)
- Nachlässigkeit (z. B. das Rauchen im Bett, in den Papierkorb geworfene heiße Asche oder nicht rechtzeitig gelöschte Kerzen)
- Selbstentzündung (z. B. Heulager auf Bauernhöfen)
- Brandstiftung.

Die Entstehung sowie viele Folgen eines Brandes lassen sich häufig vermeiden, wenn Maßnahmen des vorbeugenden Brandschutzes getroffen bzw. den geltenden Brandschutz- und Sicherheitsbestimmungen entsprechend eingehalten werden. Sinnvoll und für einige (u. a. öffentliche) Gebäude vorgeschrieben sind automatische Rauch-, Brandmelde- und Löschanlagen. Teilweise (u. a. in größeren Betrieben und Krankenhäusern) gibt es darüber hinaus Brandschutzpläne, die genaue Anweisungen für das korrekte Verhalten bei einem Feuer geben.

Die örtlichen Feuerwehren informieren darüber, welche weiteren Maßnahmen zur Brandverhütung getroffen werden können.

Auf jeden Fall sollte man sich zu Hause, am Arbeitsplatz und auf Reisen, z. B. in Hotels oder Pensionen, darüber informieren,
- wo sich das nächste Telefon oder der nächste Feuermelder befindet,
- wie Treppenhäuser, Notausgänge oder Notausstiege zu erreichen sind (einige Hinweisschilder sind auf Seite 214 abgebildet),
- wo sich vorhandene Feuerlöscher oder andere Materialien zur Brandbekämpfung (Löschdecke, Sand, Schlauch, A) befinden und wie diese zu bedienen sind:
  – entsprechende Brandschutzzeichen zeigt Abbildung B
  – aus Abbildung C geht hervor, welche Löschmittel sich für welche Brände eignen bzw. in welche Brandklassen brennbare Stoffe eingeteilt werden
  – Hinweise zum Löschen einer brennenden Person → Seite 183.

Außerdem ist darauf zu achten,
- daß Rettungswege stets frei sind: Flure und Treppenhäuser müssen immer ungehindert passierbar sein,
- daß Türen in Rettungswegen ständig geschlossen gehalten werden, aber niemals verschlossen sind,
- daß keine Fahrzeuge Feuerwehrzufahrten zu Gebäuden versperren oder vor bzw. über Hydranten abgestellt werden (→ Seite 31),
- daß Feuerlöscheinrichtungen nicht beschädigt werden und stets betriebsbereit sind (Feuerlöscher müssen z. B. regelmäßig gewartet werden),
- daß feuergefährliche, d. h. leicht entzündliche Stoffe (auch in privaten Haushalten) vorschriftsgerecht gelagert werden und daß z. B. Kerzen, Feuerzeuge und Streichhölzer für Kinder nicht erreichbar sind.

Folgende Maßnahmen sind bei Ausbruch eines Feuers zu beachten:
- Ruhe bewahren und Panik vermeiden
- vor jedem Löschversuch ist die Feuerwehr zu alarmieren
- Menschenrettung hat Vorrang vor der Brandbekämpfung; Hausbewohner müssen z. B. über das Feuer informiert werden; ggf. müssen sie das Gebäude verlassen
- nach Möglichkeit sollte der Ersthelfer ein Feuer mit den zur Verfügung stehenden Mitteln bekämpfen, ohne sich dabei in Gefahr zu bringen; Hinweise zum Einsatz von Feuerlöschern gibt Abbildung D
- Aufzüge dürfen bei einem Feuer nicht benutzt werden, da eine Erstickungsgefahr durch Brandrauch droht
- Fenster und Türen müssen geschlossen werden, um eine Ausbreitung des Brandrauchs zu verhindern
- wenn der Fluchtweg versperrt ist, sollte man zu einem Fenster gehen und sich dort bemerkbar machen; keinesfalls darf man blindlings aus dem Fenster springen – die Feuerwehr setzt zur Menschenrettung unter anderem Drehleitern und luftgefüllte Sprungpolster ein.

214 Vorbeugung

 Rettungsweg
 Erste Hilfe
 Arzt
 Notdusche
 Krankentrage
 Richtungsangabe (nur in Verbindung mit einem anderen Rettungszeichen!)
 Augenspüleinrichtung
 Notruftelefon
 Sammelstelle

A Rettungszeichen

 Schutzkleidung tragen
 Schutzhandschuhe tragen
 Atemschutz tragen
 Gehörschutz tragen
 Schutzhelm tragen
 Schutzbrille tragen
Gesichtsschutz tragen
Schutzschuhe tragen

B Gebotszeichen

 Zutritt verboten
 Berühren verboten
 Essen und Trinken verboten
 Rauchen verboten
 Feuer, offenes Licht und Rauchen verboten
 kein Trinkwasser
 Verbot für Personen mit Herzschrittmacher
 nicht schalten

C Verbotszeichen

 freischwebende Last
 Quetschgefahr
 allgemeine Gefahr
 elektr. Spannung
 Laserstrahl
 Handverletzungen
 autom. Anlauf
 heiße Oberfläche

D Gefahrenzeichen »Gefahr durch« bzw. »Warnung vor« (Teil 1)

Vorbeugung am Arbeitsplatz

Jedes Jahr ereignen sich in Deutschland rund 1,5 Millionen Berufsfälle, d. h. Unfälle am Arbeitsplatz, auf dem Weg dorthin oder von dort nach Hause. Ca. 2000 Menschen verunglücken tödlich, zahlreiche weitere werden arbeitsunfähig bzw. Invaliden.

Diese Zahlen könnten durch vorbeugende Maßnahmen zur Unfallverhütung reduziert werden. Für die Sicherheit des Arbeitnehmers an seinem Arbeitsplatz gibt es deshalb viele Gesetze, Vorschriften und Verordnungen, so z. B.

- das **Arbeitsschutzgesetz**,
- die **Verordnung des Bundesministers für Arbeit und Sozialordnung über den Gebrauch persönlicher Schutzausrüstung**,
- das **Sozialgesetzbuch (SGB 7)**, in dem die Träger der gesetzlichen Unfallversicherung (die Berufsgenossenschaften) ermächtigt werden, die **Unfallverhütungsvorschriften** (UVV) zu erlassen.

Die Verordnung über den Gebrauch persönlicher Schutzausrüstung verpflichtet den Arbeitgeber beispielsweise, geeignete Schutzkleidung und eine geeignete Ausrüstung zur Verfügung zu stellen.

Die Unfallverhütungsvorschriften regeln sehr konkret, wie einzelne Arbeitsabläufe und ganze Arbeitsstätten – unter dem Aspekt größtmöglicher Sicherheit betrachtet – zu gestalten sind.

I. d. R. ist auch ein Sicherheitsbeauftragter zu ernennen und entsprechend auszubilden, der für die Ausführung und Einhaltung aller Unfallverhütungsvorschriften sorgen soll; trotzdem und unabhängig davon sollte *jeder einzelne* Arbeitnehmer an seinem Arbeitsplatz grundsätzlich für Sicherheit sorgen, unfallträchtige Situationen bei sich und anderen erkennen und durch sein Verhalten dazu beitragen, Unfälle zu vermeiden.

Man sollte z. B.

- während der Arbeitszeit auf Alkoholgenuß, Drogen und konzentrationseinschränkende Medikamente verzichten,
- die notwendige bzw. vorgeschriebene Schutzkleidung und -ausrüstung konsequent benutzen,
- v. a. im Umgang mit gefährlichen Stoffen die Sicherheitsratschläge des Herstellers und ggf. des Anlagenbetreibers berücksichtigen,
- bei Krankheit oder starker Müdigkeit keine Tätigkeiten ausführen, die für andere oder einen selbst gefährlich werden können (z. B. Berufskraftfahrer, Kranführer),
- die vorgeschriebenen Arbeitszeiten einhalten bzw. besonders bei entsprechend potentiell gefährdenden Arbeiten nicht überschreiten.

Darüber hinaus sollte man natürlich an *jedem* Arbeitsplatz die Rettungs-, Gefahren-, Ge- und Verbotszeichen (A – D) beachten.

Zur Kennzeichnung gefährlicher Güter und Stoffe s. a. Seite 30 f. und Seite 190 f.; Brandschutzzeichen sind auf Seite 212 abgebildet.

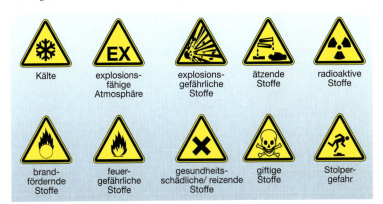

Gefahrenzeichen »Gefahr durch« bzw. »Warnung vor« (Teil 2)

216 Vorbeugung

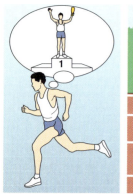 A Selbstüberschätzung

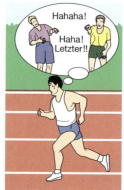 B Angst vor Blamage

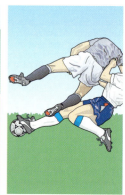 C Unfaires Verhalten

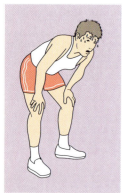 D Ermüdungserscheinungen

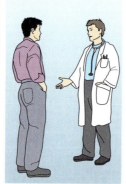 E Ärztlicher Rat

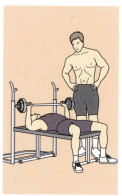 F Fachkundige Anleitung

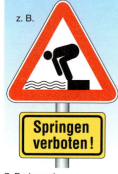 G Baderegeln

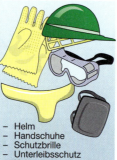
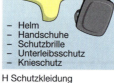
H Schutzkleidung
- Helm
- Handschuhe
- Schutzbrille
- Unterleibsschutz
- Knieschutz

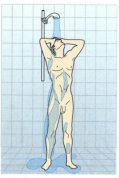 I Hygiene

Vorbeugung beim Sport

Sportliche Betätigung spielt in unserer Zeit für die individuelle Freizeitgestaltung und das persönliche Wohlbefinden vieler Menschen eine große Rolle. Wenngleich dies *prinzipiell* positiv zu bewerten ist und sportliches Engagement tatsächlich zu einer gesunden Lebensführung beitragen *kann*, darf man die rund zwei Millionen Sportunfälle, die sich jedes Jahr in Deutschland ereignen, nicht übersehen: Etwa 250 000 mal ist dabei eine ärztliche Behandlung nötig – und statistisch gesehen kommt innerhalb eines Jahres auf 40 000 sporttreibende Menschen ein Unfall mit tödlichem Ausgang, zehn Invaliditätsfälle und 1000 weitere Verletzungen.

Besonders häufig handelt es sich dabei um Verletzungen des Bewegungsapparats wie Prellungen, Verrenkungen, Verstauchungen, Knochenbrüche oder Schädigungen der Sehnen, Bänder und Muskeln. Häufig sind ungünstige Rahmenbedingungen bzw. Voraussetzungen des Sports Ursachen für diese Unfälle, so u. a.

- Witterungseinflüsse (sehr hohe oder sehr niedrige Temperaturen, Luftfeuchtigkeit, Winde, Regen und schlechte Bodenbeschaffenheit)
- eine psychisch ungünstige Disposition des Sportlers, z. B. familiäre oder berufliche Belastungen mit damit verbundenen Konzentrationsstörungen, eine realitätsferne Selbstüberschätzung (A), unvernünftiger und daher unangebrachter Ehrgeiz sowie die Furcht vor dem Versagen oder einer Blamage bei sportlichen Aktivitäten (B)
- eine physisch ungünstige Disposition des Sportlers, z. B. bestehende (Infektions-) Erkrankungen, nicht ausgeheilte Verletzungen, unzureichender Trainingszustand bzw. ungeeignetes Training sowie ungenügendes Aufwärmen vor dem Sport
- ungeeignete (Schutz-)Kleidung und Schuhe des Sportlers
- falsch eingeübte Techniken bzw. Bewegungsabläufe beim Sport
- unfaires Verhalten, z. B. unzulässiger körperlicher Einsatz gegen einen Sportler der gegnerischen Mannschaft (C)
- Ermüdungserscheinungen des (evtl. überlasteten) Bewegungsapparats nach längerer sportlicher Betätigung, z. B. nach Marathonläufen (D).

Vielen Risikofaktoren des Sports kann man jedoch entgegenwirken, wenn der sportlichen Betätigung eine vernünftige Grundeinstellung vorangeht. Sie läßt sich im wesentlichen als **realistische und kritische Selbsteinschätzung** des Sportlers definieren, die auf **umfangreicher Sachkenntnis** basiert, und zwar über

- Charakter, Regeln und Gefahrenpotentiale der jeweiligen Sportart sowie
- die eigenen Möglichkeiten und Fähigkeiten bzw. die physische und psychische Leistungsfähigkeit.

Im einzelnen sollten Freizeitsportler die folgenden Hinweise beachten:
- Bei Unsicherheit über die körperliche Leistungsfähigkeit sollte man vor dem Beginn sportlicher Aktivitäten ärztlichen Rat einholen (E)
- bei ungünstigen Rahmenbedingungen bzw. Voraussetzungen des Sports ggf. auf das Sporttreiben verzichten; dies gilt besonders bei widrigen Witterungsverhältnissen, bestehenden Erkrankungen oder noch nicht ausgeheilten Verletzungen
- möglichst unter fachkundiger Anleitung trainieren (F)
- sich immer ausreichend aufwärmen
- stets Fairneß walten lassen
- bei akuten Erschöpfungserscheinungen rechtzeitig aufhören, d. h. keinen unvernünftigen und unangebrachten Ehrgeiz zeigen
- keine Selbstmedikation zur vermeintlichen Leistungssteigerung ohne ärztlichen Rat (Doping)
- Sporthallenordnungen, Benutzungshinweise an Fitneßgeräten, Baderegeln und Gefahrenzeichen in Schwimmbädern an offenen Gewässern strikt beachten (G)
- sich umfassend informieren über besondere Gefahren eines Geländes bzw. Gebietes, dies bezieht sich z. B. auf Wanderwege und Kletterstrecken im Gebirge, Strömungen, Wirbel und Strudel in Seen und Flüssen sowie auf Brandungseigenschaften, Winde und ggf. Gezeiten am Meer
- geeignete (Schutz-) Kleidung, z. B. Helm, Knieschutz, Handschuhe, Unterleibsschutz, Mütze, Sonnenbrille, tragen (H)
- besonders sorgfältig auf die ohnehin übliche Körperhygiene achten (I)
- die Ernährung auf den Sport abstimmen.

218 Vorbeugung

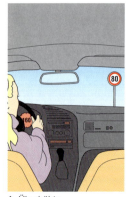
A Überhöhte Geschwindigkeit

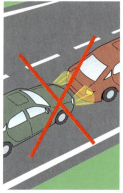
B Sicherheitsabstand

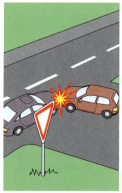
C Vorfahrt mißachtet

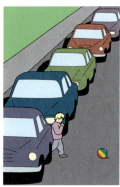
D Kinder im Straßenverkehr

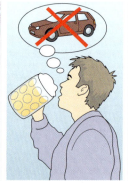
E Alkohol am Steuer

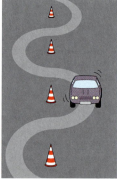
F Fahrsicherheitstraining

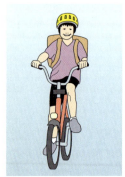
G Schutzhelm tragen

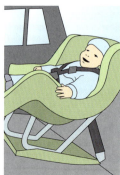
H Sicherheitssitz

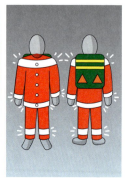
I Sicherheitskleidung

Jährlich ereignen sich rund 2,5 Millionen Unfälle im Straßenverkehr – das sind etwa 6 Prozent aller Unfälle in Deutschland. Dabei werden ca. 500 000 Menschen verletzt, ca. 11 300 Menschen verunglücken tödlich oder sterben indirekt an den Unfallfolgen.

Die folgenden Faktoren sind als Hauptursachen für Unfälle im Straßenverkehr zu nennen:
- Fahren mit überhöhter Geschwindigkeit bzw. eine den Witterungs- und Sichtverhältnissen unangemessene Fahrweise (A)
- Fahren mit zu geringem Sicherheitsabstand (B)
- Mißachten der Vorfahrt (C)
- riskantes und unvorsichtiges Überholen
- Alkohol- und Drogeneinwirkung.

Besonders viele Unfälle ereignen sich in Kreuzungsbereichen bzw. beim Abbiegen. Dem zweifellos größten Risiko, durch einen Unfall im Straßenverkehr verletzt zu werden, sind v. a. aus entwicklungs- und wahrnehmungspsychologischen Gründen Kinder ausgesetzt (D): 1996 wurden 255 000 Kinder nach Verkehrsunfällen ärztlich behandelt.

Im Straßenverkehr sollten u. a. folgende Hinweise zur Unfallvermeidung beachtet werden:
- Paragraph 1, Absatz 1 der Straßenverkehrsordnung (StVO): »Die Teilnahme am Straßenverkehr erfordert ständige Vorsicht und gegenseitige Rücksicht«, d. h. ein partnerschaftliches, verantwortungsbewußtes und defensives Verkehrsverhalten. Dazu gehört u. a.,
  – stets auf einen technisch einwandfreien Zustand (Lenkung, Bremsen, Beleuchtungsanlage) des eigenen Fahrzeugs zu achten,
  – die vorgegebene Höchstgeschwindigkeit nicht zu überschreiten,
  – die Fahrweise den Sicht- und Witterungsbedingungen anzupassen,
  – einen ausreichenden Sicherheitsabstand einzuhalten,
  – beim Überholen besonders aufzupassen und
  – unter Alkohol- oder Drogeneinwirkung nicht aktiv am Straßenverkehr teilzunehmen (E); auch Medikamente können das Wahrnehmungs- und Reaktionsvermögen eines Menschen stark beeinträchtigen!
- Die Fahrerausbildung kann mit einem Fahrersicherheitstraining zudem sinnvoll ergänzt werden (F).
- Zweiradfahrer (auch Fahrradfahrer!) sollten unbedingt einen geeigneten und passenden Schutzhelm tragen (G).
- Vorbeugende Maßnahmen im Straßenverkehr:
  – Grundsätzlich den Sicherheitsgurt anlegen und Kopfstützen verwenden bzw. korrekt einstellen
  – keine scharfkantigen oder größeren Gegenstände ungesichert im Innenraum von Fahrzeugen lagern
  – während der Fahrt die Türen niemals von innen verriegeln
  – aber ggf. Kindersicherungen verwenden
  – Kleinkinder nur in geeigneten Sicherheitssitzen mitnehmen (H)
  – während der Fahrt keine ablenkenden Tätigkeiten verrichten, z. B. telefonieren, rauchen oder Straßenkarten lesen
  – Kinder möglichst frühzeitig über die Gefahren im Straßenverkehr aufklären; wertvolle Tips dazu geben örtliche Verkehrswachten, Automobilclubs und die Polizei
  – nach Möglichkeit sollten Kinder im Straßenverkehr, vor allem morgens, in der Dämmerung und abends, helle Sicherheitskleidung mit Reflexstreifen oder reflektierenden Aufklebern tragen (I)
  – sich der Vorbildfunktion als Erwachsener bewußt sein und z. B. Fußgängerüberwege benutzen, bei Fußgängerampeln auf Grün warten, nicht schräg Straßen überqueren usw.
  – als Fahrradfahrer vorhandene Radwege benutzen (das Radfahren auf der Straße ist bei vorhandenem Radweg verboten!)
  – als Fußgänger auf Straßen ohne Gehweg den linken Fahrbahnrand benutzen.

220 Anhang

1	Heftpflaster	DIN 13019-A	5 m × 2,5 cm
8	Wundschnellverbände	DIN 13019-E	10 cm × 6 cm
1	Verbandpäckchen	DIN 13151-G	10 cm × 12 cm
3	Verbandpäckchen	DIN 13151-M	8 cm × 10 cm
1	Verbandtuch	DIN 13152-A	60 cm × 80 cm
2	Verbandtücher	DIN 13152-BR	40 cm × 60 cm
6	Kompressen		10 cm × 10 cm
2	Fixierbinden oder Mullbinden	DIN 61634-FB 6 DIN 61631-MB-6 CV/CO	4 m × 6 cm
3	Fixierbinden oder Mullbinden	DIN 61634-FB 8 DIN 61631-MB-8 CV/CO	4 m × 8 cm
2	Dreiecktücher	DIN 13168-D	96 cm × 96 cm × 136 cm
1	Schere	DIN 58279-A 145	
4	Einmalhandschuhe	DIN EN 455-1 und DIN EN 455-2	
1	Erste-Hilfe-Broschüre		
1	Rettungsdecke		min. 210 cm × 160 cm
1	Inhaltsverzeichnis		

Kfz-Verbandkasten DIN 13164

1	Heftpflaster	DIN 13019-A	5 m × 2,5 cm
1	Wundschnellverband	DIN 13019-E	50 cm × 6 cm
3	Wundschnellverbände	DIN 13019-E	10 cm × 6 cm
5	Fingerverbände	DIN 13019-E	18 cm × 2 cm
5	Fingerkuppenverbände		4 cm × 7 cm
2	Verbandpäckchen	DIN 13151-K	6 cm × 8 cm
2	Verbandpäckchen	DIN 13151-M	8 cm × 10 cm
1	Verbandpäckchen	DIN 13151-G	10 cm × 12 cm
1	Verbandtuch	DIN 13152-BR	40 cm × 60 cm
1	Verbandtuch	DIN 13152-A	60 cm × 80 cm
6	Kompressen		10 cm × 10 cm
1	Mullbinde	DIN 61631-ZW/BW	4 m × 6 cm
2	Mullbinden	DIN 61631-ZW/BW	4 m × 8 cm
2	Fixierbinden		4 m × 6 cm
2	Fixierbinden		4 m × 8 cm
1	Netzverband Gr. 3		gedehnt 4 m
2	Dreiecktücher	DIN 13168-D	96 cm × 96 cm × 136 cm
1	Rettungsdecke		min. 210 cm × 160 cm
10	Vliesstofftücher		23 cm × 34 cm
4	Einmalhandschuhe	DIN EN 455-1 und DIN EN 455-2	
2	Lederfingerlinge		in 2 Gr.
1	Schere	DIN 58279-A 145	
2	Folienbeutel mit Verschluß		30 cm × 40 cm
1	Erste-Hilfe-Broschüre	gemäß BG ZH 1/143	
1	Inhaltsverzeichnis		

Betriebsverbandkasten DIN 13157

Empfohlenes Impfalter*	Impfung	Anmerkungen
ab Beginn 3. Monat	1. Diphterie-Pertussis-Tetanus-Haemophilus influenzae Typ B (DPTHiB)** *und* 1. Hepatitis-B-Impfung (HB) *und* 1. trivalente Poliomyelitis-Schluckimpfung (OPV)*** *oder* 1. Diphterie-Pertussis-Tetanus (DPT) *und* 1. Haemophilus influenzae Typ B (HiB) *und* 1. Hepatitis-B-Impfung (HB) *und* 1. trivalente Poliomyelitis-Schluckimpfung (OPV)	
ab Beginn 4. Monat	2. Diphterie-Pertussis-Tetanus-Haemophilus influenzae Typ B (DPTHiB) *oder* 2. Diphterie-Pertussis-Tetanus (DPT)	
ab Beginn 5. Monat	3. Diphterie-Pertussis-Tetanus-Haemophilus influenzae Typ B (DPTHiB) *und* 2. Hepatitis-B-Impfung (HB) *und* 2. trivalente Poliomyelitis-Schluckimpfung (OPV) *oder* 3. Diphterie-Pertussis-Tetanus (DPT) *und* 2. Haemophilus influenzae Typ B (HiB) *und* 2. Hepatitis-B-Impfung (HB) *und* 2. trivalente Poliomyelitis-Schluckimpfung (OPV)	
ab Beginn 13. Monat	4. Diphterie-Pertussis-Tetanus-Haemophilus influenzae Typ B (DPTHiB) *und* 3. Hepatitis-B-Impfung (HB) *und* 3. trivalente Poliomyelitis-Schluckimpfung (OPV) *oder* 4. Diphterie-Pertussis-Tetanus (DPT) *und* 3. Haemophilus influenzae Typ B (HiB) *und* 3. Hepatitis-B-Impfung (HB) *und* 3. trivalente Poliomyelitis-Schluckimpfung (OPV)	Abschluß der Grundimmunisierung
ab Beginn 15. Monat	1. Masern-Mumps-Röteln (MMR)	
ab Beginn 6. Jahr	Tetanus-Diphterie (TD mit reduziertem Diphterietoxoid-Gehalt) 2. Masern-Mumps-Röteln (MMR)	1. Auffrischimpfung
ab Beginn 10. Jahr	trivalente Poliomyelitis-Schluckimpfung (OPV)	1. Auffrischimpfung
11.–15. Jahr	Tetanus-Diphterie (TD) Hepatitis-B-Impfung Röteln (alle Mädchen, auch wenn bereits geimpft)	2. Auffrischimpfung Auffrischimpfung
ab Beginn 13. Jahr	Hepatitis-B-Impfung für ungeimpfte Jugendliche (Grundimmunisierung)	Impfstoff für Erwachsene; Impfschema: laut Hersteller

* Abweichungen von den vorgeschlagenen Terminen sind möglich und unter Umständen notwendig. Ziel muß es sein, unter Beachtung der Mindestabstände zwischen den Impfungen (Beipackzettel beachten), möglichst *frühzeitig* einen vollständigen Impfschutz zu erreichen.

** Die Abkürzung P steht sowohl für Ganzkeim- als auch für azellulären Pertussis-Impfstoff.

*** Da Personen mit Immundefekten durch Infektionen – auch mit abgeschwächten Impfviren – besonders gefährdet sind, müssen sie statt der Poliomyelitis-Schluckimpfung eine Impfung mit inaktiviertem Polio-Impfstoff erhalten. Das gilt auch für Säuglinge, Kinder und Jugendliche, die in einer Wohngemeinschaft mit Personen leben, die einen Immundefekt haben.

Impfplan für Säuglinge, Kinder und Jugendliche

222 Anhang

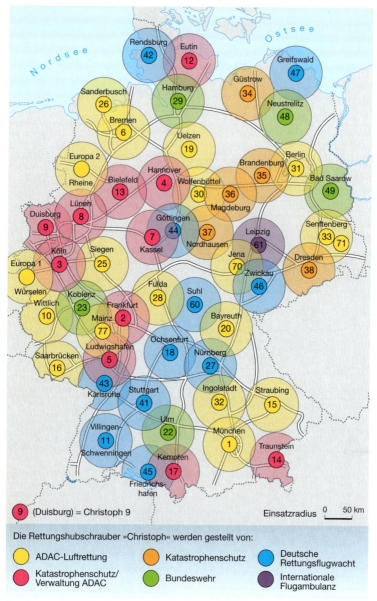

Standorte der Rettungshubschrauber

Literaturverzeichnis

ADAC-Luftrettung GmbH (Hg.): ADAC-Stationsatlas: »Christoph – bitte kommen!« (Luftrettungsstationen in Deutschland). Wolfsfellner Medizin-Verlag, München 1998

Ahnefeld, Friedrich Wilhelm u. a. (Hg.): Notfallmedizin. 2., korr. Aufl., Springer Verlag, Berlin/Heidelberg/New York 1990

Ahnefeld, Friedrich Wilhelm/Gorgaß, Bodo: Rettungsassistent und Rettungssanitäter. 5., überarb. u. erw. Aufl., Springer Verlag, Berlin/Heidelberg/New York 1999 (^{3}1993)

Ahnefeld, Friedrich Wilhem/Mehrkens, Hans-Hinrich: Notfallmedizin. Kohlhammer Verlag, Stuttgart ^{2}1994

Altgassen, Cilly: Wasserspezi. Handbuch für den Rettungsschwimmer. Hofmann-Verlag, Augsburg 1997

Anders, Bernd/Lubkowitz, Andreas u. a.: Seenotrettung durch die DGzRS ... wir kommen. Busse und Seewald Verlag, ohne Ortsangabe 1996

Baixauli, Vincente Muedra/Negri, Marcello: Anatomie des Menschen. Neuer Kaiser Verlag, Klagenfurt 1992

Barmer Ersatzkasse (Hg.): Erste Hilfe gezielt und schnell ausgeführt. Wuppertal ohne Jahresangabe

Barth, Jürgen/Dobbelstein, Doris: Auxilium Practicum. Handbuch für den Bereitschaftsarzt. CEDIP Verlagsgesellschaft, Ismaning 1992

Baubin, Michael/Fitzal, Sylvia u.a.: Erste Hilfe zur Herz-Lungen-Wiederbelebung. Vom interdisziplinären Arbeitskreis »Ersthelfer-Reanimation«. Verlag Wilhelm Maudrich, Wien/München/Bern 1993

Bayrisches Jugendrotkreuz (Hg.): Junior-Helfer. Teil I und II. München ^{2}1992

Bayrisches Jugendrotkreuz (Hg.): Junior-Helfer. Teil III. München ^{2}1992

Bayrisches Rotes Kreuz (Hg.): Wir können helfen. Erste Hilfe – wenn es darauf ankommt. 16., überarb. Aufl., Verlag Fachpublika Wehner, Eggenfelden 1998

Bayrisches Rotes Kreuz, Präsidium, Referat Ausbildung (Hg.): Erste Hilfe leicht gemacht. Das Begleitbuch für den Erste-Hilfe-Lehrgang, zum Nachlernen und Festigen. 16., überarb. Aufl., Verlag Fachpublika Wehner, Eggenfelden 1998

Benesch, Hellmuth: dtv-Atlas Psychologie, 2 Bde., 6. bzw. 5., korr. Aufl., Deutscher Taschenbuch Verlag, München 1997

Bengel, Jürgen (Hg.): Psychologie in Notfallmedizin und Rettungsdienst. Springer Verlag, Berlin/Heidelberg/New York 1997

Benner, Klaus-U./Yeshua, Ilan: Wiederbelebung: Erste Hilfe für alle Fälle! Midena Verlag, Küttigen/Aarau 1992

Bollig, Georg (Hg.): Erste Hilfe. Lehrbuch, Fotoatlas, Nachschlagewerk. 2., überarb. u. erw. Aufl., Verlag Harald Kaegbein, Sankt Augustin 1996

Brandis, Henning/Pulverer, Gerhard (Hg.): Lehrbuch der medizinischen Mikrobiologie. 7., vollst. neubearb. Aufl., Fischer Verlag, Stuttgart/New York 1994

Buchfelder, Albert/Buchfelder Michael: Handbuch der Ersten Hilfe. 3., völlig überarb. u. erw. Aufl., Schattauer Verlag, Stuttgart/New York 1999

Bundesverband der Pharmazeutischen Industrie (Hg.): Rote Liste: Arzneimittelverzeichnis des BPI. Cantor Verlag, Aulendorf/Württ. 1998

Bundeszentrale für gesundheitliche Aufklärung (Hg.): Die neue Sicherheitsfibel. Ein Ratgeber zur Verhütung von Kinderunfällen. Köln ohne Jahresangabe

Dahmer, Hella/Dahmer, Jürgen: Gesprächsführung. Eine praktische Anleitung. Thieme Verlag, Stuttgart/New York ^{4}1999

Despopoulos, Agamemnon/Silbernagl, Stefan: dtv-Atlas zur Physiologie. 4., überarb. Aufl., Thieme Verlag, Stuttgart/New York u. Deutscher Taschenbuch Verlag, München 1999

Deutsche Herzstiftung (Hg.): Warnsignale vor Herzinfarkt und Schlaganfall. Informationsbroschüre zur Herzwoche. Frankfurt 1997

Deutsches Rotes Kreuz, Generalsekretariat (Hg.): Ausbilder-Info für AusbilderInnen der Ersten Hilfe und Lebensrettende Sofortmaßnahmen, für in der Ausbildung tätige Ärzte/Ärztinnen, Nr. 15 (Ausgabe 01/1993), Bonn 1993; Nr. 18 (Ausgabe 03/1994), Bonn 1994; Nr. 19 (Ausgabe 01/1995), Bonn 1995; Nr. 20 (Ausgabe 02/1995), Bonn

1995; Nr. 21 (Ausgabe 03/1995), Bonn 1995; Nr. 26 (Ausgabe 02/1997), Bonn 1997; Nr. 28 (Ausgabe 01/1998), Bonn 1998

Deutsches Rotes Kreuz, Generalsekretariat (Hg.): Erste Hilfe. Das unentbehrliche Nachschlagewerk für jedermann. 2., überarb. Aufl., Bonn 1994

Deutsches Rotes Kreuz, Generalsekretariat (Hg.): Erste Hilfe Ratgeber. Das unentbehrliche Nachschlagewerk. Bonn ohne Jahresangabe

Deutsches Rotes Kreuz, Generalsekretariat (Hg.): Gesundheitserziehung für die Klassen 5–8 in 16 Unterrichtseinheiten. Unfall-Schadensbegrenzung durch Erste Hilfe. Ferd. Dümmlers Verlag, Bonn 1996

Deutsches Rotes Kreuz, Generalsekretariat (Hg.): Hilfsbereitschaft und Helfen. Thema zur Ausbilderfortbildung im Bereich Erste-Hilfe- und Sanitätsausbildung. Bonn 1995

Deutsches Rotes Kreuz, Generalsekretariat (Hg.): Leitfaden Sanitätsdienstausbildung Teil C. Unfälle mit Gefahrstoffen (Thema 2). Bonn 1997

Deutsches Rotes Kreuz, Landesverband Baden-Württemberg (Hg.): Autsch! Erste-Hilfe-Ratgeber für Sportler. Stuttgart ohne Jahresangabe

Deutsches Rotes Kreuz, Landesverband Baden-Württemberg (Hg.): Erste Hilfe für Sportgruppen. Unterlagen zur zielgruppenorientierten Ausbildung. Stuttgart 1997

Deutsches Rotes Kreuz, Landesverband Niedersachsen, Rettungsschule Goslar (Hg.): Notfallrettung und qualifizierter Krankentransport. Ein Lehrbuch (nicht nur) für angehende Rettungssanitäterinnen und Rettungssanitäter. Goslar 1996

Deutsches Rotes Kreuz, Präsidium (Hg.): Erste Hilfe am Kind. Ein Handbuch. Verl.- u. Vertriebsgesellschaft des DRK, Landesverb. Westfalen-Lippe, Nottuln ^{3}1999

Deutsches Rotes Kreuz, Präsidium (Hg.): Erste Hilfe am Kind. Leitfaden und Foliensatz. 2., überarb. Aufl., Bonn 1993

Deutsches Rotes Kreuz, Präsidium (Hg.): Erste-Hilfe-Leitfaden. Bonn 1998

Deutsches Rotes Kreuz, Präsidium (Hg.): Handbuch für den Sanitätsdienst. Bonn 1994

Deutsches Rotes Kreuz, Präsidium (Hg.): Sanitätsausbildung. Leitfaden für Lehrkräfte. Bonn 1991

Deutsches Rotes Kreuz, Präsidium (Hg.): Sanitätsdienstausbildung. Leitfaden. Bonn 1993

Dick, Wolfgang: Einfache Lebensrettende Sofortmaßnahmen bei Erwachsenen – Rahmenempfehlungen der ILCOR. In: Intensivmedizin 34, S. 271–278 (1997). Steinkopf-Verlag, Darmstadt.

Domres, Bernd/Enke, Kersten u. a. (Hg.): Lehrbuch für präklinische Notfallmedizin (LPN; Bd. 1–5). Stumpf und Kossendey, Edewecht/Wien 1997

Dorsch, Alexander: Pädiatrische Notfallsituationen. (Manual Notfallmedizin) MMV Medizin-Verlag, München 1991

Egkher, Emmerich/Tonczar, Laszlo: Erste Hilfe. Verlag Wilhelm Maudrich, Wien/München/Bern 1993

Engelhardt, Gustav Heinz: Taschenatlas der notfallmedizinischen Techniken. Thieme Verlag, Stuttgart/New York 1991

Engelhardt, Gustav Heinz/Mennigen, Rudolf (Hg.): Kompendium der präklinischen Notfallmedizin. Stumpf und Kossendey, Edewecht/Wien 1998

Faller, Adolf: Der Körper des Menschen: Einführung in Bau und Funktion. 12. Aufl., neubearb. v. Michael Schünke, Thieme Verlag, Stuttgart/New York 1995

Fertig, Bernd/Wietersheim, Hanjo von (Hg.): Menschliche Begleitung und Krisenintervention im Rettungsdienst. Ein Arbeitsbuch für Ausbildung und Praxis. Stumpf und Kossendey, Edewecht/Wien 1994

Flake, Frank/Lutomsky, Boris (Hg.): Leitfaden Rettungsdienst. Notfallmanagement, Organisation, Arbeitstechniken, Algorithmen. Gustav Fischer Verlag, Stuttgart 1997 (= Klinikleitfaden)

Gasch, Bernd/Lasogga, Frank: Psychische Erste Hilfe bei Unfällen: Kompensation eines Defizits. Stumpf und Kossendey, Edewecht/Wien 1997

Goldschmidt, Peter: Erste Hilfe. Arbeiter-Samariter-Bund, Köln 1994

Heinemeyer, Gerhard/Fabian, Ursula (Hg.): Der Vergiftungs- und Drogennotfall. Allgemeine und spezielle Maßnahmen im ärztlichen Not- und Rettungsdienst. 3., vollst. überarb. und erw. Aufl., Ullstein Mosby-Verlag, Berlin/Wiesbaden 1997

Hintzenstern, Ulrich (Hg.): Notarztleitfaden. Diagnostik, Therapie, Organisation, Abrechnung. 2., aktual. Aufl., Gustav Fischer Verlag, Stuttgart 1997
Hossli, Georg/Pickel, Roland u. a.: Erste Hilfe. 8., vollst. überarb. u. erw. Aufl., Huber Verlag, Frauenfeld 1999
Institut für medizinische Biometrie und Statistik der medizinischen Universität zu Lübeck: Ländereinheitliche Auswertung der Notarztdokumentation (LEAN)/Bundesdatenbank. (Projektleitung H.-J. Friedrich)
Johanniter Unfallhilfe e. V. Bundesgeschäftsstelle (Hg.): Retter in der Not. Erste Hilfe in Familie und Schule, im Beruf und Straßenverkehr, in Freizeit und im Urlaub. Neu überarb. durch Horst Wagner. Verlag Fachpublika Wehner, Eggenfelden 1996
Juchli, Liliane: Pflege. Praxis und Theorie der Gesundheits- und Krankenpflege. 7., neubearb. Aufl., Thieme Verlag, Stuttgart/New York 1994
Jung, Egon (Hg.): Lehrbuch für den Sanitätsdienst. Hofmann-Verlag, Augsburg ^{5}1990
Kappert, Arnold: Lehrbuch und Atlas der Angiologie. Hans Huber Verlag, Bern/Stuttgart/Wien 1981
Karutz, Harald: Mit dem Notfallpatienten einen PAKT schließen. In: Rettungsdienst. Zeitschrift für präklinische Notfallmedizin 22, S. 210–211 (1999). Stumpf und Kossendey, Edewecht/Wien
Kirschnick, Olaf: Kompendium Rettungsdienst. Urban und Schwarzenberg, München/Wien/Baltimore 1997
Köhnlein, Heinz-Edzard/Meinertz, Thomas u. a.: Erste Hilfe. Ein Leitfaden. 9., überarb. Aufl., Thieme Verlag, Stuttgart/New York 1992
Landesinstitut für Schule und Weiterbildung/Träger der gesetzlichen Schülerunfallversicherung in Nordrhein-Westfalen (Hg.): Was tun, wenn ... Maßnahmen bei Unfällen im Schulsport. ohne Ortsangabe 1996
Langer, Rudolf: Erste Hilfe. Verlagsunion Pabel Moewig, Rastatt 1997
Lasch, Hanns G. (Hg.): Lehrbuch der internistischen Intensivtherapie. Schattauer Verlag, Stuttgart 1997
Lippert, Herbert: Anatomie. Text und Atlas; deutsche und lateinische Bezeichnungen. Urban und Schwarzenberg, München/Wien/Baltimore ^{6}1995
Lutomsky, Boris (Hg.): Leitfaden Rettungsdienst. Notfallmanagement, Organisation, Arbeitstechniken, Algorithmen. Gustav Fischer Verlag, Stuttgart 1997
Maaß, Jochen/Volz, Siegfried: Rettungs-ABC. Ausbildung gemäß Erste-Hilfe-Leitfaden und Sanitäts-Leitfaden FwDV 2/2 »Musterausbildungspläne«. Kortlepel Verlag, Bremen 1995
Mietzel, Gerd: Wege in die Psychologie. 9., aktual. Aufl., Klett-Cotta Verlag, Stuttgart 1998
Minister für Arbeit, Gesundheit und Soziales des Landes Nordrhein-Westfalen (Hg.): Giftpflanzen. Beschauen, nicht kauen. 12., überarb. Aufl., ohne Ortsangabe 1995
Minister für Arbeit, Gesundheit und Soziales des Landes Nordrhein-Westfalen (Hg.): Sicherheits-Lexikon für alle Haushalte. Düsseldorf 1992
Minutillo, Bettina: Jede Sekunde ein Notruf. In: ADAC-Motorwelt 11/1997, S. 132–133. ADAC Verlag, München
Müller, Katharina/Müller, Sönke: Erste Hilfe: in der Freizeit, unterwegs und im Haushalt. Trias Verlag, Stuttgart 1993
Nachtmann, Rolf: Erste Hilfe in der Schule: weniger Ausbildung, aber mehr Kompetenz. Wißner-Verlag, Augsburg 1996
Netter, Frank H.: Farbatlanten der Medizin. The Ciba collection of medical illustrations. Bd. 1: Herz, Sonderausgabe. 3. überarb. u. erw. Aufl. Thieme Verlag, Stuttgart/New York 1990
Neumeister, Georg/Scherfke, Frank L. u. a.: Erste Hilfe. Schnellinformationen bei Notfällen. Boorberg-Verlag, Stuttgart/München 1998
Ovejero, Arsenio Fraile/Negro, Marcello: Physiologie des Menschen. Neuer Kaiser Verlag, Klagenfurt 1997
Pongratz, Dieter: Klinische Neurologie. Urban und Schwarzenberg, München/Wien/Baltimore 1992
Pschyrembel. Klinisches Wörterbuch. 257., neu bearb. Aufl., de Gruyter Verlag, Berlin/New York 1994

Literaturverzeichnis

Reichl, Franz-Xaver: Taschenatlas der Toxikologie. Substanzen, Wirkungen, Umwelt. Thieme Verlag, Stuttgart/New York 1997

Rossi, Rolando: Notfalltaschenbuch für den Rettungsdienst. 8., aktual. Aufl., Stumpf und Kossendey, Edewecht/Wien 1998

Rothe, Lutz/Skwarek, Volker: Erste Hilfe konkret für Ausbildung und Praxis. Verlag Dr. Max Gehlen, Bad Homburg 1997

Schäffler, Arne/Schmidt, Sabine (Hg.): Biologie, Anatomie und Physiologie für die Pflegeberufe: ein kompaktes Lehrbuch. 2., erg. Aufl., Nachdr. m. verb. Farbabb. Gustav Fischer Verlag, Stuttgart u. Verlag Dr. Max Gehlen, Bad Homburg 1996

Schär, Walter: Erste Hilfe. RECOM-Verlag, Basel/Baunatal 1992

Schär, Walter/Tappert, Frank: Erste Hilfe kompakt. 10., vollst. überarb. u. erw. Aufl., Ullstein Mosby Verlag, Berlin/Wiesbaden 1996

Scholz, Christoph: Erste Hilfe bei Kindern. Lebensrettende Sofortmaßnahmen bei Notfällen für Eltern und Erzieher. 6., aktual. u. erw. Aufl., Hofmann-Verlag, Augsburg 1995

Schreiner-Hecheltjen, Josefa (Hg.): Praxis der Wiederbelebung. Ein Leitfaden für Ersthelfer. 4., überarb. Aufl., Essen 1995

Sefrin, Peter (Hg.): Notfalltherapie: Erstversorgung im Rettungsdienst nach den Empfehlungen der DIVI. 6., überarb. Aufl., Urban und Schwarzenberg, München/Wien/Baltimore 1998

Seiler, Thomas: Erste Hilfe bei Babys und Kindern: wie Sie im Notfall schnell und richtig reagieren. Trias Verlag, Stuttgart 1998

Sobotta, Johannes: Atlas der Anatomie des Menschen. 20., neubearb. Aufl., Urban und Schwarzenberg, München/Wien/Baltimore 1993

Statistisches Bundesamt (Hg.) in Zusammenarbeit mit dem Wissenschaftszentrum Berlin für Sozialforschung und dem Zentrum für Umfragen, Methoden und Analysen, Mannheim: Datenreport 1992. Zahlen und Fakten über die Bundesrepublik Deutschland. Bonn 1992

Stepan, Thomas (Hg.): Zwischen Blaulicht, Leib und Seele. Grundlagen notfallmedizinischer Psychologie. Stumpf und Kossendey, Edewecht/Wien 1998

Weitz, Barbara/Limmer, Hannes: Was Kinder wissen müssen. Wenn's passiert ist. Bunte Bildergeschichten mit hilfreichen Tips für Notfälle. Südwest Verlag, München 1986

Zentraleinkauf des österreichischen Roten Kreuzes (Hg.): Erste Hilfe. Unfallverhütung. 7., überarb. Aufl., Wien 1998

Ziegenfuß, Thomas J.: Notfallmedizin. Springer Verlag, Berlin/Heidelberg/New York 1996

Zimbardo, Philip G./Gerrig, Richard J.: Psychologie. 7., neubearb. u. erw. Aufl., Springer Verlag, Berlin/Heidelberg/New York 1999

Abbildungsnachweis

Alle Abbildungen wurden für diesen dtv-Atlas erstmals oder neu gezeichnet. Die Vorlagen, Teilvorlagen und Datenquellen sind im folgenden Verzeichnis aufgeführt. Die jeweilige Abbildung wurde halbfett gesetzt, nach dem Doppelpunkt wird der Autor bzw. Herausgeber und ggf. das Erscheinungsjahr der Quelle genannt. Weitere Angaben zu den einzelnen Quellen können dem ausführlichen Literaturverzeichnis entnommen werden.

10 A: Institut für medizinische Biometrie und Statistik der medizinischen Universität zu Lübeck. **10 C:** Statistisches Bundesamt 1992. **12 A:** Buchfelder/Buchfelder 1999. **12 C:** Benner/Yeshua 1992. **12 E:** Statistisches Bundesamt 1992. **12 F:** Ahnefeld/Gorgaß 1993. **36 B:** Schreiner-Hecheltjen 1995. **40 A rechts:** Gasch/Lasogga 1997. **64 A:** Goldschmidt 1994. **64 B:** Rothe/Skwarek 1997. **66 B:** Kappert 1981. **66 C:** Kappert 1981. **66 D:** Kappert 1981. **66 E:** Benner/Yeshua 1992. **68 B:** Benner/Yeshua 1992. **72 A:** Benesch 1997. **74 A1:** Benesch 1997. **74 B1:** Benesch 1997. **80 A:** Buchfelder/Buchfelder 1999. **80 B:** Buchfelder/Buchfelder 1999. **80 D:** Buchfelder/Buchfelder 1999. **82 B:** Ahnefeld/Gorgaß 1993. **88 B1:** Benner/Yeshua 1992. **94 A:** Ahnefeld/Gorgaß 1993. **94 B:** Benner/Yeshua 1992. **102 A:** Buchfelder/Buchfelder 1999. **106 D:** Ahnefeld/Gorgaß 1993. **110 C:** Netter 1976. **110 D:** Benner/Yeshua 1992. **122 B:** Ahnefeld/Gorgaß 1993. **122 E:** Buchfelder/Buchfelder 1999. **124 D:** Ahnefeld/Gorgaß 1993. **126 A:** Ahnefeld/Gorgaß 1993. **126 B:** Ahnefeld/Gorgaß 1993. **126 C:** Ahnefeld/Gorgaß 1993. **128 A:** Buchfelder/Buchfelder 1999. **132 A:** Rothe/Skwarek 1997. **132 B:** Rothe/Skwarek 1997. **132 C:** Rothe/Skwarek 1997. **132 D:** Rothe/Skwarek 1997. **132 E:** Rothe/Skwarek 1997. **132 F:** Rothe/Skwarek 1997. **132 G:** Rothe/Skwarek 1997. **132 H:** Rothe/Skwarek 1997. **184 A links:** Benner/Yeshua 1992. **184 A rechts:** Goldschmidt 1994. **184 E:** Jung 1990. **208 A:** Minister für Arbeit, Gesundheit und Soziales 1992. **208 B:** Minister für Arbeit, Gesundheit und Soziales 1992. **208 C:** Minister für Arbeit, Gesundheit und Soziales 1992. **208 E:** Minister für Arbeit, Gesundheit und Soziales 1992. **208 F:** Minister für Arbeit, Gesundheit und Soziales 1992. **208 G:** Bundeszentrale für gesundheitliche Aufklärung ohne Jahresangabe. **208 I:** Bundeszentrale für gesundheitliche Aufklärung ohne Jahresangabe. **222:** ADAC-Luftrettung GmbH 1998.

Register

Halbfett gedruckte Zahlen beziehen sich auf **zentrale Stellen**.

Abbinden 145
ABC-Schema 125
Abdomen, akutes 153, 159
Abdrücken 145
Absicherung 19, 25, 33, 185, 195
Abwehr- und Erregungsstadium 187
AIDS 207
Airbag 35
Alkoholvergiftung 199
Alveolen **81,** 91, 97, 107, 109, 197
Amputationsverletzung 147
anaphylaktischer Schock 113, 117
Angina pectoris 87, 89, 109, **111**
Angst 23, 41, 45, 49, 75, 77, 79, 87, 93, 115
Angstzustand 61, 73, **75**
apoplektischer Insult 67
Armverband 141
Arterien **109,** 113
Arterienverschluß 121
Arteriosklerose 79, 121, 207
Arzneimittelvergiftung 201
Arzt 11, 21, 73, 127, 155, 193
Aspiration 57, **61,** 63, 69, 81, 89, 97, 103, 147, 153, 159, 169, 199
Aspirationsgefahr 67, 69, 105, 199, 201
Asthmaanfall 11, 85, **89**
Asthma bronchiale 85, **89,** 91
atemerleichternde Sitzhaltung **57, 83,** 87, 91, 111, 115, 197, 199, 203
Atemfrequenz **83,** 87, 93, 103, 105
Atemgeräusche 37, **87,** 89, 91, 95, 97, 101, 103, 117, 123
Atemkontrolle **37,** 63, 103
Atemmechanik **83,** 85, 91
Atemmuskulatur 85, 87
Atemnot, akute 37, 45, 57, 61, **85, 87,** 89, 91, 93, 95, 99, 101, 103, 111, 117, 123, 157, 181, 191, 195, 197, 199, 203
Atempumpe 83, 85
Atemspende 19, 25, 63, 83, 87, 97, 99, **103, 105,** 111, 125, 127, 161, 185, 193, 195, 197, 199, 201, 203
Atemstillstand 39, 61, 87, 93, 95, 97, 101, **103,** 111, 123, 185, 191, 195, 197, 199, 201, 203
Atemstörungen, Erkennen von 37
Atemwege, Freimachen und Freihalten der 65, 69, **125,** 161
Atemzugvolumen **83,** 103, 105

Atmung 37, 39, 67, 69, 71, **81,** 87, 103, 107, 109, 115, 117, 123, 127, 149, 155, 157, 161, 163, 167, 177, 179, 183, 185, 187, 191, 193, 197
–, inverse 87, 95
–, Kontrolle der 37
–, paradoxe 57, 169
Atmungsorgane 81, 83
Augenverband 141
Ausbildung, Erste-Hilfe- 11, 13, 17, 23
Ausräumen des Mund-Rachen-Raums 69, **105**

BAP 37
Barotrauma 99
Bauchfell 151
Bauchfellentzündung 151, 155, 205
Bauchhöhlenschwangerschaft 159
Bauchlage 57
Bauchorgane 151
Bauchschmerz **153, 155,** 157, 159, 201
Bauchspeicheldrüse 71, 151
Bauchverletzung 157
Beatmung 125
Beatmungshilfen 25, 103
Becken 163
Beinahe-Ertrinken 97
Beißschutz 69
Belastung, psychische 41, 51, 53
Belastungsstörung, posttraumatische 53
Bergungstod 187
Betreuung 11, 19, 47, 53, 115, 167
Betriebsverbandkasten 17, **220**
Bewegungsapparat 163, 217
Bewußtlosigkeit 13, 39, **61, 63,** 67, 69, 71, 87, 101, 103, 111, 115, 123, 155, 157, 159, 169, 177, 179, 187, 199, 201, 203
Bewußtsein 13, 37, **59,** 63, 67, 69, 71, 87, 109, 117, 155, 157, 161, 167, 177, 179, 183, 185, 187, 191, 193, 197, 201
Bewußtseinskontrolle 37
Bewußtseinsstörung **61, 63,** 67, 71, 87, 101, 115, 119, 155, 177, 179, 187, 191, 201, 203
Bewußtseinstrübung 63
Bißwunde 133, 135, **147**

Block, diagnostischer **37, 39,** 103
Blut **107,** 123, 131, 155, 187, 203
Blutabgang 153
Blutauflagerung 153
Bluterbrechen 57, **153,** 155
Bluterguß 167, 173
Blutgefäße 107, **109,** 113, 119, 151, 165, 169, 207
Blutgerinnung 131
Bluthusten **153,** 169
Blutkörperchen 107
Blutkreislauf **107, 109,** 187
Blutplasma **107,** 115, 181, 197
Blutplättchen 107, 113
Blutstillung 115, **135, 145,** 147, 157, 173
Blutstuhl 153
Blutung 115, **131,** 137
–, gynäkologische 57, 147, **159, 161**
–, Magen-Darm- 147, **153, 155, 157**
–, starke 145
Blutung aus dem Mund 57, 147, 169
Blutung aus dem Ohr 147, 169
Blutung aus der Nase 57, **147,** 169
Blutung aus der Scheide 57, 159, 161
Blutung bei Frakturen der Extremitäten 147, 171
Blutung bei Frakturen des Brustkorbes 147, **169**
Blutung bei Frakturen des Schädels 147, **169**
Blutung bei Geburten 161
Blutung im Bauchraum 147, **153, 155, 157**
Blutung im Gehirn **67,** 147, **169**
Blutverlust 123, **131,** 147, 165, 171
Bolusgeschehen 85, **95,** 103, 127, 149
Brandbekämpfung 213
Brandblasen 181, 183
Brandschutzzeichen 213, 215
Brandwunden 133, 147, **181, 183,** 185
Bronchien **81,** 89
Bronchitis, chronische obstruktive 89, **91**
Brustbein 83
Brustenge 111
Brustfell 83
Brustkorb **83,** 105, 107, 125, 157, **163**

Register 229

Caissonkrankheit 99
Carotispuls 39
Carotissinusreflex 39
Cyanose 69, **87**, 101, 103, 115, 123, 197

Darm **151**, 153, 157
Dekompressionsunfall **99**, 193
Depression 75, 77, 79
Desinfektionsmittel 135
Diabetes mellitus 61, **71**
diagnostischer Block **37, 39**, 103
Diphtherie 221
Distorsion 173
Dreiecktuch **135**, 139, 141, 143, 167, 171
Dreiecktuchkrawatte **141**, 145, 171
Druckpunkt 125, 127
Druckverband 135, **145**
Durchfall 61, 75, **153, 155**, 191, 201, 203
Dyspnoe 85

Eigenschutz **25**, 73, 97, 185, 193, 197, 205
Eierstöcke 151, 159
Eileiter 151, 159
Eklampsie 69, **159**
Ellenbogenverband 139
Embolie **121**, 153
EPH-Gestose 159
Epiglottitis 101
Epilepsie 61, **69**, 75
Erbrechen **47**, 67, 71, 75, 105, 111, 115, 117, **153, 155**, 159, 179, 191, 195, 199, 201, 203
Erfrierung 175, **189**
Erkrankungen im Bauchraum 153, 155
Erregungszustand 61, 73, **75**, 79, 191, 199, 203
Erste Hilfe, psychische 41
Erste-Hilfe-Ausbildung **11**, 13, 17, 23, 51
Erste-Hilfe-Kurs 45
Erste-Hilfe-Lehrgang **11**, 13, 17, 41, 47, 95, 137
Ertrinken 97
Ertrinkungsunfall 89, **97**, 123, 209
Erythrozyten 107
Explosionsgefahr 195
Extremitäten 163

Fahrzeugbrand 35
Feuerlöscher 17, 35, 183, **213**

Feuerwehr 19, 27, 31, 195, 197, 211
Fieber 69, 79, 91, 101, 117, 155, **175**, 201
Fingerkuppenverband 137
Fingerverband 139
Fraktur **165, 167**, 169, 171
Fraktur der Schädelbasis 55, 119, 165, **169**
Fraktur der unteren Extremitäten 171
Fraktur des Brustbeins 169
Fraktur des Brustkorbes 169
Fraktur des Gesichtsschädels 57, 169
Fraktur des Hirnschädels 55, 119, 165, **169**
Fraktur von Gelenken 173
Fraktur von Rippen 169
Freimachen und Freihalten der Atemwege 161
Fremdkörper in den Atemwegen **95**, 105, 149
Fremdkörper in der Luftröhre 95
Fremdkörper in der Speiseröhre 95
Fremdkörper in der Wunde **135**, 145, **149**, 157
Fritsch'sche Lagerung **57**, 159, 161
Fußverband 143

Gasbrand **131**, 165
Gebärmutter 151, 159
Geburt **161**
Gefahrenbereich 33, 195
Gefahrenzeichen 191, 215
Gefahrenzettel 31
Gefahrenzone 11, 33
Gefahrgut 31
Gefäßverschluß 39, 57, 109, **121**
Gehirn **59**, 67, 71, 113, 121, 179
Gelenkbruch 173
Gelenke 163
Gelenkverletzung 173
Geschlechtsorgane 151
Gesichtsschädelbruch 169
Giftnotrufzentralen 193
Gliedmaßenabriß 145
Großschadenereignis 211
gynäkologische Blutung 147
gynäkologischer Notfall 159

Halluzinationen 75, 79, 191, 203
Hämatemesis 153
Hämatom 173
Hämatothorax 85, 169

Hämorrhoiden 153
Handgriff, lebensrettender **37**, 63, 69, 105
Handverband 139, 141
Harnblase 151
Hausapotheke 17
Haut **129**, 175, 177, 187, 189, 195
Heftpflaster **135**, 137, 145
Heimlich-Handgriff 95
Helmabnahme 65
Hepatitis 25, 61, 221
Herz 13, 57, 83, 89, **107**, 109, 113, 123, 165, 169, 203
Herzdruckmassage 55, 103, **125, 127**
Herzfrequenz 59, 93, **107**, 113, 123
Herzinfarkt 67, 75, 85, 87, 89, 103, 109, **111**, 113, 115, 121, 123, 153, 207
Herzkrankheit, koronare 109, **111**
Herzkranzgefäße 107, 111
Herz-Kreislauf-Stillstand 19, 61, 63, 87, 97, 103, 111, 117, **123**, 177, 185, 187, 191, 195, 197, 199, 201, 203
Herz-Lungen-Wiederbelebung 13, 17, 55, 63, 87, 97, 103, 111, **123, 125, 127**, 161, 187, 285, 193, 195, 199, 201, 203
Herz-Lungen-Wiederbelebung bei Kindern, Kleinkindern und Säuglingen 127
Hilfeleistung 15, 23, 25, 33, 37, 43, 47, 51, 155, 165, 185
–, körperliche 41
–, psychische 41
–, unterlassene 23
–, Zumutbarkeit der 23
Hilfsbereitschaft 15
Hilfsmaßnahmen 37, 39, 49, 57, 103, 113
–, Notwendigkeit von 37, 39
Hilfsmittel **17**, 25, 33, 103
Hilfsorganisationen 11, 211
Hirnhaut 59, 179
Hirnhautentzündung 61, 69, 119, 179
Hirnschädelbruch 55, 119, 165, **169**
Hitzeerschöpfung 61, 175, **177**
Hitzekollaps 177
Hitzekrämpfe 177
Hitzeohnmacht 177
Hitzschlag 55, 61, 175, **177**
HIV 25
Hoden 151
Hüftverband 143
Hyperthermie 61
Hyperventilation 75, 85, **93**, 99
Hypothermie 61, 97, 187

230 Register

Impfplan 221
Improvisationsvermögen 17
Infektion 117, **131**, 153, 165
Infektion des Gehirns 169
Infektionsgefahr 103, 135, 171, 189
Infektionsrisiko 25, 105
Infektionsschutz 25, 103
Inhalationstrauma 181
Insektenstich 85, 93, 147, 203
Insektenstich im Mund-Rachen-Raum **93**, 193, 203
Insolation 179
Insulin 71, 151
Insult, apoplektischer 67
inverse Atmung 87, 95

Kapillargefäße 81, **109**, 113, 181, 189
kardiogener Schock 113, 115
kassenärztlicher Notfalldienst 27
Katastrophenschutz 211
Kehldeckel 81
Kehldeckelentzündung 101
Kfz-Verbandkasten **220**
KHK 109, **111**
Kinnverband 141
Knieverband 139, 143
Knöchelbruch 171
Knochen 163
Knochenbruch 157, **165**, 167, **169**, **171**, 173, 199, 217
Knochenverletzung 165, 167, 169, 171
Kohlendioxid **81**, 85, 91, 93, 107, 109, 195, 197
Kohlendioxidvergiftung 195
Kohlenmonoxidvergiftung 109, **195**
Koma **61**, **63**, 77
Kontaktaufnahme 45, 79
Kontrolle der Atmung 37
Kontrolle des Bewußtseins 37
Kontrolle des Kreislaufs 37, 39
Kontrolle der Vitalfunktionen 37, 39
Kopfverband 137, 141
Kopfverletzung 55, 57, 79
koronare Herzkrankheit 109, **111**
Koronargefäße 107, 111
Krampfanfall 61, 63, **69**, 71, 97, 159, 171, 191, 195, 197, 199
Krankenhaus 19
Krankentransportwagen 21
Kreislauf 37, 39, **107**, **109**, 121, 123, 167, 191
–, Kontrolle des 37, 39
Kreislaufstörung 39, 67, **109**, 203
Kreislaufstörungen, Erkennen von 39
KTW 21

Lagerung **55**, **57**, 157, 167, 169, 171, 173
Lähmungs- und Erschöpfungsstadium 187
Larynx 81
Lebensmittelvergiftung 201
lebensrettende Sofortmaßnahmen **19**, 167, 193
lebensrettender Handgriff **37**, 63, 69, 105
Leber 113, 125, 133, **151**, 157, 165, 169
Lehrgang, Erste-Hilfe- 11, 13, 17, 41, 47, 95, 137
Leukozyten 107
Luftröhre **81**, 95, 169
Lunge 57, **81**, 85, 89, 97, 105, 109, 113, 121, 169
Lungenbläschen **81**, 89, 91, 107, 197
Lungenembolie 75, 85, **99**, 103, 115, 121
Lungenentzündung 61, 85, **91**, 97, 155
Lungenfell **83**, 85, 91, 169
Lungenödem 57, 85, 87, **89**, 91, 97, 103, 115, 181
Luxation 173
Lyssa 131

Magen **151**, 153, 199
Masern 221
Medulla oblongata 59, 83
Meldemittel 29
Meningen 59, 179
Milz 125, 133, **151**, 157, 165, 169
Motorradunfall 65
Mullbinden **135**, 137, 171
Multiorganversagen 113, 181
Mumps 221
Mund-Rachen-Raum, Ausräumen des 69, **105**
Mund-zu-Mund-Atemspende 105
Mund-zu-Mund-und-Nase-Atemspende 105
Mund-zu-Nase-Atemspende 105
Muskelfaserriß 173
Muskeln **163**, 165
Muskelverletzung 173
Muskelzerrung 173

Nackensteifigkeit 179
Nasenbluten 57, **147**, 153
NAW 21
NEF 21
Nervensystem **59**, 75, 95, 103, 107, 109, 129, 185, 191, 197, 201

Neunerregel 183
neurogener Schock 113, **119**, 181
Nieren 113, **151**, 157
Notarzt 21
Notarzt-Einsatzfahrzeug 21
Notarztwagen 21
Notfall **13**, 15, 17, 45, 103
–, gynäkologischer 159
–, psychiatrischer 61
Notfallarten 13
Notfalldienst, kassenärztlicher 27
Notfallereignis 43, 51
Notfallgeschehen 15, 25, 37, 41, 45, 51, 53, 73, 93, 95, 97, 99, 197
Notfallort 11, 23, 51, 53, 165
Notfallpatient 21, 53
Notfallseelsorge 53
Notfallsituation 13, 15, 41, 43, 45, 61, 63, 177, 179, 195, 201
Notruf 19, 23, 25, **27**, **29**, 31, 35, 63, 67, 69, 71, 73, 85, 87, 111, 121, 157, 161, 167, 177, 179, 183, 185, 187, 189, 193, 195
Notrufangaben 29
Notrufnummern 27
Notrufsäule 29
Notsituation 11, 13, 49

Oberarmverband 139
Oberschenkelbruch 171
Ohnmacht 63, 97

paradoxe Atmung 57, 169
PECH-Regel 173
Penis 151
Pflasterwundverband 135, 137
Pharynx 81
Pilzvergiftung 203
Platzwunde 133
Plazenta 161
Pleura 83
Pleuraspalt 83
Pneumothorax 85, 169
PNS 59
Poliomyelitis 221
Polizei 27, 73, 211
posttraumatische Belastungsstörung 53
Prellmarken 157, 173
Prellungen 217
Pseudokrupp 101
psychiatrischer Notfall 61, 73
psychiatrische Belastung 41, 51, 53
psychische Erste Hilfe 41
Psychose 75, 77, 79
PTBS 53

Register 231

Puls **37, 39,** 63, 67, 69, 71, 87, 89, 103, 111, 115, 117, 121, 123, 127, 155, 157, 161, 167, 177, 179, 183, 185, 187, 193, 195, 197
–, Tasten des 37, 39
Pulskontrolle 39

Quetschwunde **133,** 209

Rabies 131
Radialispuls 39
Rahmenverband 137
Rauchgasinhalation 87
Rauschzustand 61, 73, **79,** 193, 199, 203
Reglosigkeit, Zustand der 61, 73, **77**
Reizgasvergiftung 197
Rendezvoussystem 21
Rettung 19, 33, 35, 61, 97
Rettungsboot 21
Rettungsdienst 11, 17, **19,** 21, 23, 27, 29, 31, 37, 41, 45, 47, 51, 53, 73, 99, 103, 145, 147, 155, 167, 193, 195, 197, 199, 201, 203, 211
Rettungsgasse 31
Rettungsgriff 33, 35
Rettungshubschrauber 21, 222
Rettungskette 19
Rettungsmittel 21, 29
Rettungswagen 21
Rettungsweg 31
Rettungszeichen 215
Rippen 83, 169
Rißwunde 133
Röteln 221
RTH 21, 222
RTW 21
Rückenmark 59
–, verlängertes 59, 83
Ruhigstellung **167, 169, 171, 173,** 189

Sauerstoff 13, 63, **81,** 85, 91, 107, 109, 113, 123, 131, 189, 197
Sauerstoffmangel **13,** 19, 57, 61, 69, 85, 97, 99, 101, 103, 109, 113, 145, 181, 187, 189, 195, 197
Sauerstoffversorgung 13, 67, 103, 111, 113
Schädel 163
Schädelbasisbruch 55, 119, 165, **169**
Schädelbruch 55, 119, 165, **169**

Schädel-Hirn-Trauma 55, 61, 67, 119, 157, 165, **169**
Schaulustige 11, 15, 43, **51,** 53
Scheide **151,** 153, 159
Schlaganfall 55, 61, **67,** 79, 103, 121, 207
Schlangenbiß 147, 191, **203**
Schnittwunde 133, 209
Schock 57, 61, 85, 99, 109, **113, 115, 117, 119,** 121, 123, 147, 159, 165, 171, 187, 205
–, anaphylaktischer 113, 117
–, kardiogener 113, 115
–, neurogener **113, 119,** 181
–, septisch-toxischer **113, 117,** 175, 181
–, Volumenmangel- **113, 115,** 131, 133, 153, 157, 159, 173, 177, 181, 201
Schocklage **57, 115,** 119, 147, 155, 167, 177, 183
Schonhaltung 167, 173
Schulterverband 139, 143
Schürfwunde 133
Schußwunde 133
Schutzreflexe 59, 61
Schwangerschaft 57, 85, 99, **159,** 207
Seenotkreuzer 21
Sehnen 163, 165
Seitenlage, stabile 55, 57, **63,** 69, 71, 87, 103, 111, 119, 127, 155, 157, 169, 185, 187, 193, 195, 197, 199, 201, 203
septisch-toxischer Schock **113, 117,** 175, 181
Sitzhaltung, atemerleichternde **57,** 83, 87, 91, 111, 115, 197, 199, 203
Skelett 163
Sofortmaßnahmen, lebensrettende **19,** 167, 193
Somnolenz **63,** 77
Sonnenstich 55, 61, 175, **179**
Sopor **63,** 77
Speiseröhre 83, 95, 105, **151,** 153, 169, 199
Sprudelflascheneffekt 99
stabile Seitenlage 55, 57, **63,** 69, 71, 87, 103, 111, 119, 127, 155, 157, 169, 185, 187, 193, 195, 197, 199, 201, 203
starke Blutung 145
Stichwunde 133
Straßenverkehr 15, 17, 25, 31, 209, 219
Streifenverband 137
Streß 45, 49, 89
Strommarken 185
Stromunfall 103, 123, **185,** 209
Stupor 77
Suchtkrankheiten 77

sudden-death-Syndrom 97
Suizidabsichten 77
Suizidgefahr 61, 73, **77**
Synkope 63, 97

Tauchunfall **99,** 193
Teerstuhl 153, 155
Temperaturregulation 129, **175,** 201
Tetanus **131,** 135, 165, 221
Thorax 57, **83,** 85, 107, 163
Thoraxtrauma 169
Thrombose 121
Tiefenrausch 99
Tiergifte 203
Tollwut 131, 147

Übelkeit 67, 71, 75, 111, 115, 117, **153,** 155, 159, 177, 179, 191, 195, 201, 203
Überzuckerung 61, **71**
Unfallstelle 25, 51
Unruhe 71, 75, 79, 87, 89, 93, 101, 115, 117, 155
Unterarmverband 139
Unterkieferbruch 169
Unterkühlung 61, 97, 175, 181, **187,** 189
unterlassene Hilfeleistung 23
Unterschenkelbruch 171
Unterschenkelverband 143
Unterzuckerung 61, 69, **71,** 79

Vena-cava-Kompressionssyndrom 57, **159**
Venen **109,** 203
Venenverschluß 121
Verätzung 135, **205**
Verband **135, 137, 139, 141, 143,** 147, 149, 209
Verbandkasten 17, 53, 55, 135, **220**
Verbandmaterial 51, **135,** 145, 149
Verbandpäckchen **135,** 145, 171
Verbandtuch **135,** 147, 161
Verbrauchskoagulopathie 109, 113, 117, 181
Verbrennung 109, 115, 117, 135, **181, 183,** 185, 189, 209
Verbrennungskrankheit 181
Verbrühung 181, 209
Vergiftung 11, 61, 69, 75, 79, 85, 87, 103, 119, 123, 153, **191, 193,** 209
Vergiftung durch Alkohol 199

Vergiftung durch Arzneimittel 201
Vergiftung durch Kohlendioxid 195
Vergiftung durch Kohlenmonoxid 195
Vergiftung durch Kontaktgift 197
Vergiftung durch Lebensmittel 201
Vergiftung durch Pflanzen, Beeren und Pilze 203
Vergiftung durch Reizgas 197
Vergiftung durch schaumbildende Substanzen 199
Vergiftung durch Tiergifte 203
Vergiftungszentralen 27
Verkehrsunfall 13, 19, 25, 29
Verrenkung **173,** 217
Verstauchung **173,** 217
Verwirrtheit 75, 79
Verwirrtheitszustand 61, 73, **79,** 199, 203

Verzweiflungszustand 61, 63, **77**
Vitalfunktionen 11, **13,** 21, 39, 57, 103, 107, 109, 123, 149, 167, 191
–, Kontrolle der 37, 39
Volumenmangelschock **113, 115,** 131, 133, 153, 157, 159, 173, 177, 181, 201
Vorbeugung 209, 215, 217, 219
Vorsorgemaßnahmen 211
Vulva 151

Wärmeerhaltung **55,** 63, 87, 115, 155, 157, 167, 177, 183, 187, 193
Warnblinkleuchte 17
Warndreieck 17, 25
Warntafel 31
Wehen 159
Wirbelbruch 57, 119, 165, **169**

Wirbelsäule 151, **163**
Wunden **131, 133,** 135, 145, 157
Wundkompresse **135,** 137, 145, 149
Wundversorgung 19, 131, **135,** 137, 145, 147, 149, 157

Zentralisation **113,** 115, 117, 119, 187
Zivilschutz 211
Zuckerkoma 61, **71**
Zuckerschock 61, **71**
Zumutbarkeit der Hilfeleistung 23
Zustand der Reglosigkeit 61, 73, 77
Zustand der Verzweiflung 61, 73, **77**
Zuwendung **41, 47, 49,** 73, 79
Zwerchfell **83,** 85, 107, 151